# 急危重症医学诊断与治疗

医学知识编委会 编

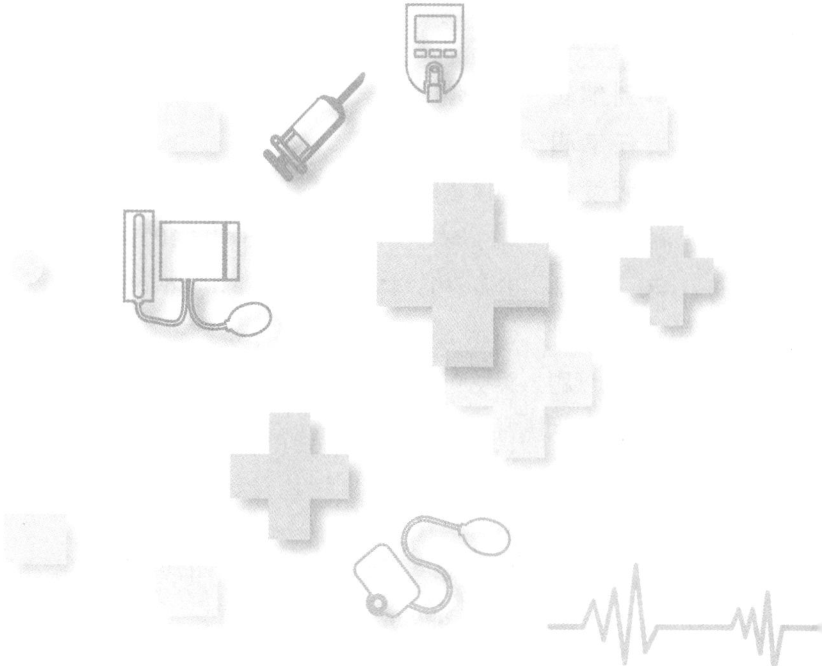

中医古籍出版社
Publishing House of Ancient Chinese Medical Books

图书在版编目（CIP）数据

急危重症医学诊断与治疗 / 医学知识编委会编 .--
北京：中医古籍出版社，2021.9

ISBN 978-7-5152-2277-6

Ⅰ . ①急… Ⅱ . ①医… Ⅲ . ①急性病 – 诊疗②险症 –
诊疗 Ⅳ . ① R459.7

中国版本图书馆 CIP 数据核字 (2021) 第 125723 号

急危重症医学诊断与治疗

医学知识编委会 编

策划编辑 姚 强
责任编辑 张雅娣
出版发行 中医古籍出版社
社 址 北京东直门内南小街 16 号（100700）
电 话 010-64089446（总编室）010-64002949（发行部）
网 址 www.zhongyiguji.com.cn
印 刷 廊坊市博林印务有限公司
开 本 710mm × 1000mm 1/16
印 张 18
字 数 310 千字
版 次 2021 年 9 月第 1 版 2021 年 9 月第 1 次印刷
书 号 ISBN 978-7-5152-2277-6
定 价 118.00 元

# 编 委 会

张艳玲（山东省滨州市博兴县中医医院）

陈齐红（江苏省扬州市江都人民医院）

马晓军（山东省青岛大学附属医院）

隋倩倩（山东省枣庄市中医医院）

陈雪峰（浙江省宁波市象山县第一人民医院医疗健康集团）

卢淑青（山东省日照市东港区石臼街道社区卫生服务中心）

董文帅（山东省青岛大学附属医院）

周子哲（广东省东莞市塘厦医院）

杨慧敏（河北省沧州市沧县医院）

伍树潜（广东省广州中医药大学第一附属医院白云医院）

# 作者简介

张艳玲，山东省滨州市博兴县中医医院，女，主治医生，医学硕士，2005年毕业于青岛大学医学院临床专业，从事内科临床工作15年，工作期间于2011年9月至2012年8月在山东大学齐鲁医院内分泌科进修，2019年3月至2019年9月在山东省立医院心内科进修，工作学习中积累了较为丰富的临床经验，尤其擅长内分泌及心血管疾病的诊治，对内科其他常见病多发病亦有丰富的诊治经验。

陈齐红，扬州市江都人民医院，男，医学博士，主任医师，重症医学科主任，2015年毕业于东南大学内科学（重症医学），从事重症医学临床工作16年，擅长治疗各种危重病人，尤其是感染性休克、急性呼吸窘迫综合征等疾病。主持国家自然科学基金一项，江苏省社会发展重大专项一项。以第一作者或通讯作者发表SCI或中华系列论文20余篇。获得省市级新技术引进奖多项。

马晓军，青岛大学附属医院，男，主治医师，青岛大学七年制硕士研究生毕业，2010年开始在青岛大学附属医院麻醉科从事临床麻醉工作至今，目前为崂山院区麻醉科主治医师，从事临床麻醉工作10余年，积累了丰富的临床经验，熟练掌握各种临床麻醉技术，尤其擅长急危重症的诊断与治疗及相关的麻醉处理，参与过多台急危重症麻醉手术。在国内外各级学术期刊上发表过多篇具有临床应用价值的论文，曾参与编写过多部医学类著作。

# 内容简介

急危重症是院前、急诊、ICU医师经常需要面对的问题。即使在普通病房，患者出现病情突然加重或异常变化，也需要专科医师的应急处理。熟练掌握规范的急危重症抢救程序，培养缜密的临床思维是每一个临床医师的追求。于是，我们编写了《急危重症医学诊断与治疗》一书，列举临床常见但诊断和处理却非常棘手的急危重症病例，通过再现抢救过程，举一反三地总结规范处理程序和临床思维，力求提高医师对复杂急危重症的应急抢救能力，达到既练好基本功，又了解新进展、新知识的目的。

本书介绍了急危重症常用诊疗技术，颅脑急危重症、胸部急危重症、腹部急危重症、泌尿系统急危重症、运动系统急危重症、口腔科急危重症的诊断和治疗以及多种急救措施。全书主要内容围绕急危重症诊断与治疗，分析急危重症诊断与治疗的方式方法，对从事急危重症诊疗方面学者与工作者具有学习和参考的价值。

# 目 录

# 前言

在我国的医疗系统中，急危重症医学诊断与治疗一直占据治疗主导地位，可以说，急危重症医学诊断与治疗的发展对于人民群众的身心健康做出了极大贡献。急危重症医学的重要性不仅体现在治疗上，还体现在对生命的尊重上。急危重症医学可以挽救一部分患者的生命，患者的后期康复也离不开前期的正确诊断与治疗。可以说，急危重症医学是影响我国医疗水平和患者生命安全的重要因素。当前，急危重症医学诊断与治疗已经成为很多医院重点扶植的项目之一。危重型患者更需要医生紧急救治，只有经过争分夺秒地救治，这些患者才有康复的希望。因此，急危重症医学在医疗领域发挥着至关重要的作用。

目前，我国急危重症医学诊断与治疗已经逐步成熟，医院对从事急危重症科室的医生素质要求以及专业要求也越来越高。但急危重症医学诊断与治疗仍存在一系列问题，那就是部分从事急危重症医学的人员尚未完全掌握本专业的专业技能，甚至有些医者在面对一些疑难重症时不能很好地给出病情判断和治疗方案。这些不足不仅会导致患者得不到很好的治疗，错过最佳的治疗时期，还会导致患者对医生失去信心，不愿意配合治疗。除此之外，少数从事急危重症医学的人员还没有意识到这类科室的重要性，认为这类科室与其他科室并无差别，在诊断治疗过程中，使患者感受不到被重视。本书结合了急危重症医学诊断与治疗常见的一些病症，介绍了当前急危重症医学的基础知识、基础理论和救治的基本技能，科学地阐明了急危重症常见病症的治疗方法，注重经验总结。希望本书对相关医务人员有所帮助。由于时间和水平的限制，书中难免有疏漏，恳请读者批评指正。

Preface

# 第一章　急危重症常用诊疗技术

## 第一节　穿刺术

### 一、腰椎穿刺术

#### （一）适应证

腰椎穿刺术主要适用于以下疾病：

第一，中枢神经性疾病，提取脑脊液做生化、细胞学与细菌学等检查，检测颅内压，用来确认诊断、鉴别诊断和随访效果。

第二，鞘内注入药物以达到治愈疾病的目的。

第三，可以诊断椎管内病变，进行脑脊液动力学检查。

#### （二）操作方法

腰椎穿刺术的操作步骤如下：

第一，除了进行大脑或脊神经空气造影检查需要采取坐位外，患者通常选择卧位姿势。

第二，指导患者侧卧于硬板床上，脊椎靠近床沿，使背部垂直于床面，向前屈曲头部并尽量靠近胸部，双手抱膝，使胸部靠近腹部，或由助手在患者对面用一只手挽住患者头部和颈部，另一只手挽住患者腋窝处，并紧紧抱住，使脊椎突出，尽可能增加脊椎间隙以利于穿刺。

第三，确定穿刺点。穿刺手术的位置应在椎间盘第二横突下方，通常后上棘线与后中线的交点（大约第三和第四腰椎间）是最常见的，有时可能在上一腰椎间盘或下一个椎间盘间隙处进行。

第四，穿刺部位的皮肤进行基本消毒，医护人员戴上无菌手套，铺上无菌巾，并使用1%利多卡因溶液2 ～ 3毫升，自皮下到椎间韧带做局部麻醉。

第五，医护人员以左手拇指尖紧按穿刺处皮肤，右手持用无菌纱布包绕的穿刺针，局麻点取垂直于椎骨针尖向头部倾斜的方向进行穿刺，当穿刺针穿过黄韧带和硬脊膜进入蛛网膜下腔时，有突然阻力消失感，然后缓慢抽出针芯，即可见脑脊液外滴。成人的针头深度通常为 4 ～ 6 厘米，儿童为 2 ～ 4 厘米。

第六，在存储液体之前，医护人员应该先连接上测压管，患者会完全放松，头部略微伸直，下肢缩回，弯曲或略微伸直，并且呼吸平稳。可以看出，测压管中脑脊液平面随呼吸上下波动。正常侧卧位脑脊液的压力为每分钟 40 ～ 50 滴。在测试完脑脊液压力之后，缓慢释放所需的脑脊液（通常为 2 ～ 5 毫升）送检。如果需要培养，则样品应采用无菌操作方法保存。

第七，手术后，医护人员应该将针芯插入并拔出穿刺针，使用拇指按压在穿刺部位 1 ～ 2 分钟，用无菌纱布覆盖局部位置，并使用胶带进行固定，叮嘱患者去枕，仰卧躺 4 ～ 6 小时，避免患者头痛。

### （三）注意事项

第一，医生应该严格把控脊椎穿刺的禁忌，只要有疑似颅内压上升的患者，必须进行眼底检查。例如，有明显脑疝先兆或者视盘水肿的患者，不能做腰椎穿刺；若经过确诊，患者可以接受穿刺检查时，可先用脱水药降低患者颅内压力，进行穿刺，放出少量的脑脊液（约 1 毫升）。若患者处于昏迷、濒危或衰竭状态要注意进行检查，部分皮肤有感染情况，或颅后窝有病变的患者都不能进行穿刺。

第二，当穿刺针进入到颈椎棘突缝隙后，医生若遇到阻力，不能强行进针，应该将针尖退到皮下，进行方向调整后再进行穿刺。该动作要用巧劲，力度把握适当。若力气过大，就难以判断针尖刺进蛛网膜下腔时是否存在阻力。

第三，当穿刺针进入神经根时，患者会感到双腿类似电击样的痛感。若遇到这种情况，医生应暂停穿刺，主要原因是，这种神经根在脑脊液中处于不固定的位置，一不小心就会引起马尾神经损伤。

第四，若想知道蛛网膜下腔是否存在阻塞，医生需进行动力试验（Dynamic test）。就是在测量血压时，助手压迫患者颈静脉一侧约 10 秒。患者情况正常时，医生助手的压力需要加大至一倍左右；解除压力后的 10 ～ 20 秒内，血压又会下降至初始状态。若患者颈静脉遭到压迫时，脑脊液压强不会随之上升，那么动力试验的结果呈阳性，这就表示患者蛛网膜下腔已经完全阻塞。若遭到压迫后，患者脑脊液压力正在逐渐升高，放松后会逐渐降低，则动力试验结果呈阴性，那就表示该侧已经有小部分呈阻塞状态，如横窦内形成血栓或者小脑窝内存在肿瘤等问题。对脑部有病变，尤其是伴有颅内压明显上升以及脑出血的患者不能进行此项试验。若医生怀疑患者腰段蛛网膜下腔与椎管内胸段存在阻塞，可进行压腹检查，就是助手握拳压迫患者腹部，如无阻塞现象压力会上升至原始数据的 2 倍左右，当停止按压后，颅内压会迅速下降，若存在阻塞时则相反。

第五，若医生需要对患者进行体内补药时，要先放出与药剂等量的脑脊液，紧接着才能注入药剂。进行脑血管造影术检测时，医生要先缓慢放出 10 毫升的脑脊液，像这样进行反复操作达到检测所需量即可进行检测。

第六，在进行穿刺术时，患者若出现呼吸困难、脉搏微弱、面色较差等情况时，医生应该立即终止手术，做完相应处理后，待患者情况缓和再进行手术。

## 二、骨髓穿刺术

### （一）适应证

骨髓穿刺术主要适用于以下症状：疑似患有传染病（如黑热病、伤寒、疟疾等），白血病或感染性疾病（如败血症），骨髓转移癌、多发性骨髓瘤、单核巨噬细胞疾病等。

### （二）操作方法

骨髓穿刺术的操作步骤如下：

第一，确定穿刺部位。①髂前上棘穿刺点：患者仰卧，穿刺点位于髂前上棘后 1 ~ 2 厘米，此部位骨面较平，易于固定，操作方便，无危险性，为最常用的穿刺点，但骨质较硬，髓液较少。②髂后上棘穿刺点：患者侧卧（幼儿俯卧，腹下放枕头），上面的腿向胸部弯曲，下面的腿伸直，使髂后上棘突出于臀部之上，相当于第五腰椎水平旁开 3 厘米左右处。③胸骨穿刺点：患者取仰卧位，背下置一枕头，使胸部抬高，取胸骨中线相当于第 4 肋间处为穿刺点。胸骨较薄（约 1 厘米），胸骨后为心房和大血管，严防穿通胸骨发生意外。但由于胸骨骨髓液含量丰富，当其他部位穿刺失败时，仍需做胸骨穿刺。④腰椎棘突穿刺点：患者取坐位，双手扶在椅背上，上身前屈；体弱者可侧卧位，两膝向胸部弯曲，以两臂抱之，取第三或第四腰椎棘突为穿刺点。有时棘突尖端小而硬，穿刺不易成功，可于距棘突约 1.5 厘米处从侧方穿刺棘突。

第二，穿刺部位的皮肤进行基本消毒。医护人员戴上无菌手套，铺上无菌巾，并使用 1% ~ 2% 利多卡因溶液 2 ~ 3 毫升麻醉到骨膜，并按摩注射部位。

第三，将骨髓穿刺针的固定器固定在距针尖 1 厘米或 1.5 厘米处（胸骨穿刺约 1 厘米，髂骨穿刺约 1.5 厘米），术者用左手拇指和食指固定穿刺部位，右手持针与骨面垂直（若为胸骨穿刺则应与骨面成 30° ~ 40°），当针尖触发骨质后则将穿刺针向右旋转，缓缓钻刺骨质，当感到针头阻力消失，且穿刺针已能固定在骨内时，提示已进入骨髓腔。若穿刺针不固定，则应再钻入少许达到能够固定为准。

第四，拔出针芯，接上干燥的 10 毫升或 20 毫升注射器，用适当的力量抽吸，若针头确在骨髓腔内，抽吸时患者感到一种尖锐的疼痛，随即便有少量红色骨髓液进入注射器。骨髓液吸取量以 0.1 ~ 0.2 毫升为宜。若做骨髓液细菌培养，需在留取骨髓液计数和涂片标本后，再抽取 1 ~ 2 毫升。如未能吸出骨髓液，则可能是针腔被皮肤或皮下组织块堵塞，应重新插上针芯，稍加旋转或再钻入少许或退出少许，拔出针芯，如出现针芯带有血迹时，再进行抽吸即可取得骨髓液。

第五，在抽取完成后，插入针芯，用左手将无菌纱布放在针孔处，拔出穿刺针，然后用纱布盖住针孔并按 1 ~ 2 分钟，然后用胶带固定纱布。

### （三）注意事项

第一，医生在手术前要对患者进行凝血时间的测试，若遇到有出血倾向的患者，医生手术时要尤其小心。但需要注意，患有血友病的人不能进行此项手术。

第二，必须保持穿刺针和注射器干燥清洁，这样可以有效避免溶血现象的发生。穿刺时，医生的力气不能过大，尤其是进行胸骨穿刺的时候，穿刺针进入骨质时要左右摇摆，避免断针现象。当抽不出任何骨髓液时，医生要先排除是否存在技术难题“干抽”，这种情况常见的情况是骨髓纤维化、恶性肿瘤二次转移、恶性组织细胞增生症、多发性骨髓瘤以及血细胞异常增生等病症。

第三，中老年人由于年龄增大，骨质逐渐疏松。因此，穿刺时要注意不能用力太猛。若遇到儿童患者，除了严格把握穿刺位置以外，儿童若不配合治疗，穿刺前必须对其使用镇静剂。

## 三、腹腔穿刺术

### （一）适应证

第一，检查腹腔积液的性质、特征以确定诊断。

第二，当大量肝腹水引起严重的呼吸困难或腹痛时，可抽取肝腹水减轻症状。

第三，以治疗为目的进行腹腔内给药。穿刺手术前，应指导患者排尽尿量以防止在穿刺手术期间对膀胱造成损害。

### （二）操作方法

第一，选择体位：根据腹腔积液水平和患者状况，可以坐在座位上，或取半卧位、平卧位，突出腹部的左侧。

第二，选择合适的穿刺点：①肚脐的中部 1/3 和外部 1/3 与左前、脊髓的交点，此处不易损伤腹主动脉。②侧向穿刺点位于脐带直线与腋中线的交点，此位置更安全，通常用于确诊穿刺。③在连接脐部和坐骨结节的线的中心上方 1 厘米处，稍微向左或向右移 1 ~ 1.5 厘米，该穿刺点没有人体关键器官，很容易愈合。

第三，穿刺部位已基本消毒灭菌。戴上手套并铺上消毒巾，对腹膜后壁进行局部麻醉。用右手固定穿刺处的皮肤，然后给予麻醉，将穿刺针垂直刺入腹腔。当针尖的阻力感突然消失时，表明针管已通过腹膜，并提取腹水。将提取的液体放入经过消毒的试管中以便进行检查。进行穿刺操作时，可以立即用 10 ~ 30 毫升的空针头和针管进行抽腹水。收集标本后，快速取下针头，用无菌纱布覆盖针眼，并用胶带固定。

第四，放腹水时，外接引流袋，将长橡胶软管和水平架连接到针头的末端。肝腹水通过橡胶软管注入排气阀瓶中。用胶带将布和针管固定在腹壁上。滴水夹可以固定在橡胶软管上，以调节液体的排放速度。连续排出腹水后，逐渐收紧上腹部的宽布条或双头带，以防止腹内压突然下降和心搏骤停。抽完液体后，盖上纱布，用胶布固定，然后用双头束带绑住腹部。

### （三）注意事项

第一，在肝性脑病的早期阶段，腹腔穿刺液体排出是禁忌。粘附性结核性腹膜炎、寄生虫病、动脉瘤等是该检查的禁忌证。

第二，在手术过程中，应该观察患者是否有头晕、恶心、呼吸急促等，并密切监测患者的呼吸、脉搏和面部肤色的变化。如果出现明显症状，应立即终止穿刺，嘱患者平卧休息，必要时可以静脉注射高渗葡萄糖液。当腹水不能顺利排出时，针管应稍微移动或改变位置。

第三，出院前后应准确测量腹围，观察病情的变化。

第四，腹水严重患者，穿刺期间，应向下或向外拉伸腹部皮肤，在穿刺后，拔出针头时应将皮肤的针孔压住，以免腹水流出。如果在穿刺孔上有腹水溢出，使用蝴蝶胶带或火棉胶将其粘贴。

## 四、肝脏穿刺术

### （一）适应证

第一，确认肝脏疾病，将从肝穿刺获得的肝组织切成薄片进行病理检查，或涂于载玻片进行细胞学检查，以建立肝病的特征或诊断依据。

第二，肝脓肿的诊断与治疗。

### （二）操作方法

1. 术前准备

手术前，测量出血时间，凝血时间，凝血酶时间和血小板计数。如果凝血时间延长，应每天皮下注射维生素 K 10 毫升，每天 1 ~ 2 次，口服儿童钙片 1 克，每天 3 次，3 天后，如果一切正常即可进行手术。如果怀疑有阿米巴性肝脓肿，则在穿刺前先使用抗阿米巴药物治疗 2 ~ 4 天。目的在于减轻肝脏血肿和肿胀，以防止穿刺手术中出血。如果怀疑是肝脓肿属细菌感染，请先使用抗生素抗感染治疗，然后进行穿刺以防止感染扩散。在穿刺前，应给患者测量血压和心率，进行胸部 X 线透视检查，观察有无肺炎、胸膜增厚。如果患者感到焦虑或恐惧，则应做好介绍工作，并在手术前给予镇静剂。

2. 体位

仰卧，身体的右侧靠近床沿，左肘弯曲并放在枕头后面。

3. 穿刺部位

肝穿刺通常使用右腋中线处的第八肋和第九肋骨间，并在实际肝区穿刺。在肝脓肿穿刺中，应该找到局部肿胀区域或最明显的压痛点作为穿刺点（通常该点是肝脓肿靠近胸骨的区域）。如果可能，应使用 B 超准确定位脓腔，以确定最佳的穿刺点，并标记出穿刺的位置和深度。

4. 操作步骤

（1）诊断性肝脏穿刺

临床经常使用快速肝穿刺术。方法是：

第一，在穿刺部位进行皮肤消毒，应戴好无菌手套，用 1% ~ 2% 的利多卡因 1 ~ 2 毫升经皮肤进行局部浸润麻醉，使胸膜麻醉。

第二，准备快速穿刺的套管针（针长 1 厘米）。该套管针配备有直径小于针管直径的不锈钢丝针芯活塞杆，因此可以检测到气体和水，但是它可以阻止肝脏组织进入注射针头。用橡胶管将穿刺装置连接到 1 毫升注射针上，并吸入 3 ～ 5 毫升无菌生理盐水。

第三，使用皮肤穿刺针穿刺皮肤，然后沿肋骨内缘和胸骨垂直位置刺穿 0.5 ～ 1 厘米，然后将注射针中的生理盐水注入 0.5 ～ 1 毫升，以防止针管阻塞。

第四，将注射针抽至负压，先让患者呼吸，然后在深呼吸结束时屏住呼吸（此动作姿势患者在手术前进行多次训练，以防止误伤），然后迅速将套管针刺入肝脏，深度通常不超过 6 厘米。取出针头后，用无菌干纱布轻轻按压针眼 5 ～ 10 分钟，然后用胶带固定，用双头腹部束带固定，然后压上小沙袋。

（2）肝脏穿刺抽脓

第一，对皮肤局部进行消毒和灭菌，铺设无菌消毒巾，然后在局部麻醉下刺入肝包膜。

第二，用一根橡皮管穿刺套管针（橡皮管用血管钳夹住）穿过皮肤刺入脓腔，让患者先呼吸，并在呼吸结束时屏住呼吸。

第三，将 50 毫升注射器连接到橡皮管，松开血管夹进行抽脓，然后将 10 毫升注射针排空。

第四，如果浓缩液变稠并且抽脓不顺畅，可以用温热的无菌生理盐水清洗，然后泵送。连续抽脓黏性液体会导致针管粘到软组织上，很难排出脓液，用生理盐水清洁或更换注射针。如果抽取的脓液量与估计的量相差很大，则很可能是肝囊肿，或者套管针的倾斜度未完全位于脓肿腔中。在此期间针头抽出或穿过脓肿腔抽脓或排出脓液，或套管针位于脓肿腔的顶部，吸出少量浓缩液后，脓腔和脓液的底部将无法被抽吸。此时，调整套管针的深度和位置，但要更换针头。患者屏住呼吸时，应先将针头抽回皮下组织，然后再改变方向并穿刺，当患者再次呼吸时再进行。

第五，拔出针头后，用无菌纱布轻轻按压，用胶布固定，再压上沙袋，并用双头腹部束带固定。手术后，指示患者休息 8 ～ 12 小时。

### （三）注意事项

第一，以下情况应视为肝穿刺的禁忌证：出血倾向；大量肝腹水；肝包虫病；肝管肿瘤；肝脏部位变小，肝脏叩诊浊音不清，超声检测没有准确的定位标准；

黄疸型胆道梗阻。对于重度贫血伴抑郁症的患者，应改善患者的总体状况，然后考虑进行肝穿刺。

第二，如果需要腹腔穿刺，则可在肝脏肿胀至肋缘以下 5 厘米时使用。穿刺点是肋缘下右锁骨的中线。患者仍躺在床上，但是应该在右腹部放一个薄枕头。

第三，必须在患者屏住呼吸的情况下进行穿刺或拔针，以防止肝脏在呼吸过程中移动并被穿刺针割伤而导致内部出血。有时，将麻醉剂穿刺入肝脏也会出现这种严重的症状。因此，局部麻醉针的深度应根据患者的体脂决定，而不要太深。

第四，穿刺装置刺入肝脏后，不能改变穿刺位置，只能进退移动以更改深度，但深度不能超过 8 毫米。

第五，手术后务必卧床 24 小时，尤其是在诊断性肝穿刺期间。手术后 4 小时内每 15 ～ 30 分钟准确测量一次脉搏。如果没有变化，则将其更改为 1 小时，并精确测量一次，总共 8 小时。如果患者的脉搏沉重而快速，血压降低，出汗，躁动不安，面色苍白等，有血管破裂出血的迹象，则应及时治疗。该疾病的发作通常发生在手术后的前几个小时，因此在手术后进行观察非常重要。

第六，如果穿刺部位感到疼痛，则应仔细分析原因。如果是普通的外伤性疼痛，可以口服镇痛药；如果发生严重的肩部疼痛和呼吸困难，常见的是引起隔膜损伤，可以服用可待因或哌替啶。

第七，胆囊、结肠和肾等脏器误伤，术中可出现腹膜炎、血尿、胸腔感染甚至气胸等症状。这类并发症比较少见，而且往往发生的较晚，故术后应注意是否出现腹痛、胸痛、呼吸困难及血尿等症状，并及时给予相应的处理。

## 五、胸膜腔穿刺术

### （一）适应证

第一，需要诊断各种胸腔积液性质。

第二，渗出性胸膜炎积液过多，很长一段时间没有被消化吸收，或者持续发热，或者大量积液导致挤压症状，引流积液或注入药物。

第三，脓胸需要治疗，并注入药物。

### （二）操作方法

第一，指示患者反坐在有靠背的椅子上，将两个手臂放在椅背上，并将前额放在手臂上。如果身患重病且无法坐位，则应仰卧或半仰卧位，将患者手臂放在头后侧，进行胸腔穿刺术。

第二，穿刺手术前，应在胸部叩击声最明显的位置进行，或应根据胸部 X 光片和 B 超检查确定穿刺的位置。通常选择在肩胛骨角线处的第七肋至第九肋间间隙，还可选择腋中线的第六肋和第七肋间间隙作为穿刺点。可以在 X 线或 B 超引导下以确定穿刺部位，用蘸有甲紫的棉球在皮肤上标记出穿刺点。

第三，穿刺部位已消毒灭菌。戴无菌手套并盖上无菌巾，使用 1%～2% 利多卡因溶液，沿穿刺点肋间的肋骨上边缘进针注入麻醉药，逐步浸入麻醉药直到胸膜并穿透胸骨麻醉，尝试吸出胸腔积液，并记录针刺入深层的情况，以作为抽液时的参考。

第四，带橡胶管的穿刺针从穿刺点进入皮肤（橡胶管用手术钳夹住）。当针头缓慢进入胸膜腔时，阻力会突然消失。连接注射针头，松开手术钳，并吸出胸腔积液。注液装置充满后，夹紧胶皮管，取出注射器，将抽出的液体注入适当的容器内进行计量或送检。这样重复进行，每次排液时都要夹住胶皮管，防止空气进入胸膜腔。

第五，抽液完毕，需进行胸腔内药物注射的患者给予注射适量药物，然后拔出穿刺针，用无菌纱布包扎，胶布固定，嘱患者静卧。

### （三）注意事项

第一，在手术过程中，应向患者介绍穿刺的目的，以消除他们的疑虑。对于那些过度焦虑的人，在手术前 30 分钟服用 0.03 克的可待因，以减轻疼痛。

第二，麻醉药必须足够，并且患者不能移动并防止干咳或深呼吸。进针不宜太深或太浅。应禁止在第九肋骨间隙以下穿刺，以免穿透膈肌对腹腔器官造成损害。

第三，在以下情况下应谨慎行胸膜穿刺：①该病变靠近纵隔、心血管和大毛细血管。②重症肺炎合并肺大疱患者。③心脏、肝脏、脾脏明显肿大。

第四，一次抽液不宜过多、过快。诊断性穿刺可抽出 50 ～ 100 毫升的液体。通常，第一次不超过 600 毫升，此后每次不超过 100 毫升，但应一次排尽感染性胸腔积液。对于胸膜积液的细胞学检查，至少需要 50 毫升液体，应立即进行检查，以防止体细胞自溶。

第五，在实际操作中，应持续监测患者的反应。如果出现头晕、面色苍白，出汗、心悸、呼吸急促、乳房不适或严重疼痛、晕厥和胸膜疼痛等症状，或持续出现干咳、痰多等情况，应停止操作，立即让患者躺下，观察心脏、肺部和血压状况。绝大多数患者卧床休息可缓解，少数患者需要皮内注射 0.1% 肾上腺素 0.3 ~ 0.5 毫升或进行其他对症处理。

## 六、心包穿刺术

### （一）适应证

第一，心包积液且心脏压塞明显的患者需要进行穿刺以缓解疾病症状。

第二，心包积液的挤压并不严重，但必须检查积液的特性以确立诊断。

第三，应当清除心包积液，并注入治疗药物。

### （二）操作方法

第一，穿刺的位置应通过叩击心脏和实音区域来选择。如果有条件，应进行超声检查以正确引导穿刺。常见穿刺点：①心房穿刺点：通常在左侧第四肋间心脏的钝角边界内侧约 2 厘米处，将针头穿刺入肋骨的上边缘，并将针头向后穿刺，并向脊椎倾斜，慢慢刺入心包腔。②剑突下的穿刺点：位于剑突隆起与左肋边缘之间的角度处，在剑突下从前中线左侧插入套管针，针管和腹腔保持向上倾斜 30° ~ 40°，沿胸骨后壁向后稍微向左推，以防止损坏肝脏。当左侧胸膜增厚，左侧胸腔积液或心包积脓时，更适合此穿刺部位。③右胸穿刺点：位于右胸第四肋间心脏钝角区内侧 1 厘米处。套管针向内和向后推向脊柱侧。

第二，患者取坐位或半卧位，姿势要舒适，因穿刺时身体不能移动。术者再次检查心脏边界，确定穿刺点后，局部常规消毒，铺上消毒巾。用 1% ~ 2% 利多卡因以小号针头做局部麻醉，刺入皮肤后，按上述进针方向，将针徐徐推进，边进针，边回抽，边注射，穿过心包膜时有落空感，如抽出液体应记录进针方向与深度，然后拔出局麻针。穿刺抽液针进针方向同上，进入心包腔后可感到心脏搏动而引起的震动，此时应稍退针，避免划伤心肌，助手立即用血管钳夹住针头以固定深度，术者将注射器套于针座的橡皮管上，然后放松橡皮管上的止血钳，缓缓抽吸液体，记取液量，并将抽出液体装入试管内送检。需做培养时，应用灭菌培养管留取。

术毕拔出针头后，盖以消毒纱布，以胶布固定。

### （三）注意事项

穿刺点要合适，进针方向要准确，深度要适当。一般进针深度为 3 ~ 5 厘米（左胸前穿刺点）或 4 ~ 7 厘米（剑突下穿刺点），但应视积液多少和心浊音界大小而定。穿刺针头接管应保持负压，边进针边抽吸，直至抽出液体。如病情允许，每一次穿刺最好根据 B 超检查测定的深度，或在 B 超引导下穿刺较安全、准确。若未能抽出液体，又未触及心脏搏动，缓慢退回针头后，改变进针方向重新穿刺，但不能盲目反复试抽。

术前应向患者做好解释工作以消除顾虑，并嘱患者在穿刺时切勿咳嗽或深呼吸。

若积液黏稠不易抽出时，可用无菌生理盐水冲洗，冲洗动作要轻柔，并注意患者反应。如需注入药物，可于抽液后缓缓注入。

如操作过程中患者出现面色苍白、气促、出汗、心慌等情况，应终止手术，并做相应处理。如抽出血性液体，应暂停抽液，检查进针方向与深度，将抽得血性液体放入干试管中，血液不久就凝固，表示很可能刺入心脏，立即终止手术。如放置 10 分钟以上不凝结，患者又无凝血机制障碍，表示血液来自心包腔，并视病情需要，继续或终止抽液。

首次抽液量不宜超过 100 毫升，需再次抽液时一般也不宜超过 300 ~ 500 毫升。抽液速度不宜过快，但化脓性心包炎应每次尽量抽尽脓液，穿刺时避免污染胸腔，穿刺抽脓后应注意胸腔感染的预防措施。

术中和术后均需密切观察呼吸、血压、脉搏的变化。

## 七、膀胱穿刺术

### （一）适应证

尿道狭窄或前列腺肥大引起的尿潴留导尿失败，又无条件行膀胱引流者，可先做膀胱穿刺术。

### （二）操作方法

第一，穿刺部位以耻骨联合上方 2 厘米处为最常用的穿刺点。

第二，操作步骤：①患者仰卧，皮肤常规消毒，术者戴无菌手套，于耻骨联合上方 2 厘米处用 1% ~ 2% 利多卡因溶液做局部浸润麻醉。②用 9 号或 12 号针头接上 20 ~ 50 毫升注射器，垂直刺入膀胱内。③进入膀胱后抽吸注射器，抽得尿液后，将带有胶管的玻璃接头插入针座放尿，或用注射器反复抽吸尿液。④若病情需要反复穿刺或配合治疗，为减少穿刺次数，避免过多地损伤膀胱，可用穿刺针行膀胱穿刺术，将硅胶管通过穿刺针导管送入膀胱内，并加以固定。

### （三）注意事项

第一，操作要严格无菌，穿刺点应准确。

第二，大量尿液潴留者，不宜一次放完，可采用多次、逐渐放出的方法，使膀胱内压力渐次降低，有助于膨大的膀胱恢复其张力。

第三，穿刺后，尤其是多次穿刺者，有可能发生血尿、尿外溢或感染，故如无必要，尽量不做膀胱穿刺术。

## 八、中心静脉压测定术

中心静脉压（CVP）是指右心房及上、下腔静脉胸腔段的压力。它反映患者当时的血容量、心功能与血管张力的综合情况，因此有别于周围静脉压力。周围静脉压力受静脉腔内瓣膜与其他机械因素的影响，因此不能正确反映血容量与心功能等情况。

### （一）适应证

第一，用作区别急性循环衰竭是低血容量抑或心功能不全所致的一个参考指标。

第二，大手术或危重患者利用中心静脉压测定和动态观察适当维持患者的血容量，保证手术的顺利进行或其他治疗的进行。

第三，鉴别少尿或无尿的原因是血容量不足抑或是肾衰竭所致。

第四，大量输液、输血时，在中心静脉压测定的监视下，可使血容量得到迅速补充，同时又不致使循环负荷过重而发生心功能不全。

### （二）操作方法

第一，患者仰卧位，选好插管部位，常规消毒皮肤，铺无菌巾。

第二，插管途径。常用途径：①上腔静脉插管：导管经锁骨下静脉、肘前贵要静脉、颈外静脉、颈内静脉切开或穿刺插管。此途径的优点是测压不受腹内压的影响，测压结果较精确，缺点是插管固定困难。②下腔静脉插管：一般经大隐静脉插管，将导管插至腔静脉，导管端应插过膈肌到胸腔。经肘前贵要静脉插管向下腔静脉或经腹股沟大隐静脉插管至下腔静脉，两者均插入 35 ~ 45 厘米。

第三，测压方法。测压装置可用普通输液胶管，在其端接一个 Y 形管，一端接静脉导管（或硅胶管），一端接带有刻度的测压玻璃管，后者固定在输液架上，保持测压管的“0”点与患者右心房在同一水平（即仰卧患者的腋中线）。测压前，先将静脉导管 Y 形管连接处的 A 开关关闭，使输液管与测压管相通，待液体充满测压管后，将开关 B 关闭，打开开关 A，再使静脉导管与测压管相通，可见测压管内液面下降，至液面稳定时，所指刻度数据即为中心静脉压。测压，关闭开关 C，使测压管与静脉导管不再相通，打开输液管上的开关 B，使输液管与静脉导管相通，这样可继续输液并反复多次测压。

第四，正常中心静脉压（CVP）为 5 ～ 12 mmHg，降低与增加具有临床意义。

① CVP<5 mmHg，而动脉血压低，表示有效循环血容量不足。

② CVP<5 mmHg，而动脉血压正常，提示有效循环血容量轻度不足。

③在补充血容量后患者仍处于休克状态，CVP 却大于 10 mmHg，则表示有容量，但血管过度收缩或心功能不全，应严格控制输液速度及采取其他相应措施。

④ CVP>15 ～ 20 mmHg，表明有明显心功能不全，且有水肿的危险，应暂停或严格控制输液速度，并应采取针对心功能不全的治疗措施。但中心静脉压测定受许多因素的影响，如腹内压增高可导致由大隐静脉插管测定中心静脉压升高。

### （三）注意事项

第一，严格无菌操作。插静脉导管动作要轻柔，不能使用暴力及插得太深，以免插入右心室，使压力呈显著波动性升高。如导管进入右心室，可后退少许。

第二，静脉导管、输液管和测压管必须保持通畅，测压才能准确；若不通畅，可变更导管位置，用输液瓶中液体冲洗，或用肝素冲洗管道。

第三，使用血管活性药物、正压辅助呼吸均可影响测得值，故测定前应暂停使用。

第四，静脉导管留置时间一般不超过 5 天，留置过久易发生静脉炎或血栓性静脉炎。每日应以 0.025%肝素溶液冲洗导管，以保持静脉导管通畅。

## 九、锁骨下静脉穿刺术

### （一）适应证

第一，需短期内迅速输入大量液体者，或长期输液，尤其是输入高浓度或刺激性药物，如静脉内高营养治疗者。

第二，心肺复苏时给药，用以取代心内注射途径。

第三，当周围浅静脉萎陷、过小（或栓塞），或因大面积烧伤、广泛皮肤病、肥胖等，导致静脉穿刺困难，而又急需快速补液时。

第四，有时用于插入静脉导管检测中心静脉压，或置入临时心内起搏器。

### （二）操作方法

第一，患者尽可能取头低 15° 的仰卧位，头转向穿刺点对侧，穿刺时同侧上肢外展 10° ~ 20° 。

第二，穿刺点一般选取右锁骨下静脉，以防止损伤胸导管。可经锁骨下或锁骨上两种进路穿刺。

①锁骨下进路：取锁骨中、内 1/3 交界处，锁骨下方约 1 厘米为穿刺点，针尖向内、向上，指向同侧胸锁关节后上缘进针，如未刺入静脉，可退针至皮下，针尖改指向甲状软骨下缘进针。也应取锁骨中点，锁骨下方 1 厘米处，针尖指向胸骨上切迹进针。针身与胸壁 15° ~ 30° ，一般刺入 2 ~ 4 厘米可入静脉。此点便于操作，曾最早应用于临床，但进针过深时易引起气胸，故目前除心肺复苏临时给药外，已较少采用此进路。

②锁骨上进路：取胸锁乳突肌锁骨头外侧缘，锁骨上方约 1 厘米处为穿刺点，针身与矢状面及锁骨各 45° ，在冠状面呈水平或向前略偏 15° ，指向胸锁关节进针，一般进针 1.5 ~ 2 厘米可入静脉。此路指向锁骨下静脉与颈内静脉交界处，穿刺目标范围大，成功率常较颈内静脉穿刺为高，且安全性好，可避免胸膜损伤或刺破锁骨下动脉。

第三，按无菌操作要求消毒、铺巾，用 1% 利多卡因 2 ~ 4 毫升局部浸润麻醉。取抽吸有生理盐水约 3 毫升的注射器，连接穿刺针，按上述穿刺部位及方向进针，入皮后应推注少量生理盐水，将可能堵塞于针内的组织推出，然后边缓慢进针边抽吸，至有“落空感”并吸出暗红血液，表示已进入静脉。如针尖已达胸锁关节而仍无回血，可边退针边回吸，如退针过程中有回血，也表示针已进入静脉。取腔内充满生理盐水的静脉导管自针尾孔插入，注意动作要轻柔，如遇阻力应找原因，不得用力强插，以防损伤甚至穿通血管。导管插入后出血应通畅，达所需深度后拔除穿刺针，于穿刺口皮肤缝一针，以其缝线固定导管，无菌敷料包扎。置管深度随不同要求而异，可分别达锁骨下静脉、无名静脉及上腔静脉水平，但不可进入右心房或在静脉内卷曲，应进行 X 线透视或拍片确定导管端位置。一般插入深度不超过 12 ～ 15 厘米。在心肺复苏紧急注药不留置导管时，可按上述锁骨下进路操作，常规消毒后以细针头连接注射器直接穿刺，向甲状软骨下缘方向进针，见回血后固定针头，推入药物后拔针，局部按压片刻即可。

### （三）注意事项

第一，穿刺部位有皮肤感染时禁做穿刺。严重肺气肿、胸廓畸形、凝血机制障碍、锁骨与肩胛带区外伤、严重高血压、上腔静脉栓塞等情况慎做此术。儿童与躁动患者术前应用镇静剂。

第二，穿刺定点要准确，进针方向、角度要正确，以防止气胸等并发症发生。穿刺困难时忌反复试穿，应及时改用其他进路或改行颈内静脉穿刺。

第三，静脉留置导管者应尽量取头低位，穿刺成功后，宜让患者深吸气后憋气，此时迅速取下注射器和插入导管，导管内必须充满液体，以防空气栓塞。头低位有困难者，操作须特别小心，以采用外套管穿刺针较为安全。导管插入穿刺针后不得外抽，以防被针尖切断造成危险。

第四，术后须仔细观察患者有无血肿或气胸等并发症表现。如发现呼吸急促、穿刺侧呼吸音减低等，须立即 X 线胸透或拍片查明情况。

第五，锁骨下静脉穿刺插管的并发症，除上述气胸、气栓、血肿外，尚可有心包填塞、感染、静脉血栓形成与栓塞、血胸、穿刺口渗液、误入锁骨下动脉、臂丛神经损伤等，国外报告发生率共约 5%，应予以注意，并及时做相应处理。

第六，导管留置时间一般不超过 6 ～ 8 周。拔管后局部应加压 3 ～ 5 分钟。

第七，回血顺利表明穿刺针的位置正确。如果回血呈波动性并且颜色鲜红，说明误入了锁骨下动脉，应该立即拔出穿刺针并按压 5 分钟。

# 第二节　气管插管与切开术

## 一、气管插管术

气管插管术是一种紧急抢救技术，可将合适的管子插入支气管以快速消除气管阻塞并确保氧气供应，是建立人工通气道的可靠方法之一。其特征如下：

第一，可以在所有姿势下保持呼吸系统的平稳。

第二，对吸入管理方法或辅助或操纵吸入有帮助。

第三，降低呼吸系统的摩擦阻力和减少无效腔，进而增加了有效气体之间的交换量。

第四，帮助消除支气管内支气管炎的分泌物或浓稠的血液。

第五，避免因恶心或反流而引起误吸的危险。

第六，便于将药物吸入或滴注支气管，对呼吸系统疾病进行治疗是有帮助的。

### （一）适应证

气管插管术主要适应证是：

第一，呼吸停止者。

第二，心力衰竭，呼吸肌麻痹和呼吸抑制患者。

第三，各种原因引起的呼吸道梗阻。谨慎使用在急性咽喉炎、喉头水肿、颈椎骨折、咽喉黏膜脓肿、侵犯气管壁孔或动脉瘤挤压的患者。

### （二）实际操作要点

根据导管的放置方法，将气管插管分为口内导管和经鼻导管。根据插入喉镜时是否使用电子喉镜，将其分为透明视镜管和自探测管。在临床医学抢救中常见的是口内清晰视野导管插入术。操作步骤如下：

第一，患者仰卧，头后仰，颈上抬，使口咽部和气管成一条直线。

第二，不论操作者是右利或左利，都应用右手拇指推开患者下唇和下颌，食指抵住门牙，必要时使用开口器。左手持喉镜沿右侧口角进入口腔，握住舌背，将舌体推向左侧，镜片得以移至口腔中部，显露悬雍垂。再循咽部自然弧度慢推镜片使其顶端抵达舌根，即可见至会厌。进镜时注意以左手腕为支撑点，千万不能以上门牙做支撑点。

第三，弯型镜片前端应放在舌根部与会厌之间，上提起镜片即显露声带，而不需直接挑起会厌；直型镜片的前端应放在会厌喉面后壁，需挑起会厌才能显露声带。

第四，右手持气管导管沿喉镜片压舌板凹槽送入，至声门时轻旋导管进入气管内，此时应同时取出管芯，把气管导管轻轻送至距声门 22 ~ 24 厘米（成人），儿童 12 ~ 14 厘米；安置牙垫，拔出喉镜。

第五，观察导管有无气体随呼吸进出，或用简易人工呼吸器压入气体观察胸廓有无起伏，或听诊两侧有无匀称的呼吸音，以确定导管已在气管口。插管可能发生反流、误吸、窒息（如胃胀满、消化道梗阻、呕吐频繁、上消化道大出血等），口咽喉部损伤并出血，气管不全梗阻（如痰多、咯血、咽后壁脓肿等），或严重呼吸、循环功能抑制的患者，应在经环甲膜穿刺向气管注射表面麻醉药和经口施行咽喉喷雾表面麻醉药后插管。

第六，纤维光导支气管（喉）镜引导插管法，尤其适用于插管困难病例施行清醒插管。本法无须将患者的头颈摆成特殊位置，以避免插管的麻醉或用药可能发生的意外，故更能安全地用于呼吸困难处于强迫体位，或呼吸、循环处于严重抑制状态患者的气管插管。对于已经在口腔内插管的患者，医护人员应该先将气管导管套在纤维光导支气管（喉）镜镜杆上，然后镜杆沿舌背正中线插入咽喉腔，窥见声门裂后，将镜杆前端插至气管中段，然后再引导气管导管进入气管，退出镜杆，固定牙垫和气管导管。

第七，操作技术要求熟练，动作轻巧，切忌粗暴，减少由操作不当引起的并发症。

第八，选择合适导管。过细，增加呼吸阻力；过粗，套囊充气力过大，易致气管黏膜缺血性坏死，形成溃疡、瘢痕及狭窄。一般经口腔插管，男性可选用 F36 ~ 40 号气管导管，女性可用 F32 ~ 38 号气管导管，1 岁以下小儿，按导管口径（F）= 年龄（岁）+18 选用。同时掌握气管内插管的深度，插入过浅容易使导管脱出，过深则可使导管进入一侧主支气管，造成对侧肺不能通气。

第九，保证气道湿化。气管插管封闭上呼吸道而使自身的湿化作用几乎消失，人工通气又会使气道水分散失，导致气道干燥，痰液淤结，形成痰栓阻塞气道而造成患者喘息。故除应有足够的液体量维持体液平衡外，机械通气可通过湿化器视气道的湿度增减水量。

第十，吸痰是气管插管后保持呼吸道通畅的主要措施。要求是：①有效。②尽可能避免加重感染。③尽可能避免气管黏膜损伤。每次吸痰前把手洗净并消毒，无菌后再操作。口、鼻、咽腔吸痰管要与气管内吸痰管分开，不能混用。为避免吸痰时引起或加重缺氧，应注意：每次吸痰前后，应输给 100% 浓度氧气 2 分钟；视患者自主呼吸强弱，一次吸痰时间不应超过 1.5 分钟。④除有特殊需要再吸痰，以免造成窒息。

第十一，间歇放气不足以防止气管壁黏膜损伤，还会严重影响正常通气。目前已有采用塑料制成的低压套囊或内填海绵的常压套囊，并主张采用“最小漏气技术”，即套囊注入的气量以人工通气时气道膨胀而仍有少许漏气为度。

第十二，气管插管要固定牢固并保持清洁。导管固定不牢时可出现移位，当移至一侧主支气管可致单侧通气，若上移至声门外即可丧失入下气道的作用，因此，要随时观察固定情况和导管外露的长度。每天应定时进行口腔护理，随时清理口、鼻腔分泌物。在气管插管术后，除非有损伤和堵塞，一般不再更换导管。硅胶制成的气管导管，因其刺激性小和光滑度好，可置管 1 周以上。

## 二、气管切开术

气管切开术是一种抢救性手术治疗方法，切开颈支气管的前壁为患者提供再次呼吸的安全通道。

### （一）适应证

气管切开术的适应证如下：

第一，喉炎、恶性肿瘤、创伤、异物导致的喉咙阻塞，呼吸困难明显无法消除的患者。

第二，各种原因引起的胸部外伤、头部外伤、肺炎，晕厥较为严重的患者。

第三，需要长期人工通气的患者。

### （二）实际操作要点

第一，体位：通常取仰卧位，抬起患者肩膀，并向后倾斜头部，使气管抬高并靠近皮肤，这有助于在手术治疗期间露出支气管。如果向后倾斜会使呼吸更加困难，则可以使头部顶部稍微平坦，或者在切开皮肤并分离肌肉筋膜后将头缓慢向后倾斜。如果由于呼吸困难而无法平躺，则可以选择坐式或半坐式，但是比平躺时更难以暴露支气管。头部的顶部由助手支撑，以使头部和颈部保持在中心线。

第二，消毒和麻醉：基本的消毒和灭菌（从下颌骨的外边缘到乳房两侧），铺开无菌巾，并使用1%～2%利多卡因溶液浸润麻醉头部和颈前部的皮肤和皮下组织。当情况非常危险时，不使用灭菌和麻醉剂；而是立即进行紧急气管切开术。

第三，切口：多采用正中纵切口。术者站于患者右侧，以左手拇指和中指固定环状软骨，食指抵住甲状软骨切迹，甲状软骨下缘至胸骨上缘之上1厘米之间，沿颈中线切开皮肤与皮下组织（切口长度4～5厘米），暴露两侧颈前带状肌交界的白线。为使术后瘢痕不显著，也可做横切口，即在环状软骨约3厘米处，沿皮肤横纹横向切开长4～5厘米的皮肤、皮下组织。

第四，分离气管前组织：用血管钳沿中线分离组织，将胸骨舌骨肌及胸骨甲状肌向两侧分开。分离时，可能遇到怒张的颈前静脉，必要时可切断、结扎。如覆盖于气管的甲状腺峡部过宽，在其下缘稍行分离后，用拉钩将峡部向下牵引，需要时可将峡部切断缝扎，以便暴露气管。在分离过程中，切口双侧拉钩的力量应均匀，并常以手指触摸环状软骨及气管，以便手术始终沿气管前中线进行。注意不要损伤可能暴露的血管，并禁忌向气管两侧及下方深部分离，以免损伤颈侧大血管和胸膜顶而致大出血和气胸。

第五，确认气管显露：分离甲状腺后，可透过气管前筋膜隐约看到气管，并可用手指摸到环形的软骨结构。确认有困难时，可用注射器穿刺，视有无气体抽出，以免在紧急时把颈部大血管误认为气管。在确认气管已显露后，尽可能不分离气管前筋膜，否则，切开气管后，空气可进入该筋膜下并导致纵隔气肿。

第六，切割气管：确定支气管后，在第三和第四软骨组织环处，在支气管前壁的中间使用锋利的刀片，从底部到顶部将2个支气管挑开；锋利的刀片不应插入太深，以防止支气管的后壁和食管的前壁受到伤害，从而引起气管食管瘘；伤口不应偏斜，否则在插入空气导管后很容易挤压和塌陷支气管软骨组织环。如果切口位置太高，很容易损坏环骨并在手术后引起瘢痕；如果需要长时间放置气管插管，应防止软骨组织环因长期应力而萎缩或产生软骨膜炎，则可以用环形瘘管代替支气管前壁为患者提供再次呼吸的安全通道。

第七，插入支气管套管：切割气管后，用弯曲的血管钳或支气管伤口扩张器将支气管套管插入伤口，并向两侧打开。这时，有很多发黏的痰液涌出和刺激性咳嗽。医护人员应该用抽吸装置将其完全吸干净后，将包含芯管的防水外壳的外管以弧形方向插入支气管，然后迅速拉出 H 芯管并将其放入连接管中。如果必须从支气管中咳出一些东西，应该先确认防水套管已插入支气管中。如果没有必须咳出分泌物，可以使用少量纱布放置套管，具体取决于它是否随着吸入而起雾，否则，即防水套管不在支气管内部，需要拉出防水外壳，然后再次插入。

第八，伤口的解决方法：插入防水套管后，仔细彻底地止血。如果皮肤伤口太长，可以手术缝合 1 ~ 2 针，通常不缝合末端。由于下面的手术缝合线太紧，空气可能逸入气管导管和支气管前壁下方空间的皮肤组织中，引起皮下气肿。将套管两侧缚带系于颈后部固定，注意松紧要适度，不需打活结，以防套管脱出而突然窒息。最后在套管底板下垫一消毒剪开纱布。有时在施行气管切开术前，可先插入支气管镜或气管插管，以维持气道通畅，以便有充裕的时间施行手术，并使寻找气管较为方便。

### （三）注意事项

第一，气管切开时注意正确的位置：胸锁乳突肌深处和气管两侧，分布着颈总动脉和颈内静脉等主要血管。在会咽部（环状软骨），以上血管均要远离中线，并逐渐向中线下移，因此气管的切开口应该处于 2 ~ 5 节气管之间。

第二，要选用适合的套管：在手术之前，医生要选择最佳的套管，这对患者来说是尤其重要的。这种套管材质多为合金制成，由内管、管芯和外管三个部分组成，医生应该注意这三个部分的粗细、长短是否一样，管芯插入内管与外管时，是否相互吻合、无间隙而又灵活。套管的长短与管径的大小要与患者的年纪相匹配，一般来说成年女性使用 5 号套管，成年男性使用 6 号套管。在合适的范围内，尽量选择大一号的套管，主要原因是它有以下几个优点：①可以减少患者呼吸阻力。②便于吸痰。③套管容易位于气管中部位置不易偏向其他地方。④气囊内注入少量气体即可在较低压力时使气管密封。

第三，应保证气管套管通畅：应随时清除患者咳出的痰或唾液。内管一般应 4 ~ 6 小时清洗和煮沸消毒一次。如分泌物过多，应根据情况增加次数，但每次取出内管时间不宜过长，以防外管分泌物堵塞，最好有同号的两个内管交替使用。外管 10 天后每周更换一次。外管脱出或临时、定期换管时，应注意以下几点：

①换管全部用具及给氧、急救药品、器械都应事先准备好。②换管时，给患者高浓度氧吸入。③首先吸净咽腔内分泌物。④摆好患者体位，头颈位置要摆正，头后仰。⑤术后 1 周内，气管软组织尚未形成窦道，如果套管已经取出或必须更换，插入一个新的套管可能会很困难。在良好的采光条件下，应小心放置原敞开的扩张器，并明确方向。套管外面有安全气囊，如果条件允许，每 4 小时放气 15 分钟，然后再重新充气。

第四，应保持下呼吸道畅通：将房间保持在适宜的温度（即 22℃）和湿度（相对湿度在 90%以下），避免分泌物干燥厚实、结痂堵塞，减少下呼吸道感染的机会。可以用生理盐水浸湿一层或两层无菌纱布，然后覆盖气管插管。每隔 2 ~ 4 小时使用含抗生素、糜蛋白酶或 1%碳酸氢钠溶液的滴剂，以防止气管黏膜炎症和分泌物过于黏稠。

第五，拔管：如果气道阻塞或呼吸困难的原因已消除，则可以准备拔管。医护人员可以先尝试堵塞管道，用软木塞部分阻塞套管，然后完全阻塞套管 24 小时，以使患者通过喉部呼吸。患者在活动和睡眠期间可以平稳呼吸，可以将管拔除。在拔出套管后，医护人员用蝴蝶胶带缠绕伤口边缘；如果伤口不愈合，考虑缝合。在拔管后 1 ~ 2 天仍应准备好气管切开设备和气管导管，以备拔管后呼吸困难时重新插管。拔管困难的原因，除了由于呼吸困难导致的未治愈的原发疾病外，还可能是气管软骨的塌陷，气管切口处的肉芽组织向气管切开处生长，环软骨损伤或发生软骨膜炎以及瘢痕和狭窄。喉痉挛是由于长时间插管引起的，患者在拔管时容易产生恐惧。医护人员需要及时处理不同的情况。

# 第三节　起搏器安装

临时性心脏起搏器为一种脉冲发生器，于体外与置入体内的临时心脏起搏电极相连，刺激心脏使之激动收缩，起到治疗缓慢心律失常、终止快速心律失常及诊断快慢心律失常等作用后撤除起搏器。临时性心脏起搏器放置时间一般 1 ～ 2 周，最长不超过 1 个月，如仍需起搏器治疗则应植入永久性起搏器。

心脏起搏器，就是一个人为的“司令部”，它能替代心脏的起搏点，使心脏有节律地跳动起来。心脏起搏器是由电池和电路组成的脉冲发生器，能定时发放一定频率的脉冲电流，通过起搏电极导线传输到心房肌或心室肌，使局部的心肌细胞受到刺激而兴奋，兴奋通过细胞间的传导扩散传布，导致整个心房和（或）心室的收缩。当运行时，心脏搏动加速；当睡眠时，心脏搏动减慢。如果心电系统异常，心脏跳得很慢，甚至可能完全停止时，人工心脏起搏器能发出有规律的电脉冲，能使心脏保持跳动。

正常的心脏节律是维持人体功能活动的最基本因素。如果心率过缓，可导致以脑缺血为首发症状的各主要脏器的供血不足的临床综合征。过缓的心律失常也可并发或引发快速性心律失常，如 Q-T 延长导致多形性室速、室颤等，可危及患者的生命。部分患者可能由于反复交替发生窦性停搏和快速房性或室性心律失常（慢—快综合征），给药物治疗带来困难。心脏起搏器是一种医用电子仪器，它通过发放一定形式的电脉冲刺激心脏，使之激动和收缩，即模拟正常心脏的冲动形成和传导，以治疗由于某些心律失常所致的心脏功能障碍。心脏起搏器通过不同的起搏方式纠正心率和心律的异常，以及左右心室的协调收缩，提高患者的生存质量，减少病死率。

## 一、适应证与禁忌证

### （一）紧急临时起搏的适应证

第一，心脏停搏。

第二，前壁急性心肌梗死所致的完全性房室传导阻滞，二度Ⅱ型房室传导阻滞或新近发生的双束支传导阻滞。

第三，急性下壁心肌梗死伴有症状性二度、三度房室传导阻滞，严重窦性心动过缓，窦性停搏，窦房传导阻滞用药物治疗无效者。

第四，特发性或药物所致的完全性房室传导阻滞。

第五，急性心肌梗死所致的一度房室传导阻滞合并左束支传导阻滞。

第六，急性前壁心肌梗死所致的新近双分支传导阻滞（如：右束支传导阻滞合并左前分支传导阻滞）。

第七，药物治疗无效的症状性心动过缓。

第八，心动过缓所致的缓慢心室率。

第九，药物诱发的多形室速 / 室颤（发尖端扭转型室性心动过速）。

第十，治疗性起搏。缓慢心律，各种原因引起的房室传导阻滞、严重窦性心动过缓、窦性停搏伴心源性脑缺氧综合征（阿—斯综合征）发作或近乎晕厥者。急性心肌梗死，新发生的室内双支或三支传导阻滞，做预防性起搏；急性前壁心肌梗死出现二度Ⅱ型或三度房室传导阻滞，急性下壁心肌梗死伴高度或完全性房室传导阻滞，经药物治疗无效或伴有血流动力学改变者，严重心动过缓，窦性停搏伴低血压、晕厥、心绞痛、末梢循环不良而阿托品不能纠正者。各种原因引起Q-T间期延长，并发尖端扭转型室性心动过速。原发性室速、室颤、心搏骤停。阵发性室上性心动过速、心房纤颤、心房扑动需行超速抑制治疗。

### （二）预防性或保护性起搏

第一，电生理检查，射频消融治疗快速心律失常及冠脉介入治疗时的保护性临时起搏。

第二，对应用药物或电复律治疗的快速心律失常，疑有病窦综合征的患者，特别是老年人的房颤复律时“有第三心律的消失”窦性停搏者。

第三，心动过缓或虽无心动过缓，但心电图有束支传导阻滞，不完全三分支阻滞，将要接受全身麻醉及大手术者。

第四，对曾有心脏停搏史，有高度房室传导阻滞和有心动过缓的患者，在手术前和手术中为保证手术和麻醉安全，也可考虑采取预防性临时心脏起搏。

第五，在进行某些较大的外科手术时，如主动脉瓣，心内膜壁缺损修补，更换心瓣膜和较大的室间隔缺损修补术，以及脑外科、妇产科、五官科等大手术时，均可选用临时人工心脏起搏器，以防术中和术后发生严重的传导阻滞和心搏骤停，威胁患者生命，造成手术失败。

第六，对需长期心脏起搏的老年体弱垂危的患者，应考虑采取预防性保护性过渡性临时心脏起搏器，待病情改善后，再行永久性起搏器治疗。

第七，在安装永久性心脏起搏器过程中，有时必须更换导线和起搏器，以及处理各种意外的并发症与故障，需采取临时起搏作为预防性过渡措施以策安全。

①房室传导阻滞（AVB）。慢性三度 AVB 伴一过性脑缺氧症状，如黑蒙、晕厥；慢性三度 AVB 伴左心功能不全，慢性三度 AVB 虽无症状，但心电图示 >2.5s 的长间歇或心室率<40 次 / 分钟；慢性三度 AVB 因心动过缓产生症状，如头晕、疲乏、出冷汗等；慢性束支传导阻滞出现间歇性三度 AVB；慢性心房颤动伴缓慢心室率，心电图示≥ 2.5s 的长 R-R 间歇；射频消融房室交界区或外科手术后导致的不可逆性 I 度 AVB；任何部位和类型的Ⅱ度 AVB 导致的有症状的心动过缓。

②病态窦房结综合征（SS）。症状性窦性心动过缓，长时间窦性静止或窦房传导阻滞；慢—快综合征，必须用药物控制心室率，但药物又引起症状性心动过缓。

③颈动脉窦过敏综合征和血管迷走神经性晕厥（心脏抑制性）。反复出现血管迷走性晕厥或与颈动脉窦过敏有关的晕厥，倾斜试验阳性或按摩颈动脉窦能诱发出 >3s 的心脏停搏者。

④梗阻性肥厚型心肌病，在其合并二度Ⅱ型以上房室传导阻滞或病态窦房结综合征时，是很适合行永久起搏治疗；或在其使用双腔房室顺序起搏后，二尖瓣前叶在收缩期前向运动程度、左室流出道压力阶差、左室舒张末期压、心排血指数均有显著改善者，适合安装永久性双腔心脏起搏器。

⑤ Q-T 间期延长综合征伴尖端扭转型室性心动过速发作，心脏起搏尤其是应用 β 受体阻滞药时，可缩短 Q-T 间期，有效地防止其发作。

⑥三腔心脏起搏器治疗终末期扩张型心肌病伴充血性心力衰竭。

⑦与急性心肌梗死相关的房室传导阻滞，急性心肌梗死后持续存在的希氏束以下的Ⅱ度和希氏束内或以下的Ⅲ度 AVB；持续地导致症状的Ⅱ度或Ⅲ度 AVB；房室结以下的短暂性Ⅱ度或Ⅲ度 AVB，伴束支传导阻滞者。

⑧有慢性心脏传导系统功能障碍者进行大手术、妊娠分娩、心血管造影时。

⑨冠心病患者进行冠状动脉造影术、左心室造影术、经皮冠状动脉腔内血管

成形术（PTCA）或瓣膜病患者行球囊扩张瓣膜成形术时。

⑩心肌病或疑有窦房结功能不全的心脏病患者行心房颤动、心房扑动或室上性心动过速电复律时。

⑪心律不稳定患者在安置永久性心脏起搏器或更换起搏器时。

⑫已用大量抑制心肌的抗心律失常药物又需电击除颤时，可预先安装临时起搏器，以预防电击后心脏静止。

⑬心脏外科手术预防性应用，如三尖瓣下移畸形、房室管共道永存、大血管错位等，在房室交界区附近手术易损及传导束，常在开胸后做临时起搏治疗性应用。如先天性心脏病手术修补后出现房室传导阻滞或严重心动过缓者，暂时用临时起搏器待局部水肿消退后撤除。

### （三）禁忌证

1. 临时性人工心脏起搏器禁忌证

目前没有绝对禁忌证，严重的低体温和心脏停搏时间过长是经皮临时起搏的相对禁忌证，三尖瓣修补术是右心室起搏的禁忌证。

2. 永久性人工心脏起搏器禁忌证

永久性心脏起搏器植入术的禁忌证很少。当存在全身活动性感染时，一般不应安装永久性心脏起搏器，可先使用药物或临时起搏器治疗心律失常，待感染控制后再植入永久性心脏起搏器。

## 二、操作方法

临时心脏起搏器一般均经静脉途径，因此所需要的主要设备包括静脉穿刺或静脉切开器械包、静脉穿刺鞘管、起搏电极导管、临时起搏器。可在导管室或有X线透视装置的房间，在紧急情况下或患者不宜搬动的情况下也可在床边进行，但均应备有心电监护、急救药品和急救设备，包括心脏除颤设备。

### （一）经皮静脉穿刺

1. 颈内静脉穿刺途径

患者头部转向静脉穿刺的对侧，颈内静脉位于颈动脉的外侧缘，在锁骨与胸锁乳突肌形成的三角内。穿刺部位在胸锁乳突肌中缘与外侧缘构成的三角顶端处穿刺，也可在中下端进针。先用23号细针头局麻并抽回血确定静脉部位后，再用18号穿刺针行静脉穿刺。在X线透视下，证实导引钢丝进入右下腔静脉后再送入扩张管和鞘管，随后送起搏导管达右心室。如无 X 线透视，在床边心腔内心电图可指导电极导管的定位。导管达右心房时呈现巨大的 P 波，记录到巨大 QRS 波时显示导管通过三尖瓣进入右心室。导管接触到心内腔时显示 ST 段抬高，因球囊导管柔软，起搏导管有时不如普通电极导管那样稳定。左侧与右侧颈内静脉均可用于穿刺，以右侧应用为多，因其管径较大，与下腔静脉和右心房几乎成一直线。右肺尖和胸膜也比左侧低，不会遇到大的胸导管，故经右颈内静脉插入电极导管很容易达到右心室。颈内静脉穿刺时不宜进针过深或偏内侧，避免损伤胸膜顶或颈动脉。如误穿动脉后需要退针压迫止血，避免形成血肿。

2. 锁骨下静脉穿刺途径

患者取头低足高位，头部转向对侧，在锁骨下缘 1 厘米，相当于锁骨中 1/3 和内 1/3 交点处穿刺进入静脉，穿刺针与皮肤成 30° 向内向上穿刺，针头方向指向锁骨上窝，刺入皮肤后边进针边保持针管内负压，一旦有血液涌入针管立即停止进针，插入引导钢丝，在 X 线透视下确认送入右心室或下腔静脉后，方可送入扩张管和鞘管。此步骤不宜省略，因为一旦误入动脉，鞘管进入后可能导致严重的后果。插入扩张管和鞘管时，患者应该保持平静呼吸，避免咳嗽，防止空气进入静脉。

3. 股静脉途径

股静脉位于股动脉的内侧，以股动脉为标志很易定位。一般采用右股静脉穿刺，因径路较直容易送入右心房。在腹股沟部位扪及股动脉搏动最明显处下移 2 厘米，局麻后，用 18 号穿刺针行静脉穿刺。必须避免损伤动脉，穿刺时另一只手触压动脉，帮助定位及保护动脉不被误穿损伤。

### （二）电极导管的放置

电极导管放置主要包括导管通过静脉鞘管和静脉系统送达右心室的稳定起搏部位。

1. 右心室电极导管

第一，放置右心室导管可根据选择的静脉和导管的特点有所不同。经过股静脉途径放置时，可将导管形成一个“C”或“J”形弯度插向三尖瓣。这样可使导管直接经过三尖瓣口进入右心室，顺利定位于心尖部，有时需将电极送到右心房中部。适当旋转导管，使其前端与右心房侧壁顶触后形成自然弯度，随后顺时针旋转通过三尖瓣送达右心室心尖部。

第二，经锁骨下或颈静脉放置电极导管送达右心室，“C”或“J”形弯度头端通过三尖瓣进入右心室心尖部，或将导管在右心房内打环，然后逆向转动，使导管插越三尖瓣，也可在右心房内打环，随后将环后撤而通过三尖瓣。

第三，使用球囊漂浮导管的时候，在腔静脉或者右心房内使球囊充气，而后导管可顺血流导向通过三尖瓣进入右心室。有时需要旋转导管入右心室。推送到心室稳定部位后再将气囊放气。右心室心尖部是最稳固的部位，通常起搏与感知阈值较为满意。在深呼吸和咳嗽的时候顶端位置应固定不变。

2. *右心房电极导管*

心房导管一般需放置在右心耳（心耳是从软体动物开始，心脏逐渐进化的中间产物，心耳就是从每个心房伸出的耳状小囊，是心房的一部分。心耳一个或成对，常与鳃的数目一致。心耳与心室间有瓣膜，防止血液逆流。血管分化为动脉和静脉。血液自心室经动脉，进入身体各部分，后汇入血窦，由静脉回到心耳，心耳所属位置在心房上部 11 点钟），其他部位难于固定，目前常用的 J 形临时导管经锁骨下或颈静脉或股静脉均能顺利插入。导管从上腔静脉送入右心室需同时向左旋转，使导管顶端形成 J 形，如经股静脉，导管可直接抵达右心室而后朝脊柱方向旋转。操纵导管需缓慢推送，并向左旋转常可顺利插入右心耳。导管插入右心耳时，在透视下观察导管头端位于前方中部或稍偏左，随每次的心房收缩向中外方向摆动。

3. *双腔起搏*

一般需放置两根导管，也可选用单根房室起搏的特殊导管，为一种 6 极专用的导管，送入后能同时接触右心室和右心房外侧壁。另一种为单管导管，内含 J 形心房电极和心室球囊电极，先将心室球囊电极气囊充气，随血流放置至右心室心尖部。再推送 J 形心房电极并旋转至合适角度，使 J 形心房电极插入右心耳部。

### （三）起搏器阈值测试

非常重要的一步，把电极导管的正、负极与起搏器的插孔连接，以略高于自身心率的频率起搏，调节输出电压旋钮，变动输出强度，测出起搏阈值。心室起搏要求 <1V（或 2mA），心房起搏要求 <1.5V，但在紧急情况下也可以略高，调节感知旋钮，使之能满意感知 P 波或 QRS 波，即达满意要求。然后让患者做深呼吸、咳嗽、翻身等动作，保持满意起搏表示电极安置妥当。

### （四）电极导管的固定

测试结果满意后，将导管用缝线固定在穿刺部位的皮肤处，乙醇消毒后局部覆盖无菌纱布包扎。临时起搏器与起搏电极导管连接后即可起搏。起搏电压通常为阈值的 2 ～ 3 倍，起搏频率则依据临床情况选择与调整。

## 三、分类

### （一）按心脏起搏器放置的位置分类

按心脏起搏器放置的位置可分为体内及体外两种。置入心脏导管的位置及方法均一样，唯独是起搏器植入人体皮下称为体内起搏器，而放置于体外者称为体外起搏器。体外起搏器体积较大，但能随时更换电池及调整起搏频率；另外，若出现快速心律失常，尚可进行超速抑制，但携带不方便，导线入口处易感染，现多用于临时起搏。体内起搏器体积小，携带方便、安全，可用于永久性起搏，但在电池耗尽时需手术切开囊袋更换整个起搏器。

### （二）按起搏器的性能分类

1. 非同步（固定频率）型

发出的脉冲频率固定，一般为 70 次 / 分钟左右，不受自主心率影响，缺点是一旦心脏自主心率超过起搏频率，便可发生心搏竞争现象，甚至因此导致严重心律失常而威胁患者生命安全，因而现多已淘汰。

2. 同步（非竞争）型

起搏器属双线系统，一组电极在心房，一组电极在心室，通过心房电极接受心房冲动，经过适当的延迟以后，激动脉冲发生器再通过心室电极引起心室激动，使房室收缩能按正常程序进行，此合乎生理要求。这是该型起搏器的独特优点，它能增多回心血量，增强心肌收缩力量，提高每搏输出量。缺点是电路复杂，耗电量大，使用寿限较短。

3. 可调试起搏器（体外遥控起搏器）

可调试起搏器的频率可以通过编制一定程序的体外程控器进行调整，一般可将脉冲频率在 50 ～ 180 次 / 分钟之间根据患者需要进行体外程控调整，也就是可用程控器将脉冲调整到患者最佳状态的心跳次数。这种起搏器一般为多功能的，能按生理需要进行多参数调整，但造价较高。

4. R 波抑制型起搏器（按需起搏器）

R 波抑制型起搏器平时以自己的固有频率发放脉冲，刺激心室收缩，一旦出现超过起搏器脉冲频率的心脏自身节律，起搏器将自动感知而将低于自身节律脉冲进行抑制而不发放冲动，此时表现出来的为自身节律。一旦自身节律低于起搏器的固有频率，也即心室电极感知不到自身节律所产生的 R 波，起搏器将等待预定的一段时间（即所谓的逸搏间期）后，立即又按照固有的起搏频率发放脉冲而进入工作状态。此型起搏器为目前最常用的一种。

### （三）按心脏起搏器的功能分类

1. 心房按需（AAD）型

电极置于心房。起搏器按规定的周长或频率发放脉冲起搏心房，并下传激动心室，以保持心房和心室的顺序收缩。如果有自身的心房搏动，起搏器能感知自身的 P 波，起抑制反应，并重整脉冲发放周期，避免心房节律竞争。

2. 心室按需（VVI）型

电极置于心室。起搏器按规定的周长或频率发放脉冲起搏心室，如果有自身的心搏，起搏器能感知自身心搏的 QRS 波，起抑制反应，并重整脉冲发放周期，避免心率竞争。但这型起搏器只保证心室起搏节律，而不能兼顾保持心房与心室收缩的同步、顺序、协调，因而是非生理性的。

3. 双腔（DDD）起搏器

心房和心室都放置电极。如果自身心率慢于起搏器的低限频率，导致心室传导功能有障碍，则起搏器感知 P 波触发心室起搏（VDD 工作方式）。如果心房的自身频率过缓，但房室传导功能是好的，则起搏器起搏心房，并下传心室（AAI 工作方式）。这种双腔起搏器，总能保持心房和心室得到同步、顺序、协调的收缩。如果只需采用 VDD 工作方式，可用单导线 VDD 起搏器，比放置心房和心室两根导线方便得多。

### （四）按使用时间分类

1. 临时性人工心脏起搏器

临时性心脏起搏器就是把起搏器安装在体外，利用导线从体外通过动脉连接到心脏上去。临时性人工心脏起搏器属短时应用，通常使用双极起搏导管电极，起搏电极放置时间一般不超过 4 周。临时心脏起搏器对病窦、高度房室传导阻滞、心搏骤停等严重心脏急症的急救有重要作用。临时性人工心脏起搏器根据起搏方式及安装方法分为：

（1）经静脉心内膜起搏

是目前最常用的人工心脏起搏方式。在紧急情况下，可以在无 X 线监视条件下，经颈内静脉穿刺法置入双极起搏导管或带有气囊的漂浮起搏导管电极，在心腔内心电图监测下进行紧急床旁操作，可迅速有效地起搏。择期的心内膜起搏，首选股静脉穿刺的方法进行，其次选用锁骨下静脉、颈内静脉、颈外静脉穿刺的方法。

在 X 线的电视监视器下，将导管电极送达右心房。若导管电极不易进入右心室时，可将导管电极在右心房形成一个弧度，或退至下腔静脉，使导管前端进入肝静脉形成弧度后再送至右心房进入右心室心尖部。

（2）心肌起搏

此法一般只在开胸手术患者进行紧急起搏或保护性起搏时应用。电极为细银丝状，术者自行将前端略作轻度螺旋状弯曲，穿缝在心肌内，尾端留在胸部切口外，做体外临时起搏。一旦终止起搏后，将导线拔除即可。

（3）胸壁起搏

①无创性胸壁起搏

电极为板状。阴极放置在 V3 处，极板呈圆形，直径为 10.5 厘米；阳极置于左肩胛角与脊柱之间，极板为长方形，面积 13 厘米 ×9.5 厘米。起搏脉冲宽度为 40ms，起搏阈值视患者胸壁的厚薄而定。此法操作简单方便，无须消毒和 X 线下操作，且无创伤，适用于心脏停搏紧急复苏。其缺点是患者因较强的电刺激而感不适，并可有胸部肌肉抽搐、呃逆、局部皮肤灼热性痛感。若起搏阈值不太高时，绝大多数患者可耐受。

②胸壁皮下起搏

用两枚针形电极刺入皮下进行起搏。起搏所用电能很高，使皮肤和肌肉抽搐产生不能耐受的痛感，且起搏的成功率很低，现已弃用。

（4）经食管左心房起搏

应用特制的双极专用电极（电极宽 5 毫米，间距 3 ~ 5 厘米）或普通的双极起搏电极，经鼻或口腔进入食管，置于左心房的部位，多用于诊断窦房结功能及进行超速抑制终止快速心动过速。

（5）经气管心脏起搏

应用特制的起搏导线电极，从气管导管的管腔或气管导管壁层的隧道内在插管的前端引出，根据门牙到胸骨角的长度，参考气管导管心电图形态做心房起搏。此法适用于心脏复苏抢救中，既可行人工呼吸，又可行心脏起搏。

2. 永久性人工心脏起搏器

永久性心脏起搏器是以植入埋藏式起搏器进行人工心脏起搏，达到持久起搏作用。把起搏器直接安装在心脏旁边，通过导线连接到心脏上，使心脏工作。永久性心脏起搏器还分双腔和单腔，双腔的可以适当自动解决心脏的小问题，如心律失常、房颤等，单腔只负责维持心脏搏动，不能解决其他问题。永久性心脏起搏器是治疗各种原因引起的不可逆的心脏起搏和传导功能障碍性疾病的主要方法。

## 四、并发症及注意事项

### （一）并发症

1. 感染

感染是使用起搏器最常见的并发症，发生率为 0.4% ~ 6%，常见感染有囊袋感染、电极感染、感染性心内膜炎及败血症。术后 2 周内感染为早期感染，常见菌种为金黄色葡萄球菌。手术 1 个月后的感染为晚期感染，多由白色葡萄球菌所致。

囊袋感染的治疗原则是应尽早清创，摘除被感染的整个起搏系统，在远离原感染病灶的部位或对侧重新植入新的起搏器。有报道，采用一次性摘除感染起搏器和植入新的起搏器，也有分步进行，即摘除起搏器、清创、放置临时起搏器，经抗生素治疗控制感染后，植入新的起搏器。对囊袋感染的患者是否更新起搏器及术前、术后 1 周应用抗生素预防感染尚有不同意见。

2. 囊袋血肿

起搏器安装术后囊袋血肿的发生率为 1.4% ~ 6.2%。常见原因：

第一，手术者术中操作粗糙，止血不彻底，血管结扎不牢固或丝线松脱，引起伤口出血或血肿。

第二，凝血机制障碍。

第三，久病体弱，消瘦，皮肤脂肪菲薄，组织松弛，吸收能力差。

第四，过大或松弛囊袋不能有效固定起搏器，导致牵拉或摩擦肌纤维组织出血。

并发症处理：积血量较少者，首先用金黄散醋调外敷，辅以止血活血药物及抗感染药物。积血量较多者，严格消毒下抽出积血，局部加压包扎 12 ~ 24 小时，辅以止血祛瘀药物及抗生素预防感染。有报道，用巴曲酶处理囊袋可预防血肿发生，有血小板减少家族史者同时予以升血小板药物治疗。预防的方法是术后局部用小沙袋压迫止血 6 小时，并最好用绷带包扎。

3. 电极脱位

电极脱位是起搏器术后常见的并发症，90% 发生在安装术后 1 周内，尤以 24 小时内发生率最高，50 天以后发生移位的很少，有个别患者则在手术后 3 ~ 6 个月发生，其发生率在 2% ~ 8%。近年来，由于电极结构的改进，其发生率已降至 2%。电极移位的发生主要与操作者的技术熟练程度与经验有关，有经验的医生可将此并发症降到最低限度。

如果发生电极移位，应按初次插入心内膜导管电极的方法准备手术器械及有关测试仪器，并应再消毒一条导管电极以备用，然后在 X 线透视下行电极复位。若为早期（约 1 周内），可从原切口处分开，容易找到入口的静脉，故复位较易；后期复位时，因局部组织粘连，局部结构较模糊，应小心分离而寻找原静脉入口处，此时从原切口处复位常较困难，应耐心操作。如无感染，可利用原有的导管电极，插入有困难时则用新的电极改道插入，必要时可改用螺旋形电极。术后卧床休息 1 ~ 2 天，避免剧烈咳嗽、过度呼吸等活动，避免电极移位。在电极头定位后，轻拉时有被钩住的感觉。心室电极应放于心尖处，心房 J 形电极应放于心房上部 11 点钟位置（心耳）。心电参数应符合要求，起搏及感知良好，电极头要与心肌固定牢靠。

4. 气胸

气胸是锁骨下静脉穿刺中最常见的并发症之一，通常是由于穿刺时针头刺得过深，以及针头与胸壁表面成角太大，误入胸腔而引起，最早的表现是在穿刺时可吸出气体，或患者有咳嗽。一旦怀疑有气胸时，应立即拔除穿刺针，必要时拍摄直立位的 X 线片以确诊。

小量气胸不需特殊处理，少数严重的张力性气胸应积极处理。避免气胸的办法是在穿刺时务必使针头在通过锁骨和第一肋骨间隙后，在第一肋骨表面几乎接近水平方向进针，就可以避免刺入胸膜的圆顶部位或误入第一肋间隙而刺破胸膜及肺脏。

5. 误入锁骨下动脉

穿刺时不慎而误入锁骨下动脉，即可见鲜红的、搏动性血液流出，只要拔出针头并压迫局部即可止血。但如同时撕裂胸膜，则血液大量流入胸腔，即可引起严重出血而致低血压和低氧血症。因此，如能按常规将指引钢丝在透视下插到右心房下或下腔静脉，就可避免误入主动脉。锁骨下动脉在锁骨下静脉的右上方，刺入锁骨下动脉，常是由于进针太长、刺得太深或更靠近外侧进针而引起，故穿刺时应注意避免。

6. 起搏综合征

起搏综合征是心室起搏后由于血流动力学及电生理学方面的异常而引起的一组临床表现。可归纳为：

第一，低血压。

第二，呼吸困难。

第三，脉搏不规则及心律失常。

第四，颈静脉大炮波。

第五，肺部啰音。

第六，水肿。

第七，起搏时出现反流杂音。

第八，心音及心脏杂音的变化。

起搏综合征的发生在植入起搏器前是难以预料的。由于起搏综合征多发生在A-V 传导正常的病窦综合征病例中，因此这组患者在心室起搏前应进行必要的电生理及血流动力学检查。电生理学主要检查心室起搏后有无逆行 A-V 传导，同时测定肺毛嵌压（或左房压）及主动脉压，若有逆行 A-V 传导，且同时肺毛嵌压上升 >2.66kPa，动脉压下降 >2.66 ~ 3.99kPa，则应试行心房起搏。若心房起搏时，动脉压及肺毛嵌压正常，则应将心室起搏改为心房起搏或房室顺序起搏。行心房起搏前应排除潜在的 A-V 传导障碍的可能性。对无起搏器依赖性的病窦综合征患者，应选用起搏次数可程控的起搏器。将起搏次数程控在 50 ~ 60 次 / 分钟，以便尽量维持患者的自身心率而不依靠起搏心率，一旦起搏综合征的诊断明确后，在条件允许的情况下，应将心室按需起搏改为心房起搏或双腔起搏，以便保持房室正常顺序及心房的排血作用。

7. 起搏器心动过速

心动过速的发生与起搏器有关，分两种类型。一种类型是心动过速，由起搏器诱发也需要起搏器的继续参与才能维持，也称为起搏器介入性心动过速。另一种是心动过速因起搏器诱发，但不需要起搏器维持。

起搏器介入性心动过速发生于双腔起搏器患者，其中有三种形式。

第一，心动过速多由室性或房性期前收缩诱发，患者有室房逆传，室性期前收缩逆传的 P 波或房性前期收缩被感知后触发心室起搏，再逆传至心房。心房感知后又触发心室起搏，如此循环不止，形成心动过速。

第二，心动过速由患者的自身房性快速心律失常引起，如房颤、房扑、房速，或心房过度感知，如肌电感知触发心室起搏所致。

第三，自主性起搏器心动过速，由于工程设计的改进，现在已经不可能再发生。

第二种类型的起搏器心动过速多由心房或心室感知不足所致，这样心房或心室的起搏脉冲可能落入心房或心室的易损期，诱发房性或室性快速心律失常。

起搏器心动过速，轻者只引起患者不适，重者可能危及生命，不能忽视。近年来，由于多选用生理性起搏方式，这种并发症已明显减少，一旦发生，在脉冲器发生器埋植处放置磁铁，使起搏器失去感知功能，同时用抗心律失常药物治疗。导管消融术是治疗起搏器心动过速的一种切实有效方法。

8. 导线损伤

包括导线折断和绝缘破坏。导线折断的常见部位在导线进入锁骨下静脉的地方，大多由于穿刺部位靠内侧，锁骨与第一肋骨间隙较小，并且靠近胸锁韧带和肋锁韧带，韧带坚韧，运动时易磨损导线。导线完全折断时起搏没有输出，在心电图上看不见起搏信号。部分折断时导线阻抗升高，起搏阈值升高，可出现起搏无效。导线绝缘破坏时，阻抗降低，出现起搏无效。胸片检查有助于明确诊断。

导线完全折断时，X 线影像显示折断部位金属导丝不连续。部分折断时，折断部位金属导丝变细。绝缘破坏时，在 X 线上可见导线的绝缘层影像缺损。导线折断或绝缘破坏都可以因漏电而引起局部肌肉跳动。无论是绝缘破坏还是断裂都需要更换导线。

9. 肌肉跳动

有的患者安置起搏器后可出现胸部、腰部或腹部肌肉跳动，这与起搏器脉冲刺激胸大肌或膈神经有关。

胸部肌肉跳动，首先要检查有没有将单极起搏器反置，使脉冲发生器阳极面直接接触胸大肌，如果是这样，需要打开囊袋把脉冲发生器重新放置，使阳极面朝向皮下。如果没有反置，可以降低输出，大部分患者可以消除症状。膈神经的刺激也可首先降低输出电压，如果仍然不能消除症状，而且影响患者正常生活，则需要调整导线位置。为了预防术后发生肌肉跳动，在安置起搏器手术中测定导线时，应该将输出升至 5 ～ 10V 观察有无肌肉跳动，如果有则应重新放置导线。因导线断裂或绝缘破坏所致的肌肉跳动需更换导线。

10. 腹痛

起搏器患者术后发生腹痛，需首先排除腹部疾患和心绞痛。与起搏器安装中有关的腹痛多为胀痛，少数也可表现为绞痛，没有定位体征。可能与手术后卧床或迷走反射有关。腹痛一般可以自行缓解，也可用阿托品解痉止痛。

## （二）注意事项

第一，由于起搏器是一个高精密度的仪器，受很多因素影响，如在高压线下、强的电磁场内、发动机上，都会对起搏器发生大的影响，使其频率发放不正常而影响起搏功能。因此不要在以上场合使用。

第二，起搏器不能与硬物碰撞，否则会损坏起搏器而失去正常功能，造成险情出现。

第三，起搏器的电池都有一定的寿命，当电池将要耗尽时，要立即更换起搏器，否则会因起搏器失去功能而出现危险。

第四，安装起搏器后前 3 天要卧床，7 天内不要剧烈活动，以防导管电极未被包埋牢固而发生脱位，需要再次手术。

第五，术后要注意避免切口污染，最好应用抗生素 3 ～ 5 天以预防感染。

第六，术后应定期去医院复查心电图，观察起搏器的工作情况。

# 第四节 血液净化术

## 一、血液透析

### （一）定义

血液透析采用弥散、超滤和对流原理清除血液中有害物质和过多水分，是最常用的肾脏替代治疗方法之一，也可用于治疗药物或毒物中毒等。

1. 适应证

第一，终末期肾病：当有下列情况时，可酌情提前开始透析治疗。严重并发症经药物治疗等不能有效控制者，包括急性心力衰竭、顽固性高血压、高钾血症、代谢性酸中毒、高磷血症、贫血、体重明显下降和营养状态恶化，尤其是伴有恶心、呕吐等。透析指征：非糖尿病肾病估算肾小球滤过率（eGFR）<10 毫升 / 分钟 /1.73 米 $^2$；糖尿病肾病 eGFR<15 毫升 / 分钟 /1.73 米 $^2$。

第二，急性肾损伤。

第三，部分药物或毒物中毒。

第四，严重水、电解质和酸碱平衡紊乱。

第五，其他如严重高热、低体温等。

2. 禁忌证

无绝对禁忌证，但下列情况应慎用：

第一，颅内出血或颅内压增高。

第二，药物难以纠正的严重休克。

第三，严重心肌病变并有难治性心力衰竭。

第四，活动性出血。

第五，精神障碍不能配合血液透析治疗。

### （二）操作方法

第一，物品准备，血液透析器、血液透析管路、穿刺针、无菌巾、生理盐水、碘伏和棉签等消毒物品、止血带、一次性手套、透析液等。护士治疗前核对 A、B 浓缩透析液浓度及有效期，检查 A、B 透析液连接。

第二，开机自检。

第三，血液透析器和管路的安装。

第四，密闭式预冲：①启动透析机血泵 80 ~ 100 毫升 / 分钟，用生理盐水先排净透析管路和透析器皿室（膜内）气体。生理盐水流向为动脉端→透析器→静脉端，不得逆向预冲。②将泵速调至 200 ~ 300 毫升 / 分钟，连接透析液接头与透析器旁路，排净透析器透析液室（膜外）气体。③生理盐水预冲量应严格按照透析器说明书中的要求；若需要进行闭式循环或肝素生理盐水预冲，应在生理盐水预冲量达到后再进行。④推荐预冲生理盐水直接流入废液收集袋中，并且废液收集袋放于机器液体架上，不得低于操作者腰部以下；不建议预冲生理盐水直接流入开放式废液桶中。⑤冲洗完毕后根据医嘱设置治疗参数。

第五，建立体外循环（上机）。

第六，回血下机。

### （三）血液透析中的护理

第一，体外循环建立后，立即测量血压、脉搏，询问患者的自我感觉，详细记录在血液透析记录单上。

第二，自我查对：①按照体外循环管路走向的顺序，依次查对体外循环管路系统各连接处和管路开口处，未使用的管路开口应处于加帽密封和夹闭管夹的双保险状态。②根据医嘱查对机器治疗参数。③双人查对。自我查对后，与另一名护士同时再次查对上述内容，并在治疗记录单上签字。④血液透析治疗过程中，每小时 1 次仔细询问患者自我感觉，测量血压、脉搏，观察穿刺部位有无渗血、穿刺针有无脱出移位，并准确记录。⑤如果患者血压、脉搏等生命体征出现明显变化，应随时监测，必要时给予心电监护。

### （四）血液透析并发症及处理

1. 透析中出现低血压

指透析中收缩压下降 >2.66kPa 或平均动脉压降低一半以上，并有低血压症状。

2. 肌肉痉挛

多出现在每次透析的中后期。一旦出现应首先寻找诱因，然后根据原因采取处理措施，并在以后的透析中采取措施，预防再次发作。

3. 恶心和呕吐

常见原因有透析低血压，透析失衡综合征，透析器反应，糖尿病导致的胃轻瘫，透析液受污染或电解质成分异常（如高钠、高钙）等。

4. 头痛

常见原因有透析失衡综合征、严重高血压和脑血管意外等。对于长期饮用咖啡者，由于透析中咖啡血浓度降低，也可出现头痛表现。

5. 胸痛和背痛

常见原因是心绞痛（心肌缺血），其他原因还有透析中溶血、低血压、空气栓塞、透析失衡综合征、心包炎、胸膜炎等。

6. 皮肤瘙痒

是透析患者常见不适症状，有时严重影响患者生活质量。透析治疗会促发或加重症状。

尿毒症患者皮肤瘙痒发病机制尚不完全清楚，与尿毒症本身、透析治疗及钙磷代谢紊乱等有关。其中，透析过程中发生的皮肤瘙痒需要考虑与透析器反应等变态反应有关。一些药物或肝病也可诱发皮肤瘙痒。

7. 透析失衡综合征

是指发生于透析中或透析后，早期以脑电图异常及全身和神经系统症状为特征的一组病症，轻者可表现为头痛、恶心、呕吐及躁动，重者出现抽搐、意识障碍甚至昏迷。

发病机制是由于血液透析快速清除溶质，导致患者血液溶质浓度快速下降，血浆渗透压下降，血液和脑组织液渗透压差增大，水向脑组织转移，从而引起颅内压增高、颅内 pH 改变。失衡综合征可以发生在任何一次透析过程中，但多见于首次透析、透前血肌酐和尿素氮很高、快速清除毒素（如高效透析）等情况。

8. 透析器反应

既往又名“首次使用综合征”，但也见于透析器复用患者。临床分为两类：A 型反应（变态反应）和 B 型反应。其防治程序分别如下：

第一，A 型透析器反应主要发病机制为快速的变态反应，常于透析开始后 5 分钟内发生，少数迟至透析开始后 30 分钟。发病率不到 5 次 /10 000 透析例次。

依据反应轻重可表现为皮肤瘙痒、荨麻疹、咳嗽、打喷嚏、流清涕、腹痛、腹泻，甚至呼吸困难、休克、死亡等。一旦考虑 A 型透析器反应，应立即采取处理措施，并寻找原因，避免以后再次发生。

第二，B 型反应经常于透析开始后 20 ～ 60 分钟出现，发病率为 3 ～ 5 次/100 透析例次。其发作程度常较轻，多表现为胸痛和背痛。

9. 心律失常

多数无症状。

10. 溶血

表现为胸痛、胸部压迫感、呼吸急促、腹痛、发热、畏寒等。一旦发生应立即寻找原因，并采取措施予以处置。

11. 空气栓塞

与任何可能导致空气进入管腔部位的连接松开、脱落有关，如动脉穿刺针脱落、管路接口松开或脱落等，另有部分与管路或透析器破损开裂等有关。

12. 发热

透析相关发热可出现在透析中，表现为透析开始后 1 ～ 2 小时内出现，也可出现在透析结束后。一旦血液透析患者出现发热，应首先分析与血液透析有无关系。如由血液透析引起，则应分析原因，并采取相应的防治措施。

13. 体外循环凝血

寻找体外循环发生凝血的原因，是预防以后再次发生及调整抗凝剂用量的重要依据。凝血发生常与不用抗凝剂或抗凝剂用量不足等有关。另外，如下因素易促发凝血：

第一，血流速度过慢。

第二，外周血血红蛋白过高。

第三，超滤率过高。

第四，透析中输血、血制品或脂肪乳剂。

第五，透析通路再循环过大。

第六，使用了管路中补液壶（引起血液暴露于空气、壶内产生血液泡沫或血液发生湍流）。

## 二、血液透析滤过

### （一）定义

血液透析滤过（HDF）是血液透析和血液滤过的结合，具有两种治疗模式的优点，可通过弥散和对流两种机制清除溶质，在单位时间内比单独的血液透析或血液滤过清除更多的中小分子物质。

### （二）治疗

1. 治疗方式

前稀释置换法、后稀释置换法及混合稀释法。

2. 处方

第一，常需较快的血流速度（建议 >250 毫升 / 分钟）和透析液流速（500 ~ 800 毫升 / 分钟），以清除适量的溶质。

第二，置换液补充量，后稀释置换法为 15 ~ 25 升，前稀释置换法为 30 ~ 50 升。为防止跨膜压报警，置换量的设定需根据血流速度进行调整。

### （三）操作方法

同血液透析。

### （四）并发症及处理

1. 反超滤

常需较快的血流速度（建议 >250 毫升 / 分钟）和透析液流速（500 ~ 800 毫升 / 分钟），以清除适量的溶质。

置换液补充量，后稀释置换法为 15 ~ 25 升，前稀释置换法为 30 ~ 50 升。为防止跨膜压报警，置换量的设定需根据血流速度进行调整。

2. 蛋白丢失

高通量透析膜的应用使得白蛋白很容易丢失，HDF 治疗时，白蛋白丢失增多，尤其是后稀释置换法。

3. 缺失综合征

高通量血液透析能增加可溶性维生素、蛋白质、微量元素和小分子多肽等物质的丢失。因此，在行血液透析滤过治疗时，应及时补充营养。

## 三、血液灌流

### （一）定义

血液灌流（hemoperfusion，HP）是将患者血液从体内引到体外循环系统内，通过灌流器中吸附剂吸附毒物、药物、代谢产物，达到清除这些物质的一种血液净化治疗方法或手段。与其他血液净化方式结合可形成不同的杂合式血液净化疗法。

### （二）适应证与禁忌证

1. 适应证

急性药物或毒物中毒；尿毒症，尤其是顽固性瘙痒、难治性高血压；重症肝炎，特别是暴发性肝衰竭导致的肝性脑病、高胆红素血症；脓毒血症或系统性炎症综合征；银屑病或其他自身免疫性疾病；其他疾病，如精神分裂症、甲状腺危象、肿瘤化疗等。

2. 禁忌证

对灌流器及相关材料过敏者。

### （三）操作方法

1. 操作前准备

第一，灌流器的准备：一次性应用的灌流器出厂前已经消毒，所以在使用前注意检查包装是否完整、是否在有效期内。

第二，体外循环的动力模式：①非外源性动力模式，依靠患者良好的心功能与血压，推动体外血路中血液的循环。仅限于医院无专用设备的急诊抢救且患者无循环衰竭时的治疗。②外源性辅助动力模式，利用专业血液灌流机或常规血透机或 CRRT125 设备，驱动并调控体外循环。

2. 操作步骤

第一，灌流器与血路的冲洗：①开始治疗前将灌流器以动脉端向上、静脉端向下的方向固定于固定支架上。②动脉端血路与生理盐水相连接并充满生理盐水，然后正确连接于灌流器的动脉端口上，同时静脉端血路连接于灌流器的静脉端口上。③启动血泵，速度以 200 ~ 300 毫升 / 分钟，预冲生理盐水总量 2 ~ 5 升为宜。如果在预冲过程中可以看到游离的炭粒冲出，提示已经破膜，必须进行更换。④预冲即将结束前，采用肝素生理盐水充满灌流器与整个体外血路，最后将灌流器反转至动脉端向上、静脉端向下的固定方式，准备开始治疗。

如果患者处于休克或低血容量状态时，可于灌流治疗开始前进行体外预冲，预冲液可采用生理盐水、羧甲淀粉钠溶液、新鲜血浆或 5% 白蛋白，从而降低体外循环对患者血压的影响。

第二，体外循环体系的建立：冲洗结束后，将动脉端血路与已经建立的灌流用血管通路正确牢固连接（如深静脉插管或动静脉内瘘），然后开动血泵（以 50 ~ 100 毫升 / 分钟为宜），逐渐增加血泵速度。当血液经过灌流器即将达到静脉端血路的末端出口时，与已经建立的灌流用血液通路正确牢固地连接。

第三，体外循环血流量的调整：一般以 100 ~ 200 毫升 / 分钟为宜。研究表明，体外循环中血液流速与治疗效果显著相关，速度过快所需治疗时间相对较长，而速度较慢则需要治疗的时间相对较短，但速度过慢易于出现凝血。

第四，治疗的时间与次数：灌流器中吸附材料的吸附能力与饱和速度决定了每次灌流治疗的时间。常用药用炭吸附剂对大多数溶质的吸附在 2 ~ 3 小时内达到饱和。因此，如果临床需要，可每间隔 2 小时更换一个灌流器，但一次灌流治疗的时间一般不超过 3 小时。对于部分脂溶性较高的药物或毒物而言，在一次治疗结束后很可能会有脂肪组织中相关物质释放入血的情况，可根据不同物质的特性间隔一定时间后再次进行灌流治疗。

第五，结束治疗与回血：急性药物中毒抢救结束后可采用空气回血。

第六，监测：①系统监测。采用专用设备进行灌流治疗时，要密切观察动脉压、静脉压的变化。动脉压端出现低压报警，常见于留置导管出现血栓或贴壁现象；动脉压端出现高压报警，则常见于灌流器内血液阻力增加，多见于高凝现象，应追加肝素剂量；静脉压端出现低压报警，多见于灌流器内凝血；静脉压端出现高压报警，多见于除泡器内凝血、滤网堵塞。在依靠自身血压驱动的非外源动力灌流体系中，没有完善的压力监测系统，应定期测定患者血压，一旦患者出现低血压休克，则有可能导致血液灌流不足而影响疗效。如果动脉或静脉端除泡器内出现纤维蛋白沉积时，提示抗凝剂量不足，患者处于凝血倾向，应追加肝素剂量；如果动脉端除泡器内血液平面逐渐升高，提示灌流器内阻力升高，多见于灌流器内凝血，此时静脉端除泡器血液平面会逐渐下降，必要时需要更换灌流器。②生命体征的监测。患者进行灌流过程中应密切观察生命体征的变化，如果患者出现血压下降，则要相应地减慢血泵速度，适当扩充血容量，必要时可加用升压药物；如果血压下降是由于药物中毒所致而非血容量减少所致，则应当一边静脉滴注升压药物一边进行灌注治疗，以免失去抢救治疗的时机。③反跳现象的监测。部分脂溶性较高的药物（如安眠药或有机磷类）中毒经过灌流后，可以很快降低外周循环内的药物或毒物水平，患者临床症状与体征得到暂时性地缓解，治疗结束后数小时或次日外周组织中的药物或毒物再次释放入血，导致患者二次症状或体征的加重。另一常见原因是没有进行彻底洗胃而在治疗结束后药物再次经胃肠道吸收入血。密切观察上述药物或毒物灌流治疗结束后患者状况，一旦出现反跳现象可以再次进行灌流治疗。

### （四）影响疗效的因素

第一，毒物毒性的强弱。

第二，两种或两种以上毒物同时中毒。

第三，治疗时机，灌流治疗过早则药物尚未形成血药浓度高峰，过晚则药物过多地与外周组织结合。有下列情况者应尽早进行灌流治疗：①毒物中毒剂量过大或已达致死剂量（浓度）者，经内科常规治疗病情仍恶化者。②病情严重伴脑功能障碍或昏迷者；伴有肝肾功能障碍者；年老或药物有延迟毒性者。

第四，治疗时间一次灌流不宜超过 3 小时。

第五，特异性解毒药物的使用应与血液灌流同时使用，但要注意吸附剂对解毒药的吸附作用，必要时可加大相应剂量。

第六，减少毒物吸收：①灌流结束回血时可应用空气回血，因为生理盐水回血有可能增加毒物与吸附剂解离而再次进入血液的风险。②最大限度地降低药物的后续吸收是十分重要的手段，如胃肠道中毒者应积极进行洗胃和（或）导泻，皮肤中毒者积极清洗皮肤等。

### （五）并发症及处理

1. 生物不相容性

吸附剂生物不相容的主要临床表现为灌流治疗开始后 0.5 ～ 1 小时，患者出现寒战、发热、胸闷、呼吸困难、白细胞或血小板一过性下降（可低至灌流前的 30% ～ 40%）。一般不需要中止灌流治疗，可适量静脉推注地塞米松，予以吸氧等处理；如果经过上述处理症状不缓解并严重影响生命体征而确系生物不相容导致者，应及时中止灌流治疗。

2. 吸附颗粒栓塞

治疗开始后患者出现进行性呼吸困难、胸闷、血压下降等，应考虑是否存在吸附颗粒栓塞。在进行灌流治疗过程中一旦出现吸附颗粒栓塞现象，必须停止治疗，给予吸氧或高压氧治疗，同时配合相应的对症处理。

3. 凝血功能紊乱

药用炭进行灌流吸附治疗时，很可能会吸附较多的凝血因子如纤维蛋白原等，特别是在进行肝性脑病灌流治疗时，易于导致血小板的聚集而发生严重的凝血现象；而血小板大量聚集并活化后可以释放出大量的活性物质，引起出血，进而诱发血压下降。治疗中注意观察与处理。

4. 贫血

通常每次灌流治疗均会导致少量血液丢失。因此，长期进行血液灌流的患者，特别是尿毒症患者，有可能诱发或加重贫血现象。

5. 体温下降

体温下降与灌流过程中体外循环没有加温设备、设备工作不正常或灌流过程中注入了过多的冷生理盐水有关。

6. 空气栓塞

空气栓塞主要源于灌流治疗前体外循环体系中气体未完全排除干净，治疗过程中血路连接处不牢固或出现破损而导致气体进入到体内。患者可表现为突发呼吸困难、胸闷气短、咳嗽，严重者表现为发绀、血压下降，甚至昏迷。一旦空气栓塞诊断成立，必须立即停止灌流治疗，吸入高浓度氧气，必要时可静脉应用地塞米松，严重者及时进行高压氧治疗。

## 四、血液净化的抗凝治疗

### （一）定义

血液净化的抗凝治疗是指在评估患者凝血状态的基础上，个体化选择合适的抗凝剂和剂量，定期监测、评估和调整，以维持血液在透析管路和透析器中的流动状态，保证血液净化的顺利实施，避免体外循环凝血而引起的血液丢失，预防因体外循环引起血液凝血活化所诱发的血栓栓塞性疾病，防止体外循环过程中血液活化所诱发的炎症反应，提高血液净化的生物相容性，保障血液净化的有效性和安全性。

### （二）抗凝剂的使用禁忌

1. 肝素或低分子肝素

既往存在肝素或低分子肝素过敏史，既往曾诊断过肝素诱发的血小板减少症（HIT），合并明显出血性疾病。有条件的单位推荐检测患者血浆抗凝血酶Ⅲ活性，对于血浆抗凝血酶Ⅲ活性 <50% 的患者，不宜直接选择肝素或低分子肝素，应适当补充抗凝血酶制剂或新鲜血浆，使患者血浆抗凝血酶Ⅲ活性 ≥ 50% 后，再使

用肝素或低分子肝素。

2. 柠檬酸钠

严重肝功能障碍。低氧血症（动脉氧分压 <60mmHg）和 / 或组织灌注不足。代谢性碱中毒、高钠血症。

3. 阿加曲班

合并明显肝功能障碍者不宜选择阿加曲班抗凝治疗。

4. 抗血小板药物

存在血小板生成障碍或功能障碍的患者，不宜使用抗血小板药物。而血小板进行性减少、伴血小板活化或凝血功能亢进的患者，则应加强抗血小板治疗。

### （三）评估血液净化治疗前患者的凝血状态

1. 评估患者出血性疾病发生的风险

第一，有无血友病等遗传性出血性疾病。

第二，是否长期使用华法林等抗凝血药物或抗血小板药物。

第三，既往有无存在消化道溃疡、肝硬化、痔疮等潜在出血风险的疾病。

第四，是否有严重创伤或外科手术后 24 小时内。

2. 评估患者临床上血栓栓塞性疾病发生的风险

第一，患有糖尿病、系统性红斑狼疮、系统性血管炎等伴有血管内皮细胞损伤的基础疾病。

第二，既往存在静脉血栓、脑血栓、动脉栓塞、心肌梗死等血栓栓塞性疾病。

第三，有效循环血容量不足，低血压。

第四，长期卧床。

第五，先天性抗凝血酶Ⅰ缺乏或合并大量蛋白尿导致抗凝血酶从尿中丢失过多。

第六，合并严重的创伤，外科手术后，急性感染。

3. 凝血指标的检测与评估

（1）外源性凝血系统状态的评估

选择性检测凝血酶原时间（PT）、凝血酶原活动度，或国际标准化比值（INR）。PT、凝血酶原活动度和 INR 延长，提示外源性凝血系统的凝血因子存在数量或质量的异常，或血中存在抗凝物质；PT、凝血酶原活动度和 INR 缩短，提示外源性凝血系统活化，易于凝血、发生血栓栓塞性疾病。

（2）内源性凝血系统状态的评估

选择性检测部分凝血活酶时间（APTT）、凝血时间（CT）或活化凝血时间（ACT）。APTT、CT 和 ACT 延长，提示内源性凝血系统的凝血因子存在数量或质量的异常，或血中存在抗凝物质；APTT、CT 和 ACT 缩短，提示内源性凝血系统活化，血液高凝状态。

（3）凝血共同途径状态的评估

如果患者上述各项指标均延长，则提示患者的凝血共同途径异常或血中存在抗凝物质。此时应检测纤维蛋白原（FIB）和凝血酶时间（TT），如果 FIB 水平正常，则提示血中存在抗凝物质或 FIB 功能异常。

（4）血液高凝状态

外源性凝血系统、内源性凝血系统和共同途径的各项凝血指标均缩短，则提示患者存在血液高凝状态，易于发生血栓栓塞性疾病。

（5）血小板活性状态的评估

检测全血血小板计数和出血时间（BT）。初步评估血小板功能状态，如果血小板数量减少伴出血时间延长提示患者止血功能异常，易于出血；如果血小板数量增多伴出血时间缩短提示血小板易于发生黏附、集聚和释放反应，易于产生血小板性血栓。对于单位时间内血小板数量进行性降低的患者，推荐检测血浆血小板膜糖蛋白 -140，以便明确是否存在血小板活化。不能检测上述 2 项指标时，如果患者伴有血浆 D- 二聚体水平升高，也提示血小板活化。

### （四）抗凝剂的合理选择

第一，对于临床上没有出血性疾病的发生和风险，没有显著的脂代谢和骨代谢的异常，血浆抗凝血酶Ⅲ活性在 50% 以上，血小板计数、血浆 APTT、PT、INR、D- 二聚体正常或升高的患者，推荐选择普通肝素作为抗凝药物。

第二，对于临床上没有活动性出血性疾病，血浆抗凝血酶Ⅲ活性在 50% 以上，血小板数量基本正常，但脂代谢和骨代谢的异常程度较重，或血浆 APTT、PT、INR 轻度延长具有潜在出血风险的患者，推荐选择低分子肝素作为抗凝药物。

第三，对于临床上存在明确的活动性出血性疾病，或明显的出血倾向，或血浆 APTT、PT、INR 明显延长的患者，推荐选择阿加曲班、柠檬酸钠作为抗凝药物，或采用无抗凝剂的方式实施血液净化治疗。

第四，对于以糖尿病肾病、高血压性肾损害等疾病为原发疾病，临床上心血管疾病发生风险较大，而血小板数量正常或升高、血小板功能正常或亢进的患者，推荐每天给予抗血小板药物作为基础抗凝治疗。

第五，对于长期卧床具有血栓栓塞性疾病发生的风险，INR 较低、血浆 D- 二聚体水平升高，血浆抗凝血酶Ⅲ活性在 50%以上，推荐每天给予低分子肝素作为基础抗凝治疗。

第六，合并肝素诱发的血小板减少症，或先天性、后天性抗凝血酶Ⅲ活性在 50%以下的患者，推荐选择阿加曲班或枸橼酸钠作为抗凝药物，此时不宜选择普通肝素或低分子肝素作为抗凝剂。

### （五）抗凝剂剂量的选择

1. 普通肝素

第一，血液透析、血液滤过或血液透析滤过，一般首剂量 0.3 ~ 0.5 毫克 / 千克体重，追加剂量 5 ~ 10 毫克 / 小时，间歇性静脉注射或持续性静脉输注（常用）；血液透析结束前 30 ~ 60 分钟停止追加。应依据患者的凝血状态个体化调整剂量。

第二，血液灌流、血浆吸附或血浆置换，一般首剂量 0.5 ~ 1.0 毫克 / 千克体重，追加剂量 10 ~ 20 毫克 / 小时，间歇性静脉注射或持续性静脉输注（常用），预期结束前 30 分钟停止追加。实施前给予 40 毫克 / 升的肝素生理盐水预冲，保留 20 分钟后，再给予生理盐水 500 毫升冲洗，有助于增强抗凝效果。肝素剂量应依据患者的凝血状态个体化调整。

第三，持续性肾脏替代治疗（CRRT）采用前稀释的患者，一般首剂量 15 ~ 20 毫克，追加剂量 5 ~ 10 毫克 / 升，静脉注射或持续性静脉输注（常用）；采用后稀释的患者，一般首剂量 20 ~ 30 毫克，追加剂量 8 ~ 15 毫克 / 小时，静脉注射或持续性静脉输注（常用）；治疗结束前 30 ~ 60 分钟停止追加；抗凝药物的剂量依据患者的凝血状态个体化调整，治疗时间越长，给予的追加剂量应逐渐减少。

2. 低分子肝素

一般给予 60 ~ 80IU/ 千克体重静脉注射。血液透析、血液灌流、血浆吸附或血浆置换的患者无须追加剂量。CRRT 患者可每 4 ~ 6 小时给予 30 ~ 40IU/ 千克体重静脉注射，治疗时间越长，给予的追加剂量应逐渐减少。有条件的单位应监测血浆抗凝血因子 Xa 活性，根据测定结果调整剂量。

3. 柠檬酸钠

用于血液透析、血液滤过、血液透析滤过或 CRRT 患者，柠檬酸钠浓度为 4%～46.7%，以临床常用的一般给予 4%柠檬酸钠为例，4%柠檬酸钠 180 毫升 / 小时滤器前持续注入，控制滤器后的游离钙离子浓度 0.25 ～ 0.35 毫摩尔 / 升；在静脉端给予 0.056 毫摩尔 / 升氯化钙生理盐水（10%氯化钙 80 毫升加入 1000 毫升生理盐水中）40 毫升 / 小时，控制患者体内游离钙离子浓度 1.0 ～ 1.35 毫摩尔 / 升，直至血液净化治疗结束。也可采用柠檬酸钠置换液实施。重要的是，临床应用局部柠檬酸钠抗凝时，需要考虑患者实际血流量，并应依据游离钙离子的检测相应调整柠檬酸钠（或柠檬酸钠置换液）和氯化钙生理盐水的输入速度。

4. 阿加曲班

血液透析、血液滤过、血液透析滤过或 CRRT 患者，一般首剂量 250μg/（kg·min）、追加剂量 2μg/（kg·min），或 2μg/（kg·min）持续滤器前输注；CRRT 患者给予 1 ～ 2μg/（kg·min）持续滤器前输注，血液净化治疗结束前 20 ～ 30 分钟停止追加。应依据患者血浆 APTT 的监测来调整剂量。

5. 无抗凝剂

血液透析、血液滤过、血液透析滤过或 CRRT 患者，血液净化实施前给予 4mg/dL 的肝素生理盐水预冲，保留 20 分钟后，再给予生理盐水 500 毫升冲洗，血液净化治疗过程每 30 ～ 60 分钟，给予 100 ～ 200 毫升生理盐水冲洗管路和滤器。

### （六）抗凝治疗的监测

由于血液净化患者的年龄、性别、生活方式、原发疾病以及并发症的不同，患者间血液凝血状态差异较大，因此为确定个体化的抗凝治疗方案，应实施凝血状态监测。

1. 血液净化前和结束后凝血状态的监测

血液净化前凝血状态的监测，主要是为了评估患者基础凝血状态，指导血液净化过程中抗凝剂的种类和剂量选择；血液净化结束后凝血状态的监测，主要是了解患者血液净化结束后体内凝血状态是否恢复正常以及是否具有出血倾向。因此，血液净化前和结束后均需要全身凝血状态的监测。从血液净化管路动脉端采集的样本，由于血液刚刚从体内流出，因此各项凝血指标的检测可反映患者的全身凝血状态。

2. 血液净化过程中凝血状态的监测

血液净化过程中，凝血状态的监测主要是为了评估患者血液净化过程中体外循环是否达到充分抗凝，患者体内凝血状态受到抗凝剂影响的程度以及是否易于出血。因此，不仅要监测体外循环管路中的凝血状态，而且还要监测患者全身的凝血状态。从血液净化管路静脉端采集的样本，由于血液刚刚流过体外循环管路，因此各项凝血指标的检测可反映体外循环的凝血状态。血液净化过程中凝血状态的监测，需要同时采集血液净化管路动、静脉端血样进行凝血指标的检测，两者结合才能全面地判断血液透析过程中的凝血状态。

3. 不同抗凝剂的检测指标

第一，以肝素作为抗凝剂时，推荐采用活化凝血时间（ACT）进行监测；也可采用部分凝血活酶时间（APTT）进行监测。理想的状态应为血液净化过程中，从血液净化管路静脉端采集的样本的 ACT/APTT 维持于治疗前的 1.5 ～ 2.5 倍，治疗结束后从血液净化管路动脉端采集的样本 ACT/APTT 基本恢复治疗前水平。

第二，以低分子肝素作为抗凝剂时，可采用抗凝血因子 Xa 活性进行监测。建议无出血倾向的患者抗凝血因子 Xa 活性维持在 500 ～ 1000U/L，伴有出血倾向的血液透析患者维持在 200 ～ 400U/L。但抗凝血因子 Xa 活性不能及时检测，临床指导作用有限。

第三，以柠檬酸钠作为抗凝剂时，应监测滤器后和患者体内游离钙离子浓度；也可监测 ACT/APTT，从血液净化管路静脉端采集的样本的 ACT 或 APTT 维持于治疗前的 1.5 ～ 2.5 倍，而治疗过程中和结束后从血液净化管路动脉端采集的样本 ACT 或 APTT 应与治疗前无明显变化。

第四，以阿加曲班作为抗凝剂时，可采用 APTT 进行监测。从血液净化管路静脉端采集的样本的 APTT 维持于治疗前的 1.5 ～ 2.5 倍，而治疗过程中和结束后从血液净化管路动脉端采集的样本 APTT 应与治疗前无明显变化。

4. 监测时机

第一，对于第一次进行血液净化的患者，推荐进行血液净化治疗前、治疗过程中和结束后的全面凝血状态监测，以确立合适的抗凝剂种类和剂量。

第二，对于某个患者来说，每次血液净化过程的凝血状态差别不大。因此一旦确定患者的抗凝药物种类和剂量，则无须每次血液净化过程都监测凝血状态，仅需要定期（1 ～ 3 个月）评估。

### （七）抗凝治疗的并发症与处理

1. 抗凝不足引起的并发症

主要包括：透析器和管路凝血；透析过程中或结束后发生血栓栓塞性疾病。

（1）常见原因

第一，因患者存在出血倾向而没有应用抗凝剂。

第二，透析过程中抗凝剂剂量不足。

第三，患者先天性或因大量蛋白尿引起的抗凝血酶Ⅰ不足或缺乏，而选择普通肝素或低分子肝素作为抗凝药物。

（2）预防与处理

第一，对于合并出血或出血高危风险的患者，有条件的单位应尽可能选择柠檬酸钠或阿加曲班作为抗凝药物；采用无抗凝剂时应加强滤器和管路的监测，加强生理盐水的冲洗。

第二，应在血液净化实施前对患者的凝血状态充分评估，并监测血液净化治疗过程中的凝血状态变化的基础上，确立个体化的抗凝治疗方案。

第三，有条件的单位应在血液净化治疗前检测患者血浆抗凝血酶Ⅲ的活性，已明确是否适用肝素或低分子肝素。

第四，发生滤器凝血后应及时更换滤器；出现血栓栓塞性并发症的患者应给予适当的抗凝、促纤溶治疗。

2. 出血

（1）常见原因

第一，抗凝剂剂量使用过大。

第二，合并出血性疾病。

（2）预防与处理方案

第一，血液净化实施前应评估患者的出血风险。

第二，在对患者血液透析前和过程中凝血状态检测和评估基础上，确立个体化抗凝治疗。

第三，对于发生出血的患者，应重新评估患者的凝血状态，停止或减少抗凝药物剂量，重新选择抗凝药物及其剂量。

第四，针对不同出血的病因给予相应处理，并针对不同的抗凝剂给予相应的拮抗剂治疗。肝素或低分子肝素过量可给予适量的鱼精蛋白；柠檬酸钠过量补充钙制剂；阿加曲班过量可短暂观察，严重过量可给予凝血酶原制剂或血浆。

3. 抗凝剂本身的药物不良反应

（1）肝素诱发的血小板减少症（HIT）

第一，病因：机体产生抗肝素–血小板4因子复合物抗体所致。

第二，诊断：应用肝素类制剂治疗后5 ~ 10天内血小板下降50%以上或降至100000/ml以下，合并血栓、栓塞性疾病（深静脉最常见）以及HIT抗体阳性可以临床诊断HIT；停用肝素5 ~ 7天后，血小板数可恢复至正常则更支持诊断。

第三，治疗：停用肝素类制剂，并给予抗血小板、抗凝或促纤溶治疗，预防血栓形成；发生HIT后，一般禁止再使用肝素类制剂。在HIT发生后100天内，再次应用肝素或低分子肝素可诱发伴有全身过敏反应的继发性HIT。

（2）高脂血症、骨代谢异常

第一，病因：长期使用肝素或低分子肝素所致。与肝素相比，低分子肝素较少发生。

第二，预防与处理：在保障充分抗凝的基础上，尽可能减少肝素或低分子肝素剂量。对存在明显高脂血症和骨代谢异常的患者，优先选择低分子肝素，给予调脂药物、活性维生素D和钙剂治疗。

（3）低钙血症、高钠血症和代谢性碱中毒

第一，病因：枸橼酸钠使用剂量过大或使用时间过长，或患者存在电解质和酸碱失衡。

第二，预防与处理：采用无钙、无钠的置换液；治疗过程中密切监测游离钙离子浓度、调整枸橼酸钠输入速度和剂量；发生后应改变抗凝方式，并调整透析液和置换液的成分，给予积极纠正。

# 第二章　颅脑急危重症

## 第一节　颅内各类血肿与开放性颅脑损伤

### 一、颅内各类血肿

#### （一）硬脑膜外血肿

硬脑膜外血肿是出血积聚于硬脑膜外腔内，其发生率在闭合性颅脑损伤中占 2% ~ 3%，在颅内血肿伤中占 25% ~ 30%。此类血肿以急性者最多，约占 85%，亚急性约占 12%，慢性血肿少见，约占 3%。出血来源有：脑膜中动脉损伤，有时与其伴行的脑膜中静脉同时损伤或单独损伤；矢状窦和横窦损伤；板障静脉出血；脑膜前动脉损伤。

1. 临床表现

除有颅内血肿的一般表现外，硬脑膜外血肿的临床特点有以下几个方面。

第一，在意识障碍中，多有中间清醒期或中间好转期。

第二，颅内压增高的症状，如头痛、恶心、呕吐、躁动等出现于中间清醒期。

第三，由于血肿位于运动区及其邻近部位多，故中枢性面瘫、轻偏瘫、运动性失语等局灶症状较多见。

第四，血肿多位于着力部位，颅骨骨折发生率高，约占 95%。

2. 辅助检查

超声波检查，中线波移位明显；脑血管造影，在血肿部位显示典型的双凸镜形无血管区，大脑前动脉向对侧移位；CT 扫描，在脑表面呈双凸镜形高密度影，侧脑室受压，中线结构向对侧移位。

3. 治疗

大多数手术治疗，极少数非手术治疗。

## （二）急性硬脑膜下血肿

硬脑膜下血肿为颅内出血血液积聚于硬脑膜下腔，是颅内血肿最常见者，占闭合性颅脑损伤的 5% ~ 6%，占颅内血肿的 50% ~ 60%。急性硬脑膜下血肿是伤后 3 天内出现血肿症状者，占硬脑膜下血肿的 70%，大多伴有脑挫裂伤和皮质小血管出血，伤后病情变化急剧，手术处理复杂，死亡率高，是颅内血肿治疗中的一个难题。出血来源为：大脑皮质破裂的小动脉和桥静脉损伤。桥静脉指大脑上静脉注入上矢状窦，大脑中静脉和颞极静脉注入蝶顶窦，颞叶后部的下吻合静脉（Labbe 静脉）注入横窦等。

1. 临床表现

急性硬脑膜下血肿多伴有脑挫裂伤，因此临床表现与脑挫裂伤相似，鉴别较困难。其临床特点如下：

第一，临床症状重，脑疝症状出现快，一侧瞳孔散大不久，对侧瞳孔亦散大，并出现去脑强直，病理呼吸的濒死状态。

第二，在意识障碍中，由于原发昏迷和继发昏迷相重叠，中间清醒期或中间好转期少见，多见昏迷程度逐渐加深。

第三，颅内压增高症状中，呕吐、躁动多见，局灶症状如偏瘫、失语等多见。生命体征变化明显。

第四，血肿部位常在对冲部位，如额底、额极、颞底、颞极等。颅骨骨折发生率约占 50%，而且骨折线与血肿位置常不一致。

2. 辅助检查

（1）脑血管造影

显示血肿侧脑表面的新月形无血管区，大脑前动脉间对侧移位；而两侧性血肿时，大脑前动脉仅轻微移位或不移位。

（2）CT 扫描

显示脑表面颅骨内板下呈新月形高密度影，内缘可不整齐，脑室受压和中线结构移位明显。对额叶底和颞叶底以及双侧性血肿显示清楚，比脑血管造影优越。

3. 治疗

手术治疗，颅骨钻孔血肿引流和骨瓣开颅清除血肿或同时去骨瓣减压。如果清除血肿后，脑部迅速膨出，颅内压力很高，应想到有多发血肿的可能，在相应部位进行钻孔探查或复查 CT，清除其他部位血肿或行减压手术。

### （三）脑内血肿

脑内血肿大小，一般应以直径 3 厘米以上，血肿量在 20 毫升以上为标准。脑内血肿在闭合性颅脑损伤中占 0.5% ~ 1%，在颅内血肿中约占 5%。脑内血肿多发生在脑挫裂伤较严重的部位，为脑深部小血管损伤所形成。

1. 临床表现

额叶底部和颞叶前部脑内血肿常伴有较重的脑挫裂伤和脑干损伤，伤后多呈现持续性昏迷或昏迷程度逐渐加重。血肿破入脑室内后，意识障碍也愈加明显。额叶底部和颞叶前部的血肿多无明显的局灶症状。位于功能区的血肿，多有偏瘫、失语或局灶性癫痫。顶叶血肿可有偏侧感觉障碍。

2. 辅助检查

脑血管造影时，脑内血肿显示脑内占位病变的征象，额叶脑内血肿大脑前动脉和大脑中动脉呈 O 形改变，颞叶脑内血肿呈 V 形改变，顶叶脑内血肿呈 U 形改变。CT 扫描显示脑内高密度肿块影和脑室受压和中线结构移位。

3. 治疗

应根据受伤机制和临床表现，在血肿可能的部位进行探查，避免漏掉血肿。如在凹陷骨折清除硬脑膜外血肿后，或未发现硬脑膜外和硬脑膜下血肿，而脑挫裂伤灶局部张力大时，应以脑针试行穿刺，证实血肿予以清除。又如清除额叶底部和颞叶前部硬脑膜下血肿后，局部脑组织仍然肿胀，应用脑针穿刺证实脑内有无血肿。在发现脑内血肿破入脑室时，在清除脑内血肿后沿脑室破口进入脑室清除脑室内血块，术后行脑室持续引流。

### （四）脑室内出血

由于 CT 的应用，脑室内出血有较多的发现，在行 CT 扫描的颅脑损伤中占 1.5% ~ 5.7%，在重型颅脑损伤中占 7.1%。脑室内出血大多伴有广泛性脑挫裂伤和各类型颅内血肿，很少见到单纯的脑室内出血。其出血来源多由于：

第一，脑室邻近的脑内血肿，穿破脑室壁进入脑室内。

第二，外伤时脑室瞬间的扩张，造成室管膜下静脉出血或脉络丛损伤出血。治疗主要先行脑室持续引流，引出脑室内积存的血液，缓解脑脊液循环梗阻引起的颅内压增高。如患者病情好转，但脑室引流拔管困难时，可及时进行分流手术。对单侧脑室内大血肿和伴发硬脑膜外、硬脑膜下或脑内血肿时，则应手术清除血肿。

### （五）颅后窝血肿

颅后窝血肿大多数由于枕部着力损伤横窦和乙状窦或窦汇，也可由于板障静脉脑膜血管或小脑皮质血管出血。血肿多位于硬脑膜外，少数见于硬脑膜下和小脑内，血肿可骑跨于横窦上下，亦可波及双侧，并可并发对冲部位如额叶和颞叶的脑挫裂伤或血肿。本类血肿在闭合性颅脑损伤中占 0.5%，在颅内血肿中占 2.6% ~ 6.3%。

患者伤后大多呈不同程度地进行性意识障碍，意识障碍浅者可出现剧烈头痛，且多在枕部，呕吐较频繁。部分患者呼吸深慢，血压升高，脉搏慢，常出现颈项强直及单侧或双侧锥体束征阳性，也可出现眼球震颤、共济运动失调等小脑损伤体征。常在颅后窝发生骨折，骨折线常通过横窦，或有人字缝、枕乳缝分离。枕部头皮有挫伤或血肿，枕下部或乳突部有皮下瘀血。有 CT 设备的医院应及时检查确诊后手术，无 CT 设备而怀疑此类血肿者可行颅后窝钻孔探查，清除血肿。

### （六）多发性颅内血肿

头部受伤后在颅腔内同一部位或不同部位同时有两个以上的血肿，称多发性颅内血肿。此类血肿约占颅内血肿的 14% ~ 20%，可分为以下三种类型。

1. 同一部位不同类型的多发血肿

在对冲部位同时有硬脑膜下血肿和脑内血肿；在着力部位同时有硬脑膜外血肿和硬脑膜下血肿。

2. 不同部位的同一类型的多发血肿

在着力点不同的骨折部位者，可发生硬脑膜外血肿；在对冲部位发生两侧性的硬脑膜下血肿或脑内血肿。

3. 不同部位不同类型的多发血肿

如着力部位硬脑膜外血肿，而同时对冲部位有硬脑膜下血肿或脑内血肿。临床表现较单发颅内血肿症状更为严重，症状进展迅速，脑疝出现早，伤后常在短时间内患者即处濒死状态。在病情紧急，检查条件又受限的情况下，对怀疑颅内血肿的患者进行手术探查时，必须结合着力部位、着力方式和临床表现来考虑有多发性血肿的可能性，增加颅骨钻孔，防止遗漏血肿。须知遗漏一个血肿，将危及患者生命，前功尽弃。争取一次手术完成多发性血肿的治疗，为此要求：

第一，一侧枕部、前额部和颞部的减速伤，多发性血肿可能性较大，应在血肿可能发生的部位做多处钻孔探查。

第二，当一个血肿清除后，颅内压仍很高，应再行钻孔寻找其他部位的血肿。

第三，手术时发现血肿量少，不能解释临床表现和 X 线所见时，应探查其他可能发生血肿的部位。

第四，当一侧血肿经脑血管造影证实，但大脑前动脉向对侧移位甚小或无移位，可能对侧有血肿，应行探查。

第五，血肿清除后，患者情况一度好转，不久又出现另一侧症状，即应探查对侧，发现血肿予以清除。如经 CT 扫描确诊为多发血肿，则一次手术予以清除。

### （七）各类血肿的护理措施

1. 手术前

第一，一般神经外科护理常规。

第二，严密观察意识，瞳孔，血压，脉搏、呼吸变化及肢体活动情况并记录，必要时通知医师。

第三，协助医师做 CT 检查。

第四，禁饮食。

第五，通知备皮。

第六，做青霉素、庆大霉素、普鲁卡因过敏试验，做好急症手术准备。

第七，对颅内压增高症状显著者，立即进行脱水治疗。

第八，呕吐频繁者，头部取侧卧位，防止吸入性肺炎。

第九，躁动不安或癫痫发作者，注意安全，加用保护带约束，预防坠床。

第十，保持床铺干燥，按时翻身，预防压疮。

2. 术后护理

第一，患者回病房后，了解术中失血与血压情况、血肿部位及大小。

第二，密切观察瞳孔、意识、血压、脉搏、呼吸及肢体活动情况。

第三，根据血肿部位给予卧位。

第四，术后 48 ～ 72 小时内严密观察脑水肿、脑疝的出现，及时处理并报告医师。

第五，保持刀口敷料干燥、无菌，避免污染。

第六，预防压疮，保持床铺干燥，皮肤清洁，按时翻身。

第七，预防肺部并发症，保持呼吸道通畅，及时吸痰。

第八，注意大小便通畅，3 天无大便者可给予缓泻剂。

第九，昏迷患者按昏迷护理常规。

第十，恢复期患者注意语言、行走、吞咽等功能训练。

## 二、开放性颅脑损伤

开放性颅脑损伤是颅脑各层组织开放伤的总称，它包括头皮裂伤、开放性颅骨骨折和开放性脑损伤，而不是单指开放性脑损伤。开放性颅脑损伤时，头皮、颅骨与脑损伤可同时存在，也可不同时存在。硬脑膜是保护脑组织的一层坚韧纤维膜屏障，此层破损与否，是区分开放性脑损伤或闭合性脑损伤的分界线。开放性脑损伤时，硬脑膜已破，多有脑脊液或夹杂有脑组织碎屑流出。如果颅骨和硬脑膜缺损较大，且合并颅内压增高时，常有脑膨出。颅底骨折常引起颅底的硬脑膜撕裂、脑脊液漏，蛛网膜下隙与脑组织通过硬脑膜裂隙和骨折线，经鼻旁窦或中耳腔与外界间接交通，这也属于开放性脑损伤范畴，称为内开放性脑损伤。不过这种脑脊液漏，多能在数日内自然停止，逐渐愈合，故习惯地将其列入闭合性颅脑损伤章节。开放性颅骨骨折，颅腔虽已开放，硬脑膜完整者，仍属闭合性脑损伤，而不能视为开放性脑损伤。开放性颅脑损伤根据损伤原因可分为火器伤和非火器伤两大类。本节介绍非火器性颅脑损伤，此类伤的致伤物为各种锐器或钝器，前者造成的创伤称为锐器伤，后者造成的创伤为钝器伤。锐器常有刀、斧、锥、针、钉、剪、匕首等，锐器伤的特点是创缘多较整齐，颅骨骨折分别呈沟状骨折、长孔骨折和穿刺骨折，头皮、头发和颅骨碎片带入脑内很少或完全没有。脑的创缘整齐，失活的脑组织很少，创伤感染发生率低。钝器常见有铁棒、木棍、砖瓦、石块、榔头等。钝器伤的特点是头皮创缘多不整齐，损伤处颅骨发生凹陷性骨折、粉碎性骨折，以及穿孔骨折或洞形骨折等，硬脑膜撕裂，脑损伤范围大，失活的组织多，脑组织内常有头皮、头发、帽子碎片和颅骨碎片存留，脑损伤的感染机会较大。

### （一）临床表现

1. 濒死状态

濒死状态除了直接损伤脑干和丘脑下部外，多见于致伤物损伤颅内大血管，引起急剧大出血，继发脑疝所致。患者伤后可有短时间的清醒，很快出现头痛、呕吐、躁动、昏迷，先一侧瞳孔散大，不久两侧瞳孔散大，出现病理性呼吸，往往来不及救治而死亡。应就地急速钻孔，扩大骨窗，排除积血，可有获救希望。

2. 休克

表现为面色苍白，脉搏微弱，心率快，血压低或测不到，呈现严重休克状态。这是由于头皮伤口失血过多和颅骨骨折缺损和硬脑膜破口较大时，血液、脑脊液，及碎裂、液化、坏死的脑组织可由伤口溢出，或为脑膨出，使颅内压力得到一定的缓冲，以及脑室伤，大量脑脊液流失时出现低颅压所致。因此，在开放性颅脑损伤时休克较多见，而闭合性颅脑损伤休克则少见。无论哪种颅脑损伤，发生休克时，都要想到可能有合并伤，应迅速查明原因，就地急救。

3. 意识障碍

意识障碍进行性加重后仍能说话和行动，经过数小时或 1 ~ 2 天，意识状态逐渐恶化，呈嗜睡或半昏迷状态，伴有头痛、呕吐、躁动、血压升高等颅内高压表现。应及早做 CT 扫描或脑血管造影检查，确定是否并发颅内血肿。

4. 病灶症状

由于受伤部位多在额部和顶部，故偏瘫、轻偏瘫、偏身感觉障碍较多见，亦可有失语和偏盲等病灶症状。

5. 并发症表现

开放性颅脑损伤早期处理不当或延误治疗，易并发伤口感染，如颅骨骨髓炎、脑膜炎、脑膜脑炎与脑脓肿等。患者常出现高热、昏迷、抽搐，日久转为全身衰竭。

### （二）辅助检查

1. 伤口局部检查

为了解伤口的情况，特别是创伤深度，应对伤口进行细致轻柔地检查，要仔细地看，但不允许用探针或镊子在伤口内探寻，以免将污物带入颅内或造成假伤道。头皮和颅骨的创伤均较表浅，易检查清楚。如在伤口发现脑脊液或脑组织时，即可确定为开放性脑损伤。鉴别是全血或血性脑脊液可将液体滴在纱布上，如为全血则将均匀扩散呈深红色斑点；如为血性脑脊液则中心呈红色斑点，向外周扩散呈浅红色晕圈。鉴别脂肪颗粒和脑组织，将黄白色颗粒放在纱布上，用纱布捻搓，如为脂肪则不能捻碎，如为脑组织则可捻碎。嵌入颅腔内的致伤物，应保留于原处不动，等待专科医师到手术室处理。

2. 颅骨 X 线平片检查

应常规摄颅骨 X 线正侧位片，必要时摄切线位片。CT 扫描不能代替此检查，因颅骨X线平片可清楚地显示嵌入颅腔内的金属致伤物的深度和方向。了解颅骨骨折的类型及颅骨碎骨片的位置、数目和形状大小。但进入颅腔内的木质致伤物如木棍、树枝、竹筷等，颅骨平片往往难以显示。

3. CT扫描

对了解颅脑伤道的位置和范围，颅内血肿的分布和位置很有帮助，亦可发现颅内的致伤物和颅骨碎片，但颅骨碎片的数目和形态的显示不如颅骨X线平片显示的确切。对颅内存留的木质致伤物，CT常显示低密度，可误诊为脑水肿带或脑内气体，因而可延误手术治疗时机，应注意鉴别。

4. 脑血管造影检查

经眶穿透伤有损伤颈内动脉颅内段和海绵窦的征象时，脑血管造影可以证实血管损伤的性质，作为治疗的依据。

## （三）治疗

1. 急救

此类创伤患者就诊时，头部有一处或多处伤口，处于活动性出血，可引起休克。急救时，应在立即给予输血、补液的同时，可用大弯针和丝线将伤口按出血多少的顺序一一进行暂时性缝合，使活动性出血停止或减少；或用止血钳将出血的动脉夹闭。待休克被纠正后，剪开伤口缝线和去掉止血钳进行彻底清创止血，这样可以减少因失血过多所造成的危险。对伤口内留置的致伤物如钉、锥、钢针、钢钎等，一般急救人员切忌撼动和试行拔出，应保留致伤物于原位不动，防止拔出时创伤大出血，在缺乏充分准备的情况下抢救不及时，而使患者失去获救机会。应在休克纠正后，转到有神经外科医院或在准备好控制创伤大出血的情况下，手术中由术者将留置的致伤物取出，可增加抢救的成功率。

2. 早期清创

尽早在伤后24小时内进行手术，但在应用抗生素防止感染的情况下可延长时限至伤后48小时。在这一时限内进行彻底清创，可一期缝合硬脑膜，将开放性脑损伤变为闭合性，从而减少脑脊液漏、脑膨出和颅内感染的机会，并减少脑瘢痕形成与日后发生癫痫的机会。

3. 清创技术

（1）单纯的头皮伤与开放性颅骨骨折

按一般清创方法处理。头皮创缘予以切齐，但不应切除过多，通常切除1

毫米即可，以免头皮缝合紧张，以 S 形、梭形或弧形方法扩大。摘除游离的碎骨片，去除异物。妥善止血后缝合伤口，皮下引流 1 ~ 2 天。术中发现硬脑膜发蓝、颅内压高、疑有硬脑膜下血肿者，应切开硬脑膜探查处理。脑搏动正常时，不必切开探查，以免将感染带入脑部。

（2）开放性颅脑损伤的清创应在直视下进行

第一，逐层由外及里进行清创，去除全部的污物、异物、碎骨片和血块等。

第二，仔细、完善、彻底止血和吸除无生机的碎破、液化的脑组织。

第三，保留一切可以保留的脑血管和脑组织，以最大限度地保护脑功能。

第四，脑挫裂伤严重，颅内压高，经脱水治疗无缓解时，可行内减压或颞肌下减压术。

（3）脑清创彻底的标准

伤道内的异物、血块和碎骨片彻底清除及止血完善后，脑局部塌陷，脑搏动良好，而且取出的碎骨片等于或多于颅骨平片显示的数目。

4. 几种特殊伤的处理

（1）头部嵌入致伤物

头部嵌入致伤物，如穿入颅腔内被颅骨卡住的钢钎、钉、锥等损伤，急救时严禁撼动或就地拔出。应在全麻下，以头皮伤口为中心，做 S 形切口或以伤口为中心马蹄形皮瓣，绕颅骨周围做 4 个钻孔，连成方形骨瓣，术者将留置的致伤物连同骨瓣一并沿其纵轴方向缓慢拔出，当发现活动性出血时立即剪开硬脑膜，牵开脑伤道，彻底止血和清除碎骨片等异物，反复用生理盐水冲洗伤道，缝合硬脑膜，还原骨瓣，缝合头皮。

（2）经眶穿透伤

致伤物经眼眶进入颅腔内，由于眶内容和颅腔内容同时损伤，故应由眼科和神经外科医师共同处理。如考虑到拔出致伤物后可能发生颅内出血时，应在拔出致伤物前，由神经外科医师做好前额部骨瓣开颅，一旦拔出致伤物后大出血时，即可迅速从颅内止血。对于并发外伤性颅内动脉瘤或颈内动脉海绵窦瘘者，应分别情况进行相应治疗。

（3）经鼻窦、筛窦穿透伤

采用前额部骨瓣开颅，拔出致伤物后，彻底清除脑内异物和碎骨片，修补筛板处硬脑膜皮口，以防由于发生脑膜炎和脑脓肿而引起不良后果。

（4）静脉窦损伤

上矢状窦损伤较多，术前做好输血准备。清创止血手术，先在损伤周边扩大颅骨缺损制成骨窗，小心移除嵌于静脉窦破口上的小碎骨片，立即用手指压迫破口制止出血，再用肌筋膜片等覆盖于静脉窦破口，周边用针缝合固定，可达到完善止血。如发现静脉窦已完全断裂而在矢状窦的后 1/3 处时，可采用一段静脉或人造血管移植对端吻合；如无条件，在紧急情况下只有将两端结扎，可造成肢体瘫痪。

5. 一般治疗

支持和稳定患者的生命体征，保持呼吸道通畅，防止脑水肿与颅内感染，应用促进神经功能恢复药物，加强护理和康复治疗。

# 第二节　高血压脑出血的外科治疗

## 一、脑出血

脑出血是指继发性非创伤性脑毛细血管破裂，也称为自发性脑出血，占亚急性心脑血管疾病的 20% ~ 30%，约 80%为脑半球出血。

疾病的原因：最常见的疾病是由于高血压并伴有心肌梗死，约占 60%；其次是脑动静脉畸形或动脉瘤，约占 30%。其他原因，包括血液疾病和梗死，脑出血后，脑淀粉样血管病，烟雾病，脑动脉炎，抗凝或栓塞治疗，继发性或转移性癌症，脑瘤破坏了毛细血管等。

高血压脑出血：脑内主动脉具有中高级肌肉细胞的特征，并且缺乏外部弹性层。长期高血压会导致透明质变性，甚至小的动脉瘤或夹层动脉瘤。在此基础上，当心率突然升高时，很容易引起血管破裂和出血。非高血压性脑出血，由于疾病的原因不同，因此疾病的病理也不同。临床症状的表现关键在于脑出血的数量和部位。

### （一）临床表现

脑出血多见于 50 ~ 70 岁，男性比女性多见。疾病发作后，心率显著增加；由于颅内压升高，经常发生头痛和呕吐以及不同程度地脑血管意外，例如嗜睡或晕厥，约有 10%的脑出血病例有抽搐。

### （二）分类

1. 壳核出血

壳核出血最常见，占脑出血的 50% ~ 60%，是由豆纹动脉破裂引起的。出血后突破于内囊形成血肿，表现为“三偏征兆”，即偏瘫、对侧的感觉障碍和偏盲。眼球在疾病的另一侧不能朝同一方向凝视；可能包括失语症。少量出血（<30 毫升）患者的临床表现相对较轻；大量出血（>300 毫升的出血），可导致脑出血甚至死亡。

2. 丘脑出血

丘脑出血占脑出血的20%，这是由丘脑动脉破裂或中丘脑膝状体动脉破裂引起的。通常会出现对侧偏瘫、偏身感觉障碍、偏盲、丘脑性失语、意识障碍，感觉障碍通常比肌张力障碍更明显，但深部感觉障碍更为明显，伴有部分身体的自发性疼痛和皮肤刺激。可能会有一些特征性的眼部症状，例如凝视会聚的障碍以及瞳孔对光反射的迟钝。出血侵入内囊可能导致身体另一侧的偏瘫，腿比上臂更常见。

3. 脑干出血

脑干出血占脑出血的10%。常见的是脑桥出血，这是由于基底动脉脑桥分支破裂引起的。患者的主要表现是突然头痛、恶心、头晕、复视、交叉偏瘫、偏瘫或四肢瘫痪等。许多脑出血量高于5毫升的患者，出血扩散到双侧基底和脑桥的上半部分，患者立即晕倒，两侧瞳孔扩散，还可能出现恶心、呕吐等情况。具有发病急、病情重、预后差、死亡率高的特征。

4. 小脑出血

小脑出血占脑出血的10%，主要是由小脑动脉破裂引起的。小脑出血的发作是突然的头痛、头晕和小脑性共济失调，并伴有恶心的症状。少量出血表现为眼球震颤、小脑共济失调、站立、姿势不稳定的特定症状，并且会出现偏瘫的情况。12 ~ 24小时内，颅内压升高、晕厥、双侧瞳孔缩小（如针头），吸气节律不规则，病情严重者甚至导致死亡。

5. 脑室出血

脑室出血占脑出血的3% ~ 5%，主要是由脑室内脉络丛血管或室内血管破裂引起的。出血时主要表现为头痛、恶心、脑膜刺激征、偏瘫、失语症和其他局灶性神经系统临床症状，很容易被误诊为蛛网膜下腔出血。当大出血时，迅速发展为昏迷，双侧瞳孔像针尖一样缩小，四肢肌张力增高，脑膜刺激征为阳性，出现上消化道出血、中枢性高热和出汗、应激性溃疡、急性肺水肿、血糖水平升高、尿崩症等症状。预后差，多迅速死亡。

## 二、手术适应证及禁忌证

手术目的主要在于清除血肿，降低颅内压，使受压的神经元有恢复的可能性，防止减少出血后一系列的病理生理变化，使患者早日康复。是否手术应充分考虑以下 5 点。

### （一）出血部位

浅部出血要优先考虑手术，如皮质下、壳核及小脑出血。急性脑干出血手术很少成功。

### （二）出血量

通常大脑半球出血量 >30 毫升，小脑出血 >10 毫升即有手术指征。

### （三）病情演变

脑出血后病情进展迅猛，短时间内即陷入深度昏迷，说明出血多，破坏了视丘下部、脑干等重要结构，多不考虑手术。

### （四）意识障碍

神志清醒可严密观察病情变化。发病后轻微意识障碍，其后缓慢加深者，应积极进行手术。

### （五）手术禁忌证

发病前有严重心、肺、肝及肾功能障碍，壳核出血 >150 毫升，丘脑区出血 >100 毫升，小脑出血 >50 毫升，出血后 2 小时之内发生脑疝多不考虑手术。

在上述诸多因素中，最重要的是意识障碍程度可直接反映脑实质受累或损伤情况，与决定手术密切相关。中华医学会脑血管专题学术会议关于高血压性脑出血的四级病情分级是：Ⅰ级，神志清楚至昏睡，不完全偏瘫；Ⅱ级，浅昏迷至中度昏迷，完全性偏瘫；Ⅲ级，中度昏迷，完全性偏瘫，病灶侧瞳孔散大；Ⅳ级，深昏迷，完全性偏瘫或去大脑强直，双侧瞳孔散大，有明显的生命体征改变。

Ⅰ级多为皮质下或壳核出血，一般不需手术，如出血量超过 30 毫升应该手术，有利于病情恢复。IV 级病情危重，处于晚期多不考虑手术。Ⅱ、Ⅲ级患者多需要外科手术治疗，提高治愈率，减少死亡率。目前，立体定向及 CT 引导定位技术发展，采用血肿单纯穿刺吸引、血肿破碎以及注药（尿激酶）溶解血肿等方法，清除血肿已变得简单易行，创伤小，不用全麻即可实施，因此手术适应证可以放宽。

## 三、手术时机

手术时机的选择过去争论很大，20 世纪 70 年代以前，认为 24 小时内患者呈休克状态，手术危险性大，48 小时后由于颅压增高，脑缺氧，肺部并发症的出现对手术不利，认为 24 ～ 48 小时之间最为理想。20 世纪 70 年代以后，主张早期或超早期（出血 7 小时内）手术日益增多。从病理生理变化方面看，脑出血后 6 ～ 7 小时，血肿周围开始出现脑水肿，脑组织坏死，颅内压增高，而且随时间延长而加重。此期手术可以降低颅内压，及时减轻血肿对脑组织的压迫，改善出血后一系列继发性改变，可以提高治愈率及生存质量。一般认为，脑室内出血 6 小时以内处理；丘脑、壳核出血早期或超早期手术；皮质下出血根据病情变化而定，3 天内手术为佳；小脑出血确定手术后就立即实施。脑干出血急性期手术很难成功，根据医师经验要慎重处理。

## 四、手术方法

### （一）开颅清除血肿

为高血压脑出血传统手术方法，根据出血部位不同所采用手术入路与方法亦不同，分别介绍如下。

1. 壳核血肿清除术

壳核出血是高血压性脑出血最常见的部位。mizukami 根据 CT 所示，将壳核出血做了有利于入路选择的分类：I 型为局限型，血肿累及壳核及外囊。Ⅱ型为进展型，可分为两种：壳核锥体束型，壳核锥体束脑室型。壳核出血多呈垂直方向发展，故血肿增大过程中首先累及壳核、锥体束，尾状核头所构成的三角区，称之为“脆弱三角”。还提出高血压脑出血“脑内挤压概念”，并证明血肿周围组织压力远比颅内压力为高，故提出应尽早清除血肿，减轻血肿对周围组织的压迫，以防止脑疝，恢复脑功能，减少病死率和提高生存质量。

（1）适应证

第一，经内科治疗无效，病情继续加重，应争取在脑组织未遭受不可逆的损害前清除血肿。

第二，昏迷或半昏迷患者应争取早期清除血肿。

第三，脑室内血肿充填或铸型，放置引流管不能解决问题的应积极手术治疗。

第四，脑出血后，出现一侧瞳孔散大、光反应消失等小脑幕切迹疝的表现时，如无手术禁忌证应尽快手术。

（2）禁忌证

第一，脑疝晚期，双侧瞳孔已散大，去大脑强直、病理性呼吸，脑干有继发性损害者，多不宜手术。

第二，有严重心、肺、肝及肾功能障碍者不宜手术。

（3）麻醉与体位

一般采用气管内插管、全身麻醉。取侧卧位（血肿侧在上）。

（4）手术步骤

①经颞中回入路清除壳核部血肿

第一，头皮切口：做患侧颞部马蹄形切口，头皮、帽状腱膜翻向下方；切开颞肌筋膜和颞肌达骨膜，在预定钻孔处推开骨膜准备钻孔。

第二，骨瓣开颅：一般钻四个骨孔形成骨瓣，颞肌连同骨瓣翻向下方。

第三，硬脑膜切开：当硬脑膜切开时，脑组织膨出易造成损伤，最好先在颞中回处将硬脑膜切开 5 毫米小口，用双极电凝处理脑表面的血管，根据 CT 显示的血肿部位及大小可用脑针进行穿刺，一般 3 ～ 4 厘米则可达到血肿，如未发现血肿，则应再次核对血肿位置，变换方向再行穿刺。当流出陈旧性血块或血性液体后，再将硬脑膜平行切开 3 ～ 4 厘米，若颅压不高也可弧形向上切开硬脑膜。在血肿清除后，如脑组织仍膨隆，可在颞肌下手术野内星状剪开硬脑膜行颞肌下减压，这样有利于患者度过术后水肿期。

第四，脑皮质切开：在颞上回或颞中回预选切口处做 3 ～ 4 厘米切口，双极电凝止血，沿穿刺方向深入 2 ～ 3 厘米则可达到血肿腔内。

第五，血肿清除：血肿清除主要是依靠吸引器轻柔地抽吸和间断的用等渗盐水冲洗，将血凝块吸出，必要时也可用取瘤钳把松动的血块取出。血肿清除过程中，遇到周围脑组织的小血管有活动出血时用双极电凝止血。对于脑组织粘连很紧的小血块不宜勉强洗净，防止造成脑组织更大的损伤。止血务必仔细可靠，以防再出血，若减压不满意可剪开手术时的硬脑膜，去掉骨瓣，并在血肿腔内置引流管，术后持续引流。

第六，关颅：血肿清除后，血肿腔已近于关闭，脑组织松软，则可将硬脑膜常规缝合关颅。病情危重，血肿清除后脑压很高，脑膨出较重，应行颞肌下减压，将硬脑膜星形剪开，颞肌下骨窗扩大，骨瓣下咬除半圆形，余骨瓣复位，缝合骨膜、颞肌，置皮下引流条，缝合帽状腱膜和头皮。

②经侧裂入路清除壳核部血肿

第一，头皮切口：相当于外侧裂颅骨投影线，由前下发际处向上做 6 厘米斜切口或颞前部马蹄形切口。

第二，开颅：颅骨钻孔后扩大骨窗或骨瓣开颅，骨瓣连同颞骨翻向下，蝶骨嵴尽量向前下方咬除。

第三，切开硬脑膜：弧形切开硬脑膜，并翻向上方。

第四，侧裂入路：侧裂在前端较宽为了容易辨认，必要时在显微镜下操作。看清侧裂内的静脉在大脑中动脉的上方或下方剪开蛛网膜 2 ～ 3 厘米长，注意勿损伤侧裂内血管。用脑压板或剥离子将脑组织分开，达岛叶皮质，显露出岛叶，在岛叶表面上看到大脑中动脉的分支，在分支中间无血管区用脑针向深部穿刺，约 0.5 ～ 1.5 厘米即可达到血肿腔，证实为陈旧性血液后将岛叶切开 0.5 ～ 0.8 厘米，用窄脑压板向下分开，即可看到黑色凝血块涌出，进入血肿腔。

第五，血肿清除：用吸引器吸出凝血块，发现有活动出血的豆纹动脉分支，用双极电凝止血，切勿电凝或关闭出血动脉，以免加重脑功能障碍，清除凝血块的操作步骤与前述相同。

第六，关颅：血肿清除后，血肿腔置一枚软胶管引流，如颅内压高、脑膨出明显可做颞肌下减压，只缝合颞肌和头皮。

2. 脑皮质下血肿清除术

皮质下血肿或脑叶血肿在高血压脑出血中约占 15%，以额叶、颞叶、顶叶多见。应注意与动静脉畸形或其他原因所致的脑内血肿鉴别。CT 扫描可以确定部位大小。如血肿 <30 毫升，临床症状稳定，可以保守治疗观察，许多患者可吸收自愈。但如观察过程中症状加重，血肿在 30 毫升以上，颅压增高，应考虑手术治疗。此类血肿死亡率低，早期清除血肿，有助于神经功能恢复。

（1）适应证

第一，发生各脑叶血肿 >30 毫升以上，伴中线移位，或周围水肿严重者。

第二，其他同壳核血肿清除术。

（2）禁忌证

同壳核出血禁忌证。

（3）手术步骤

第一，切口和骨瓣开颅：一般以脑叶部位为中心做马蹄形切口，头皮及帽状腱膜翻向下方，在预定钻孔处推开颅骨膜准备钻孔。一般钻四孔形成骨瓣，连同骨膜骨瓣翻向下方或侧方。

第二，硬脑膜切开：若颅内压力很高时，先在硬脑膜上切一小口，电凝止血后穿刺血肿，抽出一些陈旧血液后弧形剪开硬脑膜，硬脑膜翻向矢状窦侧。

第三，皮质切开血肿清除：选择无血管区或以穿刺点为中心切开皮质 2 ~ 3 厘米，双极电凝脑表面血管后，再用窄脑压板分开皮质则可达到血肿腔，用吸引器吸出血块。血肿清除后脑组织下陷，搏动恢复，用等渗盐水冲洗血肿腔后置硅胶管引流，有活动出血用双极电凝止血，吸血块时防止损伤脑组织。

第四，关颅：如颅内压高可去骨瓣减压，如脑组织下陷，搏动好，可缝合硬脑膜，骨瓣复位，逐层缝合头皮关颅。

3. 脑室内血肿清除

高血压性脑出血中 55%左右发生在壳核部，而壳核出血多从尾状核头与内囊的脆弱三角区破入侧脑室，因此，侧脑室内血肿形成占脑室出血的 50%以上，而丘脑的内侧型出血破入第 3 脑室仅占 10%，脑桥出血形成的室管膜下血肿可破入第 4 脑室。破入脑室内血量少时可充填脑室的一侧局部，但当大量血液进入脑室则可形成血肿对脑室系统的铸型。由于血液进入脑室系统后，影响了脑脊液的循环，造成梗阻性脑积水，引起急性颅内压增高，使症状迅速恶化，出现脑疝而导致死亡。临床上所见的暴发性高血压脑出血就是指这种类型。为了解除急性颅内压增高，必须尽早手术清除梗阻性脑室内血肿，否则必将因脑疝继发脑干损害致死。

（1）适应证

第一，经 CT 扫描检查证实脑室内已充满血液铸型，引起急剧性颅内压增高。

第二，壳核—锥体束—脑室型出血，其血肿的大部分已破入脑室。

第三，由于脑室内血肿，呈现深昏迷，颅内压高，有脑疝前驱症状，或已发生一侧瞳孔散大，意识障碍加深，对侧肢体无力或偏瘫加重者。

第四，脑室内血肿形成的梗阻性脑积水，经脑室引流或其他保守治疗不见改善者。

（2）禁忌证

同壳核出血禁忌证。

（3）手术步骤

第一，切口：当大部分血块进入侧脑室前角时，则采用前额马蹄形切口。若大部分血块积聚在侧脑室后角时，则采取顶后马蹄形切口。

第二，开颅：做额部或顶部骨瓣开颅，一般钻四孔，额部骨瓣翻向前方，顶部翻向颞部。

第三，硬脑膜切开：当硬脑膜张力较大时，在硬脑膜切开前先行脑室穿刺放液，降低颅内压力，将硬脑膜呈弧形切开，翻向矢状窦侧。

第四，脑皮质切开：一般在额中回运动区前 2 ~ 3 厘米切开脑皮质 3 厘米，切开前也用脑针向额角穿刺，抽出少许凝血块或陈旧血液，以确定进入脑室的方向和深度，再用两个脑压板沿穿刺方向分开皮质 3 ~ 4 厘米即可进入脑室。如果血肿在侧脑室后部，则可在顶部脑回少血管区切开皮质，从侧脑室三角区进入脑室。

第五，血肿清除：血肿在脑室内呈占位性压迫，与脑室很少粘连，可用吸引器将血肿吸出。当大部分凝血块清除后，应用等渗盐水反复冲洗，将脑室内血块彻底清除。如第 3 脑室内有血块可经室间孔进入，如血块大难以吸出，可切断一侧穹窿柱，扩大室间孔，这样就很容易取出第 3 脑室的血块。术中一定要保护好第 3 脑室后缘的豆纹静脉和脉络丛。当脑室内凝血块冲洗干净后，置一脑室引流管进行术后引流。如清除血肿后脑肿胀严重，估计术后难以度过脑水肿关，可同时行额叶前部切除行内减压术。

第六，关颅：硬脑膜严密缝合，将骨瓣复位，头皮分两层缝合。

4. 脑干血肿清除术

脑干血肿多发生在 40 ~ 50 岁的患者，病情发展可分为三种。

第一，急性卒中型发病，即迅速深昏迷，随之出现脑干功能紊乱和衰竭，多在 48 小时之内死亡。

第二，病程呈慢性进行性加重，类似脑干肿瘤。

第三，临床症状呈间歇性变化，类似脑干脑炎。CT 扫描应用临床后，使本病的诊断迅速而准确，能及时针对不同情况进行治疗。

（1）适应证

第一，CT 扫描血肿量超过 5 毫升，脑干受压症状明显，临床症状进行性加重者。

第二，脑干血肿接近脑干表面，有可能破入脑室或蛛网膜下腔者。

第三，脑干内血肿虽小，但周围水肿严重，脑干受压体征进行性加重，不解除压迫难以度过危险期者。

（2）禁忌证

第一，血肿 <3 毫升，情况良好，保守治疗可以治愈者。

第二，年老体弱，全身主要器官功能障碍或衰竭者。

第三，脑疝晚期，双侧瞳孔散大，呈病理性呼吸或呼吸已停止者。

（3）手术步骤

第一，颞下入路：用于清除中脑一侧性血肿。方法是：一侧枕部马蹄形切口，基底在外侧，皮瓣游离后翻向颞侧；钻斗孔，形成骨瓣后翻向颞侧；硬脑膜瓣状切开，翻向横窦侧，抬起枕叶、下吻合静脉保留困难时，可以电凝切断。切开小脑幕游离缘向中线探查，暴露大脑脚外侧距血肿最近处；选择血肿距脑表面最近，即在最膨隆处切开 4 ～ 6 毫米进入血肿腔内，用吸引器吸出血肿，并以等渗盐水冲洗。如出血已停止，则不可再探查出血处，防止加重脑干损伤；逐层缝合，关颅。

第二，小脑脑桥角入路：用于清除一侧的脑桥内血肿。手术顺序是：行枕下中线旁切口或乳突后垂直切口；枕下部钻孔扩大 4 ～ 5 厘米骨窗。瓣状切开硬脑膜，牵开小脑半球，必要时切除外 1/3 以增加显露。看清面部视、听神经和三叉神经出入脑桥处以及脑桥外侧面，在距血肿最浅处，纵向切开脑桥，清除血肿。

第三，第 4 脑室入路：用于清除第 4 脑室底，即菱形窝附近的脑桥延髓血肿。手术方法是：枕下正中线切口，切除枕骨鳞部枕大孔后缘和寰椎后弓均与后颅窝减压术相同；Y 形切开硬脑膜；将小脑扁桃体向两侧分开，看到菱形窝下半部，以盐水棉片盖好两侧小脑，下蚓部切开 1 ～ 1.5 厘米以扩大显露。在菱形窝隆起或紫蓝处切开，最好在显微镜下进行，即可进入血肿腔，清除血肿。

5. 小脑内血肿清除术

小脑出血多发生于 50 ～ 70 岁患高血压动脉硬化的患者，特别在原发性高血压病进行抗凝治疗期间易于发生小脑出血。10 毫升以下的小血肿可以保守治疗，10 毫升以上的血肿必须采用手术治疗。因颅后窝空间小，又为生命中枢所在，一旦出血形成血肿，就会产生严重症状与体征。因此，必须分秒必争地手术清除血肿，以抢救生命。

（1）适应证

第一，出血量在10毫升以上，颅内高压，小脑受损症状明显，病情呈进行性加重。

第二，血肿临近第4脑室，且易破入第4脑室或压迫第4脑室使之变形、移位，引起脑脊液循环障碍，造成急性颅内压增高者。

（2）禁忌证

第一，出血量10毫升以内，临床症状轻微者。

第二，出血破入第4脑室，引起急性脑脊液梗阻，深昏迷，呼吸循环衰竭，脑干受压晚期者。

第三，年老体弱伴严重心肺功能不全者。

（3）手术步骤

第一，切口：出血量小、一般状态好者可做枕下旁正中切口；血肿较大，临床症状重者多采用枕下正中切口。

第二，开颅：枕部钻孔扩大骨窗，枕大孔后缘及寰椎后弓咬除1.5 ~ 2.0厘米宽。

第三，硬脑膜切开：硬脑膜紧张时，可先行侧脑室穿刺放出脑脊液，星状切开硬脑膜，打开枕大池放出脑脊液。

第四，小脑切开清除血肿：在血肿邻近的小脑表面做长1厘米的横或竖切口，切开前，以双极电凝处理好血管，分开脑切口2 ~ 3厘米深达血肿腔，用吸引器在直视下清除凝血块，彻底止血，准备关颅。

第五，关颅：血肿清除后多有脑肿胀，硬脑膜不缝合，彻底止血，严密缝合其余各层。

6. 丘脑血肿清除术

丘脑出血是脑出血致残率最重、病死率最高的出血部位，向外可累及内囊，向内可累及下丘脑，向后下累及大脑脚，向上和向内穿破侧脑室和第3脑室。CT扫描是诊断丘脑出血最精确的方法。丘脑出血可分三型：Ⅰ型为丘脑限局型，从丘脑外侧核或内侧核发生的出血，在该部形成小的限局性血肿。Ⅱ型可分为两种：丘脑内囊型，丘脑全部为血肿并向内囊及外上方扩延，一部分穿破侧脑室；下丘脑及大脑脚型，主要向内侧后下方的下丘脑和中脑等处扩延，一部分向第3脑室突破。Ⅲ型为脑室内外大血肿型，丘脑出血急速进展向脑室内突破，以第3

脑室为中心，形成脑室内外血肿。

丘脑血肿若只局限性出血时多可保守治疗，若 >10 毫升以上且发展迅速时多需外科手术。

（1）适应证

第一，丘脑局限性血肿，先行保守治疗。血肿增大，病情加重，应行手术。

第二，丘脑内囊型，全丘脑血肿向内囊或外上方扩延是手术绝对适应证。

（2）禁忌证

第一，丘脑限局性出血 10 毫升以下，患者意识清楚，体征轻微，无须手术。

第二，丘脑出血进展急速，血肿已大部分穿破第 3 脑室，不宜手术。

第三，丘脑出血血肿扩延视丘下部或大脑脚，有深昏迷、去大脑强直或脑疝晚期不能手术。

（3）手术步骤

第一，头皮切口和骨瓣开颅：根据血肿位于丘脑的前部或后部的不同，分别采用经额叶皮质和经顶叶皮瓣进入侧脑室，经顶后侧脑室三角区入路时，以顶结节为中心做马蹄形切口，皮瓣翻向颞侧，在预定钻孔处推开骨膜。在顶部做 4 孔骨瓣，骨瓣连同骨膜翻向下。弧形切开硬脑膜，蒂翻向矢状窦侧。

第二，切开皮质清除血肿：在顶后部相当于顶间沟脑回区的无血管处先行脑室穿刺，达侧脑室三角区放出少量脑脊液，然后选无血管区前后纵向切开皮质 2 ~ 3 厘米，用脑压板顺穿刺针方向分开脑皮质及其纤维束达脑室，切开脑室壁达侧脑室体后部、三角部，用脑室牵开器扩大手术野，清楚显露三角部脉络丛，并可发现丘脑上面膨隆处。在血肿最薄处切开大血肿腔，用吸引器将血块吸出。注意有活动出血用双极电凝，对周围组织必须保护好，有条件可在显微镜下进行操作。止血后彻底冲洗，脑室内置硅胶管引流。

第三，关颅：血肿清除后，血肿腔与侧脑室三角区开放，放置脑室外引流，缝合硬脑膜，骨瓣复位，逐层缝合头皮各层。开颅清除血肿多需全麻，术后可行血肿腔或脑室引流数日。

### （二）局麻小切口清除血肿

此方法是在传统的皮骨瓣基础上的改进，局部麻醉，骨窗在 4 厘米直径以内进入脑内行血肿清除，创伤小，术后恢复快，仅适合病情较轻能配合手术的皮质下或壳核出血。缺点是手术暴露不充分，有活动性出血处理上有困难。

### （三）穿刺抽吸血肿

随着临床和实验研究不断深入以及诊断手段改进，穿刺抽吸血肿由于创伤小，操作简便，疗效确实，目前日益受到关注，并被广泛采用。穿刺抽吸血肿应注意以下几点：

第一，利用 CT 导向或立体定向技术将穿刺针或吸引管准确置于血肿中心，可以防止损伤脑组织。

第二，临床实践证明，即使开颅清除血肿也无须把血肿全部清除。因此，当出血量不是过大，首次如能抽出血肿 50% ~ 60%，颅内压即得到一定缓解，病情明显好转，剩余血肿分 2 ~ 3 次解决，以免颅内压波动过大中线复位过快出现意外。

第三，出血后数小时液态血肿占出血量 1/5 左右，其余已形成血块，单纯抽吸解决不了，可利用尿激酶、旋转丝破碎血块后再吸出。

第四，观察临床症状改善情况，及时复查 CT，再行其他治疗措施。

### （四）穿刺抽吸血肿方法

第一，根据 CT 定位，利用立体定向技术以血肿中心为靶点确定穿刺点。穿刺点应选择距头皮最近、无大血管及重要功能区处。

第二，颅骨钻孔，采用常规头皮切口，乳突拉钩牵开，颅骨钻孔，或者头皮行小切口后用骨锥直接锥孔。

第三，用脑室针或特制多孔圆头针穿刺血肿，成功后按术前计划进行血肿直接吸除或血肿破碎后吸除。吸除针可在血肿腔变换方向，达到尽量多吸血肿目的。脑实质内血肿在 40 毫升以内，可一次性吸除；出血量大，中线移位严重者，可分 2 ~ 3 次吸除。根据病情变化 24 小时后复查 CT，剩余血肿再行吸除。对血肿破入脑室的，先吸除脑室外血肿，再根据脑室内血肿部位或数量决定行一侧或双侧脑室前角或其他部位体外引流。

穿刺吸除血肿方法适用各部位出血，特别是深部出血，如丘脑出血、脑实质出血伴脑室内出血，进展缓慢的脑干出血也有成功的报道。但本方法不能止血，故只有无活动出血时方可进行。脑干出血、小脑出血应慎重处理，特别出血量较多时，更应全面考虑再做决策。

## 四、术后处理

同神经外科重症处理一样，其重点有以下几点。

第一，保持血压稳定，防止血压过高引发再出血，或血压过低导致脑供血不足。

第二，控制颅内压增高，减少因高颅内压所致的继发性脑损害。

第三，防止并发症，如肺内感染、消化道出血等。加强护理，保持水电解质平衡，维持补充营养。

第四，待病情稳定后再行康复治疗。

## 五、影响外科治疗效果的因素

### （一）意识水平

术前患者意识水平可直接反映病情轻重，意识状态与手术预后有很大关系，术前意识障碍越重，预后越差。术前深昏迷，有严重脑干受压体征，预后不好。

### （二）出血量

出血量大小与手术预后有直接关系，如皮质下出血超过 150 毫升，丘脑出血超过 100 毫升，小脑半球出血超过 50 毫升，出血后 2 小时内即发生脑疝，中线结构移位超过 15 毫米，均认为失去手术时机，预后不良。

### （三）出血部位

出血部位深浅与手术预后关系密切。深部出血如丘脑出血、脑干出血预后差；小脑出血量不是很大，诊断和手术及时，预后较好。

### （四）年龄因素

年龄与预后关系已不被考虑，但年龄越大，并发症越多，重要脏器功能不全，影响手术效果。术前并发心、肺、肾等疾病也影响手术疗效。

## 六、手术效果

高血压脑出血的手术疗效及影响因素很多，各单位报道不一致。CT 使用前，手术后病死率多在 40% ~ 50%，CT 问世以后，对血肿定位、定量准确，又采用简易方法吸除血肿，早期或超早期手术，病死率明显下降到 20%左右，小脑半球出血病死率更低。脑出血手术后远期疗效，功能恢复比以前有较大提高，致残率明显下降。

# 第三节 头皮损伤与颅骨损伤

## 一、头皮损伤

头皮是颅脑最表浅的软组织，由表皮、皮下组织、帽状腱膜、帽状腱膜下层、骨膜 5 层组成；在颞部由表皮、皮下组织、颞浅筋膜、颞深筋膜、颞肌、骨膜 6 层组成。颅脑损伤中，头皮损伤最常见。单纯头皮损伤不易发生严重后果，但临床处理时，应重视以下几点：

第一，头皮损伤部位与程度对分析受伤机制、判断伤情和颅脑损伤都很重要。

第二，头皮血运丰富，外伤后创口出血不易自行停止，如不及时处理可导致失血性休克，儿童、老年人尤应注意。

第三，头皮静脉经导血管与颅内静脉相交通，头皮感染可延及颅内。

第四，头皮大面积缺损，尤其颅骨直接暴露时，如处理不当，可引起颅骨坏死和颅内感染等严重并发症。

根据头皮损伤程度不同，可分为多种类型，其处理原则和方法也不尽相同。

### （一）头皮擦伤

头皮擦伤仅皮肤表浅损伤，创面多不规则，出血不多或仅少量血清渗出。处理：只需剪除局部头发，对创面清创及保持局部清洁即可自愈。

### （二）头皮挫伤

头皮挫伤指头皮全层受损，除擦伤外，局部头皮肿胀，皮下可有瘀血、血肿，组织完整连贯。处理：局部处理同头皮擦伤，清洁处理及消毒后，保持创面清洁，创面较大时，可消毒包扎，适当口服抗生素，预防感染。

### （三）头皮裂伤

损伤引起头皮完整性破坏，头皮组织断裂，损伤深浅不一，形态也不同。特点：

第一，短时间内可大量失血，甚至休克，必须注意止血和抗休克。

第二，帽状腱膜未损伤，血管不易收缩，出血不易自止。如帽状腱膜同时裂开，则创伤出血反而少。

第三，伤口内异物易造成感染，且可经静脉进入颅内感染。

第四，锐器伤创缘基本整齐，钝器伤创缘多不规则，且头皮挫伤较重。

处理：①尽快止血。现场可用手绢等压迫止血。出血较多，压迫止血无效时，如无清创缝合条件，可全层缝合，再到医院彻底清创。②局部要求剃除伤口周围8 ~ 10厘米处头发，伤口较大时剃光全部头发。③ 3%过氧化氢、生理盐水反复冲洗伤口。④剪除严重挫伤组织，创缘修剪整齐。⑤分层缝合，如有缺损，可用垂直褥式缝合，增加创缘接触面；亦可减张缝合；必要时，游离帽状腱膜下层，减轻头皮张力，防止皮瓣缺血性坏死。⑥严重污染创口，可全层缝合，并放置橡皮片引流。⑦注射破伤风抗毒素。⑧口服或静脉输注抗生素预防感染。

注意：头皮创口应在8小时内清创，一般不超过24小时。但对伤后2 ~ 3天的头皮伤口，如果无明显感染，也可试行一期清创缝合，如已感染，清创后可部分缝合或不缝合，适当创口换药。

### （四）头皮撕脱伤

强大暴力拉扯头皮，大片头皮撕脱，常在帽状腱膜与骨膜间。有时甚至连同肌肉、一侧或双侧耳郭、上眼睑等一并撕脱，大量失血，常伴休克。

处理：①现场急救同头皮裂伤，主要以大块无菌纱布压迫止血。②使用镇痛剂，防止疼痛性休克。③在无菌、无水和低温密封下保护被撕脱游离头皮并随伤者一并送医院。④剃光全部头发，对于未游离的撕脱头皮，如血运良好，可经彻底清创消毒，分层缝合。皮下置引流，加压包扎。⑤血运较差皮瓣，在显微镜下，行头皮主要动脉吻合，小血管后再缝扎。⑥头皮缺损较大时，可取中厚皮片植于骨膜，缝合后加压包扎。⑦颅骨暴露，头皮缺损较小时，可转移皮瓣植皮。⑧颅骨暴露，头皮缺损较大时，可大网膜移植联合植皮。⑨上述失败，颅骨暴露面积较大，颅骨外板钻孔，待长出肉芽后再植皮。

### （五）头皮血肿

头皮血肿是头皮损伤或颅骨骨折导致血液渗出和局部积聚而成，可分为皮下血肿、帽状腱膜下血肿、骨膜下血肿。

处理：①除外颅骨骨折。血肿小者，预防感染，可自行吸收。②血肿较大，粗针穿刺抽吸，加压包扎。③穿刺无效，可切开引流。④如继发感染时，应立即切开引流，创口换药。⑤儿童较大头皮血肿时，防止失血性休克发生。

### （六）新生儿头皮损伤

新生儿头皮薄而柔软，血管丰富，毛发稀少，损伤易出血和水肿。分娩时，头皮受到骨盆和子宫的压迫，发生循环障碍，先露部分的皮肤发生水肿，称为胎头水肿或“产瘤”，表现为新生儿立即可见头顶部有半球形的包块，皮肤红肿，触压柔软，可有压痕而无波动，透光试验阴性。一般 3 ～ 5 天可自行消退，不需特殊处理。

帽状腱膜下血肿：在生产过程中如帽状腱膜下层被撕扯引起出血，由于此处组织疏松，头皮与颅骨可在此层间滑动，血管不易闭合，出血量可相当大，引起头颅明显变形，严重者必须输血治疗。较小的血肿一般不予穿刺待其自行吸收。极严重时，可压迫颞浅动脉，如不能停止增大，即可将此动脉结扎。

骨膜下血肿：胎头经过产道时，颅骨与耻骨联合部摩擦，或产钳助产，结果造成骨膜与颅骨外板分离，并使骨膜下血管破裂出血，血液聚集在颅盖骨表面及其相应骨膜之间而形成骨膜下血肿。表现为头部局限性隆起，边界清，初为柔软而波动的肿块，最后因血肿机化，周围隆起如嵴，骨膜下钙盐沉着，触诊有高低不平的感觉。一般在 2 周至 3 个月可完全吸收。极少数血肿包膜钙化，演化成内含陈血的骨囊肿。与产瘤的鉴别：产瘤出生即有，皮肤颜色发红，水肿界限不清，所在位置与先露有关，消退快。而骨膜下血肿在出生后 1 ～ 2 天后渐明显，界限清，位于一侧颅盖骨范围间，皮肤正常，发展缓慢，晚期可波动，吸收慢，存在时间长。

处理：一般观察 2 周，如无缩小者，则在严格无菌下穿刺抽吸、加压包扎。不吸收或未经治疗的病例，将可能形成骨囊肿，需手术切除。

## 二、颅骨损伤

### （一）颅骨骨折的机制

颅骨骨折分为颅盖骨骨折、颅底骨折，占颅脑损伤的 15% ～ 20%。发生率以顶骨最多，额骨次之，颞骨和枕骨又次之。颅底骨折由于骨折线纹微细，不易看出，常同颅盖骨骨折并发。

损伤机制：如果受打击的强度大、面积小，多以颅骨局部变形为主，常致凹陷性骨折，伴发的脑损伤也较局限；若着力的面积大而强度较小时易引起颅骨的整体变形，而发生多数线样骨折或粉碎性骨折，伴发的脑损伤亦较重。

### （二）颅骨骨折的分类

1. 颅盖骨骨折

根据骨折的形态，可分为线样骨折、凹陷性骨折、洞性骨折、粉碎性骨折等。

2. 颅底骨折

根据骨折的部位，可分为前颅窝骨折、中颅窝骨折、后颅窝骨折等。

### （三）线样骨折

线样骨折最为多见，可单发或多发，骨折处头皮有挫伤或血肿。致伤物运动速度较慢，且与头部接触面积较大，方向不与颅骨平面垂直。通过头颅平片 CT 可确诊。如骨缝裂开 2 毫米即为骨缝分离；若两侧对称的骨缝宽度相差 1 毫米以上，则该增宽骨缝分离。在婴幼儿，易并发生长性骨折，此类骨折本身无须特别治疗，一般 3 ～ 4 个月可自愈。注意并发硬膜外血肿和脑损伤等病变。

### （四）凹陷性骨折

当致伤物速度快，与头颅接触面积小或暴力直接打击头颅时，易产生凹陷性骨折。骨折全层或仅为内板凹陷，骨折片可全部或部分脱离颅盖。经头颅平片或 CT 可确诊。

处理：多数凹陷性骨折需手术治疗。手术的目的在于清创、清除骨片对脑组织的压迫，修补硬膜以及减少癫痫发生率等。

手术指征：

第一，骨折片内陷深度达 10 毫米以上。

第二，大面积的骨折片内陷，使颅腔缩小，引起颅内压增高。

第三，骨折片压迫脑组织引起神经系统体征或癫痫等。

第四，静脉窦处的凹陷性骨折，如有静脉回流障碍，最好在伤后数日再行手术，以防止大出血；如无临床症状，可不予手术。

### （五）洞形骨折

暴力作用的面积小而速度快时，由于颅骨局部承受的压强较大，故具有穿入性，常致洞形骨折，骨片陷入颅腔。局部脑组织损伤、出血和异物留存，一般无广泛颅骨骨折和脑弥漫性损伤。致伤物如钉锤、金属杆等。

处理：尽早清创缝合，变开放伤为闭合，防止感染，取出异物，减少并发症和后遗症。术前行头颅 X 线平片和 CT 检查，了解骨折情况和颅内碎骨片位置、数目及异物对脑组织损伤情况。颅内、外有异物存留时，做“S”形延长切口，骨瓣开颅，将异物和颅骨一并取出（沿力线方向），清创、止血、修补硬膜。如无其他异物存留时，延长头皮伤口，将洞形骨折沿周边稍加扩大，取出碎骨片，骨窗大小以暴露正常硬膜为度，尽量不造成新的创伤。当位置过深、累及脑重要结构或血管时，碎骨片不必强取，以免加重伤情或导致大出血。术毕，修补硬膜。大的颅骨缺损，3 ~ 6 个月后再行修补。

### （六）粉碎性骨折

骨折线向周围裂开或相互交叉，将颅骨分离成游离的不规则碎片即多发线样骨折，密集时则成粉碎性骨折。如碎骨片不凹陷，且不刺破硬膜，不需手术；如有脑损伤症状及颅内压增高，且骨片内陷较深，则需要手术，并修补破裂硬膜。粉碎性凹陷性骨折，可撬起复位；面积大时，可骨瓣开颅，用医用胶（如 EC 胶）将清创处理后的碎骨片黏合复位。现在手术一般尽可能不遗留颅骨缺损。

### （七）小儿特殊颅盖骨骨折

1. 乒乓球样骨折

婴幼儿可无骨折线如乒乓球形凹陷，一般不需手术，如凹陷超过 10 毫米且有脑损伤症状或经数周不能自行复位，宜手术。

2. 小儿“复位性”线样骨折

CT 表现为线样骨折合并同位较重脑损伤，该类骨折定义为“复位性”线样骨折。特征：

第一，CT 影像表现为颅骨线骨折，骨折线下方为颅内血肿或脑挫裂伤。

第二，致伤机制：当局部受到较强暴力，使颅骨凹陷，发生骨折。由于婴幼儿颅骨与硬膜粘连紧密，硬膜同颅骨断裂，骨折端造成脑组织及脑内出血和损伤，形成脑挫裂伤或颅内血肿；由于婴幼儿颅骨韧性较强，骨折凹陷后再次复位，脑组织受到颅骨局部急速内陷和立即弹回的复位过程，颅内压骤增、骤减，两次较严重损伤，故脑挫裂伤程度较重。

因从 CT 影像上只见到颅骨线样骨折，易诊断为单纯性线样骨折。如不能正确认识脑挫裂伤或颅内血肿，导致对病情观察大意，可能耽误手术时机。

3. 儿童生长性骨折

是婴幼儿时期颅骨骨折的一种少见并发症。特征为颅骨的断裂处随婴儿的生长发育进行性增大，局部突出，形成囊性包块。特征：

第一，婴幼儿线样骨折。

第二，骨折下方硬脑膜裂伤。

第三，骨折下方脑损伤。

第四，骨折继发性扩大形成颅骨缺损。治疗原则为切除囊肿，修补硬膜及颅骨。一般不能自愈。

4. 新生儿骨缝重叠骨折和枕骨线样骨折

由于产伤，使颅缝撕裂，在出生后颅盖骨重叠不能复位，形成骨缝重叠骨折；出生后枕骨在人字缝上分离而形成枕骨线样骨折。前者往往合并脑损伤，将影响脑发育，一般不需特殊治疗；后者易形成生长性骨折，需手术修补。

### （八）颅前窝骨折

又称前颅底骨折，常累及额骨眶板和筛骨。特征：

第一，脑脊液鼻漏和眼睑对称性肿胀。

第二，熊猫眼征。

第三，嗅神经，视神经损伤。

第四，颅内积气。X 线检查，瓦特位较清晰。

### （九）颅中窝骨折

又称中颅底骨折，常累及蝶骨，颞骨岩部。特征：

第一，脑脊液鼻漏和（或）耳漏。

第二，颞肌下瘀血。

第三，面神经、听神经等损伤。

第四，颅内积气。

第五，颈内动脉—海绵窦瘘，搏动性突眼征。X 线检查，颏顶位较清晰。

### （十）颅后窝骨折

又称后颅底骨折，常累及颞骨岩部后外侧、枕骨。特征：

第一，无脑脊液漏。

第二，乳突皮下出血（BATTLE）征。

第三，后组颅神经损伤征。

第四，可并发颈椎骨折。X 线检查，汤氏位较清晰。颅底骨折大多可自愈。

处理：半坐卧位，给予抗生素、神经营养药等治疗。有脑脊液漏者不可堵塞或冲洗，以防逆行感染，1 个月内不能自愈或漏液过多者行手术修补。神经损伤严重者可行该神经减压术。

### （十一）颅底骨折的严重并发症

1. 视神经损伤

颅前窝，颅中窝内侧及眶腔骨折均可伤及视神经管、眶尖，引起视神经损伤。

（1）诊断要点

第一，伤后即刻或迟延的视力障碍。

第二，多为单侧损伤，患侧瞳孔散大，直接光反射明显减弱或消失，间接光反射存在。

第三，眼底检查，早期可正常或偶见视网膜动脉痉挛，10 ~ 14 天后，视盘逐渐苍白，直至出现原发性视盘萎缩。

第四，残存视力者可有视野缺损。

第五，X 线检查显示，颅前窝或视神经管骨折；CT 扫描见视神经管狭窄、不连续，其诊断率在 50%左右；MRI 可见视神经挫伤伴水肿，视交叉和视盘受压。

（2）治疗

第一，判明为原发性视盘损伤较重或已断裂，完全失明，多数保守治疗。

第二，由于骨片压迫或水肿、出血（血肿）使视盘管通道狭窄。部分视力丧失，且症状加重，说明可能为视盘受压、嵌顿所致。应尽早进行视盘减压术，以提高疗效。

2. 脑脊液鼻漏、耳漏

颅底骨折并发脑脊液漏者高达 50%左右，耳漏多于鼻漏。由于其为内开放伤，故可导致颅内感染，脑膜炎形成。

（1）诊断要点

第一，详细询问病史，外伤后有无鼻、耳出血及流清水。

第二，检查有无眼睑发绀、嗅觉或听力障碍（早期常因查体欠合作而漏诊），鼻腔及外耳道有无损伤出血，鼓膜是否穿孔、破裂（禁用镊子探查，以免逆行性感染发生）。

第三，X 线平片、CT 检查，应注意颅内有无积气，鼻窦内有无积液。因骨折线细微，影像确诊率较低。

第四，葡萄糖氧化酶试纸检测流出物是否为脑脊液。

（2）治疗

第一，一般保守治疗，1 ~ 2 周可自愈。半坐卧位，以脑脊液不漏或漏出减少为合适体位；肌注破伤风抗毒素（TAT）；保持鼻孔及外耳道清洁，不可堵塞或冲洗，以防逆行性感染；避免擤鼻、挖耳、咳嗽、用力；大便困难者用缓泻剂；漏出液较多或时间较长时，可行腰穿刺持续引流，但必须注意防止低颅压、逆行性感染发生；合理应用抗生素治疗。

第二，伤后 1 个月以上不愈者，经造影或放射性核素脑池显像，确定漏口部位，行颅底修补，可用肌肉片、筋膜、医用胶（如 EC 胶）、骨水泥、人工硬膜等材料。

3. 大量鼻出血

个别患者伤后立即出现严重大量鼻出血，可因休克、窒息而致死，故需采取急救处理：立即气管插管，清除气道内积血，保证呼吸通畅；随即填塞鼻腔，有时尚须经咽部堵塞鼻后孔；快速补充失血量；于患侧颈部压迫颈总动脉，必要时行手术结扎，以挽救生命。

# 第四节　颅内脑损伤

## 一、脑震荡

### （一）损伤机制及病理

脑震荡是脑损伤中最轻的一种，其特点为头部着力后即可发生短暂的脑功能障碍特别是意识障碍，经过短暂的时间后可以自行恢复。过去一些学者曾认为脑震荡仅是脑生理功能的一时紊乱，在组织学上并无器质性改变。但近年来许多学者通过临床和实验研究发现，头部着力后，使脑在颅腔内运动，可造成冲击部位、对冲部位以及延髓和上部颈髓产生组织学的改变。

动物实验观察，除意识丧失数分钟外，呼吸可暂停约 1 分钟，以后出现呼吸减慢和不规律，心率亦减慢，几分钟或几十分钟呼吸和心率逐渐恢复正常。伤后瞬间脑血流增加，但数分钟后脑血流量反而减少至正常的一半，30 分钟后脑血流可恢复正常。颅内压在着力瞬间可立即升高，数分钟后颅内压即趋下降。脑的大体标本上看不到明显变化，光学显微镜亦见轻度变化，如毛细血管充血、神经元胞体肿大和脑水肿变化。电子显微镜检查，在着力部位脑皮质延髓和上部颈髓均可见到神经元的线粒体明显肿胀，轴突亦肿胀，白质处有细胞外水肿等改变，提示血脑屏障的通透性增加。这些改变在着力后 30 分钟可出现，1 小时后最明显，并多在 24 小时内自然消失。这种脑干和上部颈髓的病理变化，可以解释伤后短暂的意识丧失、呼吸、心脏和脑血管的变化。

脑震荡患者脑电图，脑干听觉诱发电位有改变，脑电图波幅很快降低。脑干听觉诱发电位一般有器质损害。脑脊液中乙酰胆碱含量大增，胆碱酯酶的活性降低。

### （二）临床表现

1. 意识障碍

意识障碍的深浅和久暂，与作用头部的外力大小有关。意识障碍大多不超过半小时。

2. 逆行性遗忘

患者从昏迷清醒后，对受伤发生的时间、地点和伤前不久的情况都不能记忆，但对伤前越久的事，越记得清楚。也有将受伤当天的事忘记，以后渐次记忆恢复。在受伤一刹那的情况总是想不起来，即近事遗忘症，提示近记忆中枢海马回受损。

3. 全身症状

伤后立即出现意识障碍同时，多伴有面色苍白，瞳孔或大或小，对光反射迟钝，出冷汗，血压下降，脉搏微弱，呼吸浅而慢等自主神经和脑干功能紊乱的表现。严重者可出现双侧瞳孔一致性散大或缩小，对光反射消失，四肢松软，一切反射消失。以后随意识障碍好转，上述症状均逐渐消失。清醒后，多有头痛、头晕、疲乏无力，卧床时较好，活动时加剧，一般于 3 ~ 5 小时后自行消失，少数人可持续数日才逐渐消失。伤后亦可有失眠、思维能力减退和判断能力、记忆力差等表现，一般持续数日，数周后即可消失。

4. 情感变化

伤后数天，患者情绪非常不稳定，易激动，易发怒，常大声呼叫，不自主哭笑，有的表现抑郁淡漠。

### （三）治疗

1. 注意观察伤情

患者最好住院治疗，或在急诊室观察，密切注意意识、瞳孔、肢体运动和生命体征的变化。对已回家的患者，嘱其家属在当日夜密切注意头痛、恶心、呕吐和意识障碍，如有症状加重即应来院检查。

2. 卧床休息

静养 7 ~ 14 天，病房最好较暗和清静，减少对患者的不良刺激。嘱患者休息，少思考问题，不阅读长篇读物，可以看画报和报纸标题等。

3. 对症治疗

如有恶心、呕吐不能进食者，可静脉输液，每天输液量 1500 ~ 2000 毫升，以 10% 葡萄糖液为主，每分钟 25 ~ 35 滴，不可过快。头痛时，给予罗通定，索米痛等止痛药。对于烦躁、焦虑、失眠者给予地西泮，二溴和三溴合剂、氯氮卓等。

4. 病情解释

对症状消失较慢者，应多做病情解释工作，说明本病不会影响日常生活和工作，症状持续虽有长短之分，但都能自行减轻和消失，并能逐渐恢复工作。

## 二、脑挫裂伤

### （一）损伤机制及病理

外力作用头部，冲击点处颅骨变形或发生骨折，以及脑组织在颅腔内大块移动，造成冲击点伤、对冲伤和脑深部结构损伤，均可发生脑挫裂伤。Ommaya 认为，对冲伤与颅骨扭曲部位都易发生脑挫伤、颅底不平。头部外伤时，脑组织在颅底摩擦，以蝶骨嵴阻力最大，额叶和颞叶底部受影响较大。

脑挫裂伤多发生在脑表面的皮质，呈点片状出血，如脑皮质和软脑膜仍保持完整即为脑挫伤。如脑实质破损、断裂，软脑膜亦撕裂，即为脑裂伤。脑挫伤和脑裂伤常同时存在，故通称脑挫裂伤。milehob 在病理方面将脑挫裂伤分为早、中、晚三期。早期：在伤后数天，脑组织病理变化以出血、脑水肿、脑坏死为主要变化。中期：在伤后十数天或数周，损伤部位逐渐可见修复性病理变化。晚期：伤后数月、数年，损伤病灶陈旧但部分可转变较好或萎缩。

脑挫裂伤病灶周围常伴有局限性脑水肿，包括细胞毒性水肿和血管源性水肿。前者伤后多立即出现，神经元胞体肿大，主要发生在灰质。后者为血脑屏障的破坏，血管通透性增加，细胞外液增多，主要发生在白质，伤后 2 ～ 3 天最明显。此外，常发生弥漫性脑肿胀，多在伤后 24 小时内发生，以小儿和青年人多见，两侧大脑半球广泛肿胀，脑血管扩张，充血，脑血流量增加，脑体积增大，脑室和脑池缩小。成年人发生率低，多为一侧大脑半球肿胀，患侧脑室受压，中线结构向对侧移位。脑肿胀重者治疗多难奏效。

脑挫裂伤在显微镜下可见脑实质点片状出血，水肿和坏死，脑皮质分层结构不清或消失，灰质和白质分界不清。神经细胞染色质溶解，尼氏体消失，核膜破裂，核仁消失，轴突肿胀，断裂和崩解成颗粒状，细胞呈片状崩解，水肿区星形细胞和少支胶质细胞肿胀，血管周围间隙增宽，液体增多，数日或数周后组织液化，格子细胞吞噬，逐渐胶质细胞增生进入修复过程。

## （二）临床表现

1. 生命体征变化

轻度和中度的脑挫裂伤，血压和脉搏一般无多大改变，如有血压下降和脉搏加快且细弱等休克表现，多提示身体其他部位有并发损伤，要全面检查以免遗漏。由于颅内压力增高可引起血压升高，脉搏徐缓而洪大，严重脑挫裂伤呼吸可变深而慢，甚至出现病理性呼吸，体温多在 38℃左右。

2. 病灶性症状

以伤后即出现中枢性面瘫、单瘫和偏瘫较为常见。优势半球相应的功能区损伤可出现各种类型的失语。癫痫发作，在儿童多发生局灶性癫痫，癫痫大发作亦可发生，可发生在伤后数小时内，也可发生在伤后 1 ~ 3 天内。

3. 意识障碍

脑挫裂伤患者一般意识障碍时间均较长，短者半小时、数小时或数日，长者数周、数月，有的持续性昏迷或植物生存，甚至昏迷数年直到死亡。亦有的患者原发性昏迷醒后因脑水肿或弥漫性脑肿胀，以及其他的继发因素，再次昏迷，出现中间清醒期或中间好转期，容易误诊为颅内血肿，需要经脑血管造影或 CT 扫描做出鉴别。

4. 醒后症状

患者醒后有头痛、恶心、呕吐，记忆力减退，定向力障碍甚至反应迟钝，智力低下。

5. 脑膜刺激症状

外伤性蛛网膜下腔出血，红细胞破坏后形成胆红素，引起化学性刺激，头痛加重，颈强明显，克氏征阳性。

## （三）辅助检查

1. 颅骨 X 线平片

多数患者可有颅骨骨折。

2. 腰椎穿刺

腰椎穿刺为血性脑脊液，颅内压力正常或增高。

3.CT 扫描

在脑挫裂伤区可见点片状高密度区，或高密度与低密度互相混杂，这种伤后检查即可发现。脑水肿区一般出现较晚，为一界限低密度区，同时可见侧脑室受压变形。弥漫性脑肿胀多见于两侧大脑半球，有时也出现于一侧半球。由于脑血管扩张充血，全脑的密度较正常高。一侧大脑半球肿胀，可见到患侧脑室缩小，中线结构向对侧移位。

4. 脑血管造影

当病情变化，为鉴别颅内血肿但又无 CT 检查条件时。可行此项检查以除外颅内血肿。

## （四）治疗

1. 监护

严密观察病情的变化，特别对生命体征和意识、瞳孔、肢体运动、反射等，以及颅内压力进行定时监测。最好在加强监护病房（ICU）行多项功能监测仪监测，如无此条件也可行专科护理，以及时发现迟发性颅内血肿并能在大脑发生不可逆损害前进行治疗。

2. 保持呼吸道通畅和充分给氧

昏迷持续时间长的患者，应尽早进行气管切开，定期翻身、叩背、吸痰。充分给氧，避免人工过度换气呈现呼吸性碱中毒、脑血管收缩、脑容量下降、颅内压降低。

3. 治疗脑水肿及降低颅内压

主要药物为 20% 甘露醇 250 毫升，每 6 ～ 8 小时静脉快速滴入，病情危重患者可同时使用呋塞米 40 ～ 100 毫克静脉推入，限每日 1 次。地塞米松可减少脑组织含水量，在一定程度上恢复血脑屏障结构和功能，保护脑细胞，帮助恢复脑功能。地塞米松首次可静脉注射 10 毫克，以后每隔 6 小时肌注 5 毫克，5 天后减量。对重症患者可用大剂量，5 毫克 / 千克体重，每 6 小时 1 次，2 天后改 1 毫克 / 千克体重，每 6 小时 1 次，连用 6 天。有学者认为，大剂量与小剂量无明显不良反应差别。

4. 补液量

每日液体入量可大于尿量或等于尿量，病初以 10% 葡萄糖液输液为主，数日后加用盐类溶液，注意水电解质平衡，特别注意补钾和补足充分的热量。尽早鼻饲喂食，可减少补液量和不易造成水盐代谢异常。

5. 苯巴比妥钠

经脱水和激素治疗仍不能有效地控制脑水肿的发展，病情处于危重的患者，可使用苯巴比妥钠治疗，开始用量为 5 ~ 10 毫克 /（kg·h）静滴，连续用 4 小时，再以维持量 1.5 ~ 2 毫克 /（kg·h），病情稳定数日或一周停药。

6. 预防性使用抗生素

主要防止肺部感染。

7. 脑代谢营养药物

脑活素 10 毫升加入 10% 葡萄糖液 250 毫克，静脉滴注，每日 1 次；胞磷胆碱 250 毫克静滴，每日 1 次，其他如三磷腺苷，辅酶 A 等。

8. 降体温

可使用药物或物理降温，如使用空调房间，用电风扇吹，用冰水、乙醇擦浴，头置冰袋降温等。

9. 外伤性蛛网膜下腔出血

在伤后数日内脑膜刺激症状明显者，可反复进行腰椎穿刺排除血性脑脊液，对减轻头痛，改善脑脊液循环和促进脑脊液吸收有帮助。

10. 其他

对经检查已排除颅内血肿，而脑挫裂伤局部脑组织坏死，伴有脑水肿和颅内压增高，经各种药物治疗无效，症状进行性加重患者，应手术清除破碎坏死的脑组织，清除小的凝血块，然后根据脑水肿情况进行颞肌下减压或去骨瓣减压，术后继续加强综合治疗。

## 三、脑干损伤

受伤当时即发生脑干损伤称原发性脑干损伤；受伤数小时或数天后，大脑半球广泛水肿，颅内压增高造成脑干损伤，称继发性脑干损伤。本节介绍的是原发性脑干损伤，占颅脑损伤的 2% ~ 5%，在重型颅脑损伤中占 10% ~ 20%。由于脑干内有脑神经核，躯体的感觉和运动传导束，网状结构和呼吸、循环等中枢，故损伤后致残率和死亡率均较高。

### （一）损伤机制

第一，外力作用于头部，如头部侧方着力，脑干为同侧小脑幕游离缘挫伤；前额部着力，脑干为斜坡挫伤。

第二，旋转性损伤，脑干受损牵拉和扭转而致伤。

第三，坠落伤时头顶着地，引起脑干的牵拉伤。

第四，两脚和臀部着地引起延髓的挫伤。

第五，背部突然被撞击，由于头部后仰又前屈的挥鞭样损伤所引起的延髓与颈髓交界处损伤等。

### （二）病理

头部受伤后，脑在颅腔内大块移动，脑干与小脑幕游离缘，斜坡和枕大孔缘相撞击而致伤。一般统计，枕部着力时原发性脑干损伤的发生率较高，前额部、顶部和颞部着力时发生率较低。脑干损伤的部位以中脑被盖部损伤为多见，其次是脑桥和延髓被盖部，其他如脑桥基底部、桥臂和大脑脚均较少见。脑干损伤的病理变化可轻可重。轻者仅有显微镜下可见的脑实质内点状出血和局限性水肿，甚至病理形态上无明显变化。重者可见神经结构的断裂，局灶性或大片出血，水肿和软化。

### （三）临床表现

1. 意识障碍

伤后立即发生昏迷，为持续性意识障碍，时间多较长。意识障碍的恢复比较缓慢，恢复后常有智力迟钝和精神症状。网状结构受损严重时，患者可长期呈植物生存状态，没有明显的意识活动，可仅存一些咳嗽、打哈欠、吞咽、瞬目等原始动作。但脑干一侧损伤，其意识障碍可能不深或不持久。故无持续昏迷的患者，不能否定脑干损伤。

2. 去脑强直

去脑强直是中脑损伤的表现，头部后仰，两上肢过伸和内旋，两下肢过伸，躯干角弓反张状态。去脑强直表示伸肌收缩中枢失去了控制。

3. 交叉性瘫痪

交叉性瘫痪为脑干一侧性损伤的表现。中脑一侧损伤时，出现同侧动眼神经瘫痪和对侧上下肢瘫痪；脑桥一侧损伤时，出现同侧外展神经和面神经瘫痪和对侧上下肢瘫痪。

4. 瞳孔变化与眼球活动

第一，中脑损伤：可出现双瞳孔散大或大小不等，或双瞳孔交替变化、时大时小，对光反射消失；可有眼球固定或眼球分离现象。

第二，脑桥损伤：一侧或两侧瞳孔可极度缩小，对光反射消失，可有双眼同向凝视。

5. 生命体征变化

脑干内有呼吸中枢、心跳中枢和血管运动中枢，当脑干损伤时生命体征变化往往比较明显。

第一，呼吸功能紊乱：脑干损伤常常在伤后立即出现呼吸节律的变化，即呼吸不规律。呼吸中枢分布于延髓、脑桥和中脑下端的网状结构内，由吸气，呼气，长吸和呼吸调节中枢所组成。当中脑下端和脑桥上端的呼吸调节中枢受损时，出现呼吸节律的紊乱，如陈—施氏呼吸；当脑桥中下部的长吸中枢受损时，可出现抽气样呼吸；当延髓的吸气和呼气中枢受损时，则发生呼吸停止。呼吸停止后，心搏不立即停止，往往在人工呼吸下能持续数小时至数天，甚至十数天。

第二，心血管功能紊乱：延髓内有心搏加速中枢，心搏抑制中枢，血管收缩中枢和血管舒张中枢。延髓损伤时，可出现脉搏速弱或慢而弱，血压低，称脑性休克或延髓休克。损伤严重时，表现呼吸、心搏迅速停止，死亡。

第三，体温变化：可出现高热，多由于交感神经功能受损，出汗的功能障碍，影响体热的放散所致。当脑干功能衰竭时，体温则降至正常以下。

6. 内脏症状

有消化道出血，由胃和十二指肠黏膜糜烂或溃疡所致；也有出现顽固性呃逆，控制十分困难。

## （四）辅助检查

1. 腰椎穿刺

脑脊液多呈血性，压力多为正常或轻度升高。

2. 颅骨 X 线平片

颅骨骨折发生率较高，可根据骨折的部位推测脑干损伤的情况。

3.CT 扫描

应在伤后数小时内检查，可显示脑干有点片状密度增高区，脑干肿大，脚间池、桥池、四叠体池、第 4 脑室的受压或闭塞，而侧脑室和侧裂则多属正常。

4. 诱发电位

可以确定有无脑干损伤和损伤部位。中脑损伤时，听觉诱发电位完整，而皮层体感电位消失。脑桥损伤时，听诱发电位波峰不完整，皮层体感电位亦消失。

## （五）治疗

一般多采取非手术治疗，与脑挫裂伤的治疗大致相同。如有脑干血肿症状不断加重时，亦可考虑开颅清除血肿。

## 四、脑损伤的急救护理措施

### （一）急救处理措施

第一，保持呼吸道通畅，及时清除呼吸道分泌物，呕吐时将头偏向一侧以免误吸。必要时安置口咽通气管或气管插管。

第二，遵医嘱给予吸氧。

第三，迅速建立静脉通路，遵医嘱给予脱水药物治疗。

第四，注意保证安静，躁动的患者给予适当的肢体约束。

第五，需要时，置患者于心电、血压、呼吸、血氧饱和度监护下。

第六，配合医师妥善处理伤口，迅速止血，加压包扎，防止伤口感染。

第七，如需进行手术治疗，应迅速做好备皮、备血、导尿等术前准备。

### （二）遵医嘱给予药物治疗

1. 脱水疗法

常用的药物为甘露醇、呋塞米及清蛋白等。成人每次 20% 甘露醇 250 毫升静脉快速滴注，于 15 ~ 30 分钟内滴完，依病情轻重每 6 小时、8 小时或 12 小时重复一次。与呋塞米联合应用可增疗效，两者可同时或交替使用。清蛋白与呋塞米联合应用，可保持正常血容量，在应用脱水疗法的过程中，观察尿液的颜色及量，监测水电解质水平及功能。

2. 激素

肾上腺皮质激素用于重型脑损伤，其防止脑水肿的作用不甚确定。一般使用地塞米松 5 毫克肌注，6 小时 1 次，或 20 毫克 / 天静脉滴注。用药期间可能发生消化道出血或加重感染，宜同时使用 H2 受体阻滞药及抗生素。

### （三）严密观察病情变化

早期发现脑疝，判断疗效和及时改变治疗方法。

1. 意识

意识障碍的程度可视为脑损伤的轻重。意识分为 5 个阶段，即意识清楚、意识模糊、浅昏迷、昏迷和深昏迷。近年来，多采用国际通用的格拉斯哥昏迷量表评分法（C-CS）从睁眼、语言和运动 3 个方面来评判患者的意识情况。

2. 瞳孔变化

小脑幕切迹疝早期，患侧动眼神经因牵扯受到刺激，患侧瞳孔可先缩小，对光反射迟钝；随着动眼神经和中脑受压，该侧瞳孔旋即表现进行性扩大、对光反射消失、睑下垂及对侧瞳孔亦随之扩大。原发性动眼神经损伤，在受伤当时瞳孔即扩大，且无进行性恶化表现。

3. 锥体束征

早期出现的一侧肢体肌力减退，如无进行性加重表现，可能是脑挫裂伤的局灶体征；如果是稍晚出现或早期出现而有进行性加重，考虑为血肿引起脑疝或压迫运动区所致。去大脑强直为脑疝晚期表现。

4. 生命体征

血压升高、心率减慢和体温升高。颞区的血肿大多先经历小脑幕切迹疝，然后合并枕骨大孔疝，故严重的呼吸循环障碍常在经过一段时间的意识障碍和瞳孔改变后发生；额区或枕区的血肿可不经历小脑幕切迹疝而直接发生枕骨大孔疝。一旦有了意识障碍，瞳孔变化和呼吸骤停几乎同时发生。

5. 颅内压增高三主征

患者出现剧烈头痛或烦躁不安症状，可能为颅内压增高或脑疝先兆；颅内压增高的呕吐呈喷射状；视盘水肿为颅内压增高的重要体征。

### （四）脑脊液漏的护理

第一，取头高位，将头抬高 15° ～ 30° 。

第二，于鼻孔后及外耳道口放置干棉球，浸透后及时更换。根据棉球数估计脑脊液漏液量。

第三，及时清除鼻腔或外耳道内血迹及污垢，防止液体引流受阻而逆流。

第四，禁忌做耳鼻道填塞、冲洗、滴药，严禁经鼻插胃管或行鼻腔气管插管。

第五，避免打喷嚏、剧烈咳嗽或用力排便，以免脑脊液压力突然升高后又降低而使脑脊液发生逆流。

### （五）并发症的预防和护理

1. 压疮

保持皮肤清洁，定时翻身，预防性地使用气垫床，严格地进行交接班。

2. 感染

长期留置尿管是引起泌尿系感染的主要原因。留置尿管的过程中，加强会阴部护理，关闭导尿管并定时放尿以训练膀胱功能。加强呼吸道护理，定期翻身拍背，保持呼吸道通畅，防止呕吐物误吸引起窒息和呼吸道感染。

3. 消化道出血

因创伤应激或大量使用肾上腺皮质激素引起的应激性溃疡所致。遵医嘱给予留置胃管进行胃肠减压，使用 H2 受体阻滞剂，局部使用正肾冰盐水和凝血酶。

4. 暴露性角膜炎

眼睑闭合不全者，给予眼药膏、眼罩覆盖保护角膜。

# 第三章　胸部急危重症

## 第一节　成人呼吸窘迫综合征

以前，成人呼吸窘迫综合征（ARDS）被称为挫伤性肺炎或“创伤性湿肺”。成人呼吸窘迫综合征的实质，是在胸部损伤后，在支气管和肺泡内积聚大量的血液、血浆、水肿液、漏出液和支气管分泌物的混杂液体，而无能力将其咳出，加以伤后释出多种细胞因子使肺泡膜与内皮损伤，导致肺间质水肿等因素，引起严重缺氧。此综合征也可继发于胸部、腹部、四肢等创伤后。

### 一、发病机制

肺挫伤后，呼吸运动加快，支气管、肺泡被血液堵塞，瘀血也引起支气管反射性痉挛，肺泡细胞缺氧，组织通透性增加，甚至血浆也大量渗入肺泡内。近 20 年的研究揭示，创伤引起的各种作用于血管的活性物质和细胞毒素，流经肺循环时损伤肺毛细血管内皮细胞，使肺毛细血管的通透性增加，肺泡间质水肿，进入肺泡内的血浆蛋白质形成透明膜，失去气体交换的能力，实为微型肺不张，导致严重缺氧。

不能从气道排出这些液体的原因，主要是无力咳嗽。创伤后未被控制的胸痛，膈肌升高，连枷胸引起的反常呼吸运动和中央神经系统被抑制，都是干扰有效咳嗽的因素。

遭受严重的钝性胸部创伤后，某些患者只引起局部肺挫伤，而另一些患者则为弥漫性肺挫伤。继之，发展为呼吸窘迫综合征，其原因尚不清楚。当然，创伤的严重程度是一个明显的因素，创伤后大量输血、补液可能是另一个重要因素。当遭受高速、低重量的钝性创伤时，如果声门关闭或气管有梗阻，则加重肺挫伤的程度，这个原理得到动物实验的证实。肺组织对各种类型损伤的反应都是相同的形式，最终发展为实变。经实变区的血未经氧合分流入肺静脉系，未经气体交换引起的低氧血症，肺顺应性降低和过度通气（创伤后呼吸加快）引起的低碳酸血症，构成呼吸窘迫综合征的主要病理生理改变。

## 二、临床表现

呼吸急促而困难，缺氧症状明显，发绀，周围循环衰竭，四肢冰冷，吸氧无效。实验室检查：严重低氧血症，开始为低碳酸血症，随后发生呼吸性酸中毒。

胸部体征常不如症状明显，呼吸音增强，可听到少量湿性啰音及哮鸣音。胸部 X 线检查在早期只发现肺纹理增多，不久则出现双肺弥漫性浸润性阴影，正常肺组织所剩无几。

## 三、诊断

胸部损伤后，患者通常出现无效的干咳，很快发展为进行性呼吸困难，呼吸深快，呼吸频率增速可达 30 ~ 50 次 / 分钟。在急诊接待这种患者时，应高度怀疑为呼吸窘迫综合征，尽可能请呼吸内科医师一起检查和处理患者。体检发现双肺有分散、细小的湿啰音，咳嗽后不能完全消失，局部有哮鸣音。上述体征与合并有支气管痉挛的肺水肿体征相似，但其程度和分布范围较初期 X 线胸片上所见还要严重。

如果患者在外院已做 X 线胸片，到急诊室后必须重复摄直立位 X 线胸片。在初期为少数绒毛状不透明的阴影，很快变成真正的“暴风雪”，只有很小部分有功能的肺组织。通常这些表现，首先出现在受冲击一侧，根据上述资料即可做出初步诊断。

各医院对呼吸窘迫综合征的诊断标准虽不尽相同，但目前国内对具备下列条件者均认为应该确诊：

第一，呼吸 >35 次 / 分钟。

第二，呼吸空气时 $PaO_2 \leqslant 8.0kPa$（60mmHg），或 $PaO_2/FiO_2 \leqslant 300$（$PaO_2$ 以 mmHg 计）。

第三，胸片示双肺弥漫性浸润性阴影。

第四，静态肺顺应性（Cstat）≤ 50ml/cm $H_2O$。

第五，分流率（Qs/Qt）≥ 20%。

第六，PCWP ≤ 2.13kPa（16mmHg）。

## 四、治疗

目前，对呼吸窘迫综合征的发病机制尚未清楚，对其治疗基本上属支持疗法，尽力维持氧合功能和足够的心排血量，以保持重要器官的功能。

### （一）促使患者咳嗽和排痰

患者应半坐位，在氧气充足，湿化的床罩内，做肋间神经封闭以控制胸痛，促使患者咳嗽；应考虑做鼻气管吸痰，经支气管镜吸引及气管切开吸痰；小剂量氨茶碱对解除支气管痉挛有效，有心律失常者慎用。

### （二）控制静脉输液量

如果诊断之前在急救期间已因过量输液产生超负荷，应静脉给予利尿剂，如呋塞米 20 ~ 100 毫克，视病情而定。

由于过量输液，特别是血浆，使渗漏入肺泡和肺间质的液体增加，加重肺水肿，故应严格控制入量。

### （三）药物治疗

实验性研究创伤后肺实变的各种类型时发现，激素对治疗肺挫伤有效，可能由于其能影响细胞膜的通透性。但近 10 年来，经过大量临床观察，对大剂量激素治疗持否定态度，认为激素治疗呼吸窘迫综合征并无肯定的疗效。大部分患者并发支气管炎，故建议及早使用抗生素，应根据感染情况调整其类别和用量。有人建议用祛痰药和黏液溶解剂，但其疗效尚不明显。为改善肺循环及支气管痉挛可用 a- 受体阻滞剂和酚妥拉明 5 ~ 10 毫克静滴，为预防因应激性溃疡引起消化道出血，可给予西咪替丁等 H2- 受体拮抗剂。

### （四）机械通气

一旦确诊，就要考虑急送加强治疗病房或急诊做气管切开术，以吸出痰液，降低气道阻力，减小呼吸无效腔和呼吸做功。合理、及时应用机械辅助通气，可降低严重病例的病死率。若间歇正压通气仍不能维持 $PaO_2$ 在 8.0 kPa（60 mmHg）以上，应使用呼吸末正压通气（PEEP），根据病情，可给予 0.49 ~ 0.98 kPa（5 ~ 10cm $H_2O$）的正压。最佳的 PEEP，使 Qs/Qt 降至最小，心排出量最大。这种正压呼吸可以张开狭窄的细支气管和不张的肺泡，吸入更多的氧气进行气体交换。在使用 PEEP 时要注意观察气道内压力，预防心排血量下降，以减少气压伤和影响回心血量。病情好转停用 PEEP 时，以逐步降低正压逐渐撤除为宜。

## 五、中医治疗

### （一）辨证施治

1. 痰热壅肺

高热神昏，喘促气急，咳嗽痰多，面唇发绀，烦躁不安，舌红，苔黄，脉滑数。治宜泻热救肺。方用泻热救肺汤加减：银花 30g，连翘 15g，石膏 30g，鱼腥草 30g，大青叶 15g，苏子 9g，葶苈子 12g，杏仁 9g，桑白皮 15g，川贝母 9g，全瓜蒌 15g，芦根 30g，滑石 15g，郁金 12g。

2. 腑结肺痹

高热面赤，神昏谵语，烦躁不安，痰涎壅盛，气息粗急，口干喜饮，腹满便秘，小便短赤，舌苔黄燥而有芒刺，脉洪大或弦数有力。治宜通腑救肺。方用通腑救肺汤加减：大黄 6 ~ 12g，芒硝 9 ~ 15g（冲服），枳实 12g，厚朴 9g，金银花 30g，连翘 15g，石膏 30g，知母 12g，全瓜蒌 15g，葶苈子 9g，甘草 3g。

3. 水湿犯肺、瘀血阻滞

气粗息促，张口抬肩，摇身撷肚，胸膈满闷，喉间痰鸣，口唇发绀，舌暗红，苔薄白，脉弦滑。治宜宣肺渗湿，活血化瘀。方用宣肺渗湿汤：杏仁 10g，桂枝 10g，葶苈子 10g，赤芍 10g，桑白皮 10g，丹参 10g，当归 10g，郁金 10g，黄芪 30g，草血竭 10g。

4. 热邪犯肺、气阴两伤

息促气微，精神萎靡，口干咽燥，面唇发绀，身热汗出，舌红，苔少，脉细数无力。治宜益气救阴，定喘固脱。方用生脉散加味：吉林参 30g（文火另煎，兑服），麦冬 15g，五味子 6g，山茱萸 30g，龙骨 30g（先煎），牡蛎 30g（先煎）。

如热在气分者，可加石膏 30g，知母 10g，粳米 10g，甘草 6g，黄连 6g，黄柏 10g，大黄 6g；如热入营血者，可加犀角 6g（水牛角代，锉末或磨汁冲服），生地黄 15g，丹皮 10g，玄参 10g，连翘 10g，竹叶 10g，甘草 6g；如肺肾两虚，气阴两竭者，治宜益气养阴、肺肾双补，方用参芪地黄汤：吉林参 30g（文火另煎兑服），黄芪 15g，生地黄 30g，山茱萸 30g，山药 15g，丹皮 12g，茯苓 12g，泽泻 12g。加五味子 6g，益母草 30g。

5. 心肾阳虚

心悸怔忡，畏寒肢冷，或朦胧欲睡，或小便不利，下肢及颜面水肿，或唇甲淡暗发绀，舌淡暗，苔白滑，脉沉微细。治宜温通心肾、泻肺行水。方用桂附行水汤加减：桂枝 9g，附片 15 ~ 30g（先煎 30 ~ 60 分钟），吉林参 15g（文火另煎兑服），生黄芪 30g，猪苓 12g，茯苓 15g，泽泻 12g，桑白皮 15g，葶苈子 9g，川芎 9g，鸡血藤 30g。

6. 血虚喘促（常见于素体血虚，各类休克并发 ARDS 的患者）

呼吸喘促，身热神昏，面色苍白，舌淡，苔薄黄，脉虚数。治宜益气生血、清热泻肺。方用当归补血汤加味：黄芪 50g，当归 10g，桑白皮 12g，杏仁 6g，丹皮 12g，赤芍 12g，蒲公英 30g，黄芩 12g。

7. 阴竭阳脱

气息微弱，呼吸不规则（呈潮湿呼吸或叹气样呼吸），神志昏愦，精神萎靡，体温骤降，血压降低，四肢厥冷，大汗淋漓，唇舌干燥，舌红少津，脉细数或微细欲绝。治宜养阴定喘，回阳固脱。方用生脉散合参附龙牡汤：吉林参 30g（文火另煎兑服），麦冬 15g，五味子 6g，附片 15 ~ 60g（先煎 30 ~ 60 分钟），龙骨 30g（先煎），牡蛎 30g（先煎）。

此型患者肺、肾、心诸脏俱虚（相当于呼吸、循环衰竭），可同时并服黑锡丹，每次 6 ~ 9g，每日 3 ~ 4 次。

### （二）验方介绍

1. 蟾酥粉（适用于喘促欲脱者）

每次服 10 mg，每日 3 ~ 6 次。

2. 宣肺祛瘀汤（治呼吸窘迫综合征有瘀血证验方）

当归 12g，丹参 15g，郁金 12g，桂枝 9g，赤芍 12g，葶苈子 9g，桑白皮 15g，杏仁 9g。

3. 加味承气汤（治呼吸窘迫综合征有腑实证验方）

大黄 6 ~ 12g，芒硝 9 ~ 15g（冲服），枳实 9g，厚朴 12g，黄芩 12g，桑白皮 12g，白芍 12g，甘草 3g。若阳明热甚者，可加石膏 30g，知母 12g，粳米 12g；如邪陷心包者，则改用牛黄承气汤（安宫牛黄丸加生大黄粉）。

4. 醒透散

用麝香、牛黄、冰片，按 1:2:2 的比例研磨混合而成。本方不但可开窍醒神，而且能豁痰开闭，减少呼吸道分泌物，保持呼吸道通畅。每次服 1.5 ~ 3.0g，每日 1 ~ 2 次。

5. 独参汤

吉林参 30g，文火煎成浓汁，顿服。

### （三）针刺疗法

1. 主穴

大椎、肺俞、定喘、合谷、曲池。手法为点刺，不留针，起针后加火罐。

2. 配穴

如痰多气壅者，配天突、膻中、丰隆，手法为泻法；若喘而欲脱者，配内关、三阴交，手法为平补平泻。

## 六、急救护理措施

### （一）即刻护理措施

第一，患者入院后安置于抢救病床，协助患者取半卧位或舒适体位。

第二，立即评估神志、呼吸、血压、心率、血氧饱和度等生命体征，并给予心电、血压、血氧监护。

第三，遵医嘱给予吸氧。

第四，遵医嘱急检血气分析。

第五，开放静脉通路，遵医嘱用药。

第六，如果病情允许，协助患者按照医嘱做相应的检查。

### （二）纠正缺氧

纠正低氧血症是成人呼吸窘迫综合征（ARDS）治疗中最为重要的目的。采取有效措施，尽快提高 $PaO_2$。一般需要高浓度（>50%）给氧，使 $PaO_2 \geqslant 8.0$kPa（60 mmHg）或 $SaO_2 \geqslant 90\%$。轻症者可以面罩给氧，但多数患者需使用机械通气。

### （三）机械通气监护

目前认为，机械通气是治疗 ARDS 的主要手段，多数学者认为一旦诊断为 ARDS，应尽早进行机械通气。

1. 适当的机械通气模式

ARDS 的机械通气推荐采用非保护性通气策略，主要措施包括给予合适水平的呼气末正压（PEEP）和小潮气量。

（1）呼吸末正压的调节

适当水平的呼吸末正压（PEEP）可使萎陷的小气道和肺泡再开放，防止肺泡随呼吸周期反复开闭，使呼气末肺容量增加，并可减轻肺损伤和肺泡水肿，从而改善肺泡弥散功能和通气 / 血流比例，减少肺内分流，达到改善氧合和肺顺应性的目的。但 PEEP 可增加胸内正压，减少回心血量，从而降低心排血量，并有加重肺损伤的潜在危险。因此在应用 PEEP 时应注意：

第一，对血容量不足的患者，应根据医嘱给予补充足够的血容量以代偿回心血量的不足；同时不能过量，以免加重肺水肿。

第二，从低水平开始，先用 0.49 kPa（5 cm $H_2O$），逐渐增加至合适的水平，争取维持 $PaO_2$>8.0 kPa（60 mmHg）而 $FiO_2$<0.6。一般 PEEP 水平为 0.785 ～ 0.765 kPa（8 ～ 18 cm $H_2O$）。

（2）小潮气量

ARDS 机械通气采用小潮气量，即 6 ～ 8 毫升 / 千克体重，旨在将吸气平台压控制在 2.942 ～ 3.432 kPa（30 ～ 35 cm $H_2O$）以下，防止肺泡过度扩张。为保证小潮气量，可允许一定程度的二氧化碳潴留和呼吸性酸中毒（pH7.25 ～ 7.30）。合并代谢性酸中毒时需按医嘱适当补碱。

2. 妥善固定气管插管

气管插管固定要牢固，注意检查气管插管深度，观察气管插管距门牙的刻度，并做好标记，观察标记是否改变，检查气囊压力，并做好护理记录。必要时约束患者双手，防止意外拔管。

3. 气道的护理

良好的气道湿化可以防止痰的形成，降低痰液黏稠度。方法：

第一，蒸汽加温湿化，一般呼吸机均有此功能，吸入空气的温度在 35℃～ 37℃，不可超过 40℃。湿化罐内只能加无菌蒸馏水，水量适中，注意防止水蒸干。

第二，按医嘱直接向气道内注入生理盐水，可采用间断注入或持续滴注两种方法。间断注入，每次注入液体量 3 ～ 5 毫升，每次 2 小时；持续滴注方法可用输液泵持续滴注，每日湿化液总量根据患者病情、痰液黏稠度调整。

第三，雾化吸入，有些呼吸机本身有雾化装置，雾粒直径 3 ～ 5 微米，可达到小支气管和肺泡。

气管内吸痰在 ARDS 机械通气患者的护理中非常重要，其目的在于清理呼吸道分泌物，保持呼吸道通畅，改善肺泡的通气和换气功能。吸痰指征为：

第一，床旁听到痰鸣音。

第二，患者咳嗽。

第三，气道压力升高，呼吸机气道高压报警。

第四，氧分压和血氧饱和度突然下降。

吸痰前应给予高浓度氧疗 2 分钟，吸痰时严格遵守无菌操作，密切观察患者 $SaO_2$ 的降低幅度，避免高负压 >20.0kPa（150mmHg），长时间（>12s）吸痰所致的急性肺不张的发生。如患者痰液黏稠，可在患者吸气时滴入 3 ~ 5 毫升气道湿化液。

密闭式气管内吸痰能较好地维护机械通气状态，保证吸痰前后肺内压力相对稳定，同时还能防止带有细菌，病毒的飞沫向空气中播散。因此，有条件可采取密闭式气管内吸痰法适时吸痰。

4. 严密观察病情

密切观察患者生命体征，血氧饱和度、尿量和血气等指标。根据病情设置合理的报警范围，准确记录呼吸机参数，如出现报警要及时查找原因并处理。因患者严重低氧血症，呼吸机使用过程中逐步提高呼气末正压（PEEP），扩张肺泡，增加肺组织顺应性，利于氧弥散和改善氧合，但 PEEP 过高对氧合并未明显增加，反而可能增加胸腔内压，导致心排血出量减少，加大了出现低血压、尿量减少、气胸、纵隔积气、颅内压增高等不良后果的可能性。护理中尤为注意血压、尿量、双肺呼吸音变化，及颈部、胸部、腋下皮肤有无握雪感，及早发现皮下气肿。严密监测患者气道压力水平，听诊双肺呼吸音，注意有无气压伤的发生。

5. 呼吸机管路的护理

保证管路连接正确、紧密，及时倾倒积液瓶内的水，使积液瓶处于最低位置，避免管路打折、牵拉。使用一次性呼吸机管路、湿化罐、还包括吸痰装置，呼吸机管路每周更换一次，模拟肺定期进行环氧乙烷灭菌。

6. 预防和控制呼吸机相关感染

第一，严格执行洗手制度，减少探视。

第二，严格执行无菌操作，如各种侵入性检查治疗时，均应遵守无菌技术原则。

第三，定时更换呼吸机管道或使用一次性呼吸机管道。

第四，定时翻身、拍背、转换体位，及时吸痰，减少肺内痰液的潴留。

第五，气管插管者，气囊充气合适，以免胃内容物误吸。

第六，注意监测患者体温、心率和白细胞计数等。

7. 加强基础护理

第一，加强口腔护理：减少口腔炎发生。口腔护理时，要保证气管插管的气囊封闭，避免清洁液直接进入气管，并注意气管插管的稳定和深度。

第二，皮肤护理：每 2 小时为患者翻身 1 次，有条件可采用电动气垫床，保持患者皮肤清洁、干燥。

### （四）用药护理

按医嘱尽早应用肾上腺皮质激素改善毛细血管通透性，减少气血屏障组织的液体渗出，减轻肺水肿；抑制炎症促进因子，降低炎症反应。应注重观察痰液的量、色、性状；监测血常规、血电解质及酸碱平衡情况，遵医嘱按时给予服用保护胃黏膜的药物，监测大便隐血情况。人工气道的建立及肾上腺皮质激素的使用，利于细菌或真菌生长繁殖，呼吸道感染发病率明显增高，应按医嘱合理应用抗生素。

### （五）生命体征监护

1. 呼吸

呼吸频率 >28 次 / 分钟时常为病情加重的预警信号。如呼吸浅速、吸气时出现“三凹征”，或胸腹式交替呼吸提示呼吸肌疲劳；出现反常呼吸表明膈肌衰竭；如呼吸浅慢、节律不齐或睡眠呼吸暂停，常见中枢性呼吸抑制。

2. 心率和心律

心率增快见于低氧血症和高碳酸血症等，心率减慢见于严重低氧血症，当 $PaO_2 \leqslant 3.3kPa$（25mmHg）时，可发生房室传导阻滞或猝死。

3. 血压升高

常见于急性二氧化碳潴留。$PaCO_2$ 上升 10mmHg，血压亦即上升，脉压增大；血压下降，见于严重低氧血症，严重者可发生休克。

### （六）输液管理

第一，有条件应严密监测中心静脉压和平均肺动脉压的变化，以免因输液不当诱发或加重肺水肿。

第二，合理限制液体入量，在保证足够血容量、血压稳定的前提下，要求出入液量呈轻度负平衡（-500 毫升）；补液以晶体液为主；必须输血时，最好输入新鲜血液。

第三，按医嘱给予利尿剂，加速水肿液排出，改善心肺功能；注意监测，防止发生电解质紊乱。

### （七）特殊治疗措施的护理

1. 控制肺膨胀的护理

实施肺膨胀过程中严密监测循环功能及 $SaO_2$ 变化；吸痰后需重新选择最佳参数，施行肺膨胀。

2. 俯卧位通气的护理

第一，定时根据医嘱要求进行翻身，固定体位，如使用翻身床时，则根据要求调整翻身床角度。

第二，注意严防气管导管牵拉、脱落、扭曲，导致严重气道阻塞。

第三，严密监测俯卧位时生命体征的变化及呼吸参数，尤其是气道峰压、潮气量及呼气末正压的变化。

第四，必要时翻身前提高吸入氧气浓度。

第五，俯卧位持续时间根据 $PaO_2$ 决定。

### （八）营养支持

按医嘱给予高热量、高蛋白质、富含维生素的流质食物，改善患者全身营养状况，增强抵抗力。提倡全胃肠营养，避免静脉营养的不足，同时能够保护胃黏膜，防止肠道菌群紊乱。

### （九）心理护理

采用多种方式加强与患者的交流和沟通，解除患者的焦虑和恐惧感。在接收机械通气治疗期间，由于周围环境氛围紧张，机器噪声及自身病情的危重，常产生强烈的紧张恐惧心理，此时应对患者进行安慰、鼓励，解释应用呼吸机治疗的重要性，强调预后良好，树立战胜疾病的信心，同时通过控制环境的温度、光线和噪声，创造一个舒适的环境，保证患者得到充分的休息。

由于人工气道的建立，导致患者语言交流障碍，引起焦虑不安。护士可与家属联系，了解患者日常生活习惯，通过观察其表情、手势、眼神，了解其需要，或者通过提供纸笔、日常生活图片和实物，让其写出或指出自己的需要，增加沟通方式。当其心情烦躁时，可与患者谈心，播放喜爱的广播和音乐，消除其不良情绪，配合治疗。对极度烦躁不配合者，按医嘱给予镇静药静推或持续静脉泵入，使患者处于安静状态。

### （十）安全护理

机械通气躁动患者上床档，合理使用约束带，防止坠床与受伤。

## 七、预后

呼吸窘迫综合征患者对麻醉和手术的耐受力极差，是进行任何手术的禁忌证。来急诊室的患者，往往由于为肯定诊断花费很长时间，最后终于确诊，但病情已发展到危重阶段，且常因心血管、肾和肝等脏器同时或相继出现功能衰竭而致死。目前，病死率仍高达50%，病程长的存活病例后期可能并发肺间质纤维化而致残。

# 第二节　创伤性血胸

胸部损伤所引起出血或血液积聚在胸膜腔内时称为创伤性血胸。它属胸部创伤的严重并发症之一，常与胸部的其他部位伤或全身多发伤合并存在。创伤性血胸是一种由于外伤导致的胸部创伤疾病，对人体有极大危害，在治疗创伤性血胸时，多数患者要采取手术止血治疗，如果伤口伤及肺部的动静脉，可能会造成肺部的急性出血，而且出血量较大，若是抢救不及时，会导致患者的死亡。创伤性血胸是一种意外事故导致的创伤，所以还没有有效措施来预防该病的出现，只能在日常生活中多加注意，远离高危地区。

在临床上，创伤性血胸也叫血胸，由于外部的刺伤导致胸膜内部积血的重度创伤。创伤性血胸的出现概率极高，如果患者的胸部遭受钝性伤害，有25%～75%的概率出现创伤性血胸；如果患者的胸部遭受的是穿透性的创伤，则创伤性血胸的出现概率大大提高，有60%～80%的概率会出现胸膜腔积血的状况。在出现创伤性血胸时要及时就医治疗，防止患者出现休克的现象，第一时间对胸膜腔内的积血进行处理，解除肺部的受压状态，防止肺部出现感染状况。

## 一、来源

创伤性血胸的来源主要有以下几个方面。

### （一）心脏、大血管伤

例如，心脏贯通伤，胸主动脉、上下腔静脉和肺动静脉干伤等，多发生在胸腔和纵隔穿透伤，出血量多而快，如果不及时救治在短期内即可发生失血性休克死亡。

### （二）胸壁血管损伤

例如肋间动、静脉，胸廓内动脉。这些血管属体循环血管，压力高、出血量大、流速快，自行停止较慢并难以自行止血，多数可引起大量血胸，需手术止血。

### （三）肺组织血管伤

由于肺循环血管多为小口径肺动、静脉，因其血管壁薄、血压仅为体循环血压的 1/3 ～ 1/4，加之肺组织具有弹性回缩的力量，故出血量较小，速度也慢，多能在数小时内达到停止。

### （四）膈肌和腹腔器官伤

主要见于胸腹联合伤，尤其是腹腔内的肝、脾损伤，其出血可通过破裂的膈肌进入胸腔。

## 二、病理生理

血液流入胸膜腔内，由于心、肺、膈肌的活动发生去纤维蛋白的作用，经数小时后胸内积血的纤维蛋白可自行溢出，因而使血液失去其自行凝固的作用。故当胸腔穿刺时抽出的血液不会凝固。如果血胸发生时间较久，胸膜渗出的纤维素会覆盖在胸膜上使肺的呼吸活动受限，其去纤维蛋白作用也随之消失，这时胸膜腔内积血亦会发生逐渐凝固，如果在短时间内大量出血时呼吸运动不足以发挥其去纤维蛋白作用，也可出现血胸凝固现象，称为凝固性血胸，胸腔穿刺抽不出或不易抽出血液。

凝固性血胸 3 天以后，其附在胸膜上的纤维素和血块逐渐由于成纤维细胞和成血管细胞的侵入会发生机化形成纤维板，这种脏层胸膜纤维板可随时间逐渐增厚压迫肺脏，壁层胸膜纤维板的增厚可限制胸壁活动。如果胸膜间隙完全被纤维素所填塞称为纤维胸，其胸壁运动及呼吸功能严重受限，伤侧的肺功能显著降低。大量血胸可引起血容量的降低，伤侧肺的受压，肺不张会产生生理性右向左的分流，纵隔移位影响气体交换，甚至发生休克。

血胸还可成为胸膜腔感染的条件，一旦受污染细菌的侵入还可形成脓胸。

## 三、临床表现

创伤性血胸的症状轻重取决于患者胸部所受创伤的严重程度以及出血的血量多少和出血速度。创伤性血胸分为少量血胸、中量血胸以及大量血胸，其症状的表现都不同。少量血胸，没有明显的症状和生命体征。中量血胸以及大量血胸，会出现失血性休克的症状，随着病情的加重，胸膜腔内部的积血量也逐渐增多，胸口内部的压力也会逐渐加大，造成患者肺部侧面的萎缩和凹陷，隔膜出现移位状况。当患者出现上述状况，会出现呼吸困难的症状。进行胸部检查时，可以明显感受到患者的呼吸运动在逐渐减弱，肋骨间的间隙处于饱满状态，叩诊胸部能够听到浊音，且患者呼吸的声音会一直减弱，直至消失。此时会有大量血液涌入肺部，导致患者昏厥甚至休克，通常会因为得不到有效的抢救措施而导致死亡。出现血胸，多是因为胸部受到重创，遭受尖锐物品的穿透。根据临床的调查数据显示，多数患者都是由于铁质类物品的穿透造成的血胸，这类物品通常都含有大量的细菌，使肺部创口出现感染状况，或者有些碎屑在胸腔内部的存留也会造成创口的感染。由于上述原因造成的感染，主要分为厌氧菌感染以及孢子类菌感染，会使患者出现胸口剧烈疼痛的症状，或者持续高热、寒战的症状。如果胸部内部出现炎症，也可能会导致局部位置的包裹性脓胸，不利于创口的恢复。

当胸部创伤的患者陷入休克状态时，应该要首先考虑出现创伤性血胸的可能性。据有效数据调查，25%以上的胸部遭受重创的血胸患者都会出现休克状况。胸部出血量较少，要通过医院的 X 线进行胸部检查才能确诊是不是血胸。医生也可以抽取患者伤口处流动的血液进行化验，检验是否出现血胸。病情十分严重的患者，需要采取正规的抗休克治疗手段，防止患者失去意识陷入昏迷，进行抗休克的治疗过程中，要在患者的胸腔内部放置处于闭合状态的引流管，防止血液涌入胸部、肺部危及患者的生命安全。待患者的症状减轻或者生命体征稳定后，进行 X 线的检查，来断定是否出现了血胸的状况。

创伤性血胸的早期症状：有过胸部创伤的经历，包括胸部开刀手术这类医源性的创伤，这类患者会更容易出现血胸。患有恶性肿瘤疾病或者有凝血性质的血液类疾病，不属于创伤性血胸，但是也会出现胸膜腔内部积血的状况。部分患者因为行动幅度过大，运动或者咳嗽都会引起自发性的血胸。当患者出现胸口疼痛、胸部闷胀或者憋气的状况时，都有可能出现创伤性血胸。此时脉搏跳动频率会逐渐增快，血压也持续降低。

在化验检查出现血红蛋白、血细胞的比容开始下降的情况，患者可能胸部已经出现了积血现象，需要及时就医。在进行 X 线检查时，小量的血胸是很难被发现的。血胸量多的患者，能明显看到胸部的密度增加，尤其在侧卧位所拍出来的胸片显示最清楚。当患者出现大量血胸时，胸片会呈现出大片的阴影，能明显看出来是积血的阴影，也可以观察到纵隔出现移位的现象。在做胸部 CT 时，如果在胸部出现容量不一的胸腔积液，即患有创伤性血胸。

通过在胸膜腔部分进行穿刺抽血可以化验是否患有创伤性血胸，胸腔内部引流管所流出来的血液也可以拿来做诊断。当医生对创伤性血胸进行穿刺和抽血后，胸膜腔内部积压的血液会呈现先减少后增加的趋势，如果患者陷入重度休克，证明患者胸膜腔的血液积压量增加。在手术之后，如果患者的引流管出现持续性的流血，需要及时进行治疗。

创伤性血胸的治疗方式分为保守治疗和手术治疗，保守治疗是对休克状态的患者采取血容量补充的措施，通过血液的过滤来保证胸腔内部没有受到感染，改善患者的呼吸功能，及时将患者胸部内部积血排出去。采取手术治疗通常是大量出血的创伤性血胸患者。创伤性血胸患者在接受治疗之后，要按照医生的要求来调整饮食结构，不能吃过辣的刺激性食物，也不能抽烟、喝酒，要多吃新鲜的蔬菜和水果，保证维生素的摄入。

### （一）血胸的分类

1. 小量血胸

血胸量不超过 500 毫升，一般无临床症状，在 X 线片上仅见膈肋角的消失。

2. 中量血胸

血量 500 ~ 1500 毫升左右，上界可达肺门平面。

3. 大量血胸

血量超过 1500 毫升以上，上界可达胸膜腔顶，严重地压缩肺脏。

### （二）症状

小量血胸临床上可无明显症状，仅有轻度吸收热。中等量以上血胸可引起两种不良结果。

1. 内出血引起休克

有效血容量不足，表现为口渴、脉搏增快、面色苍白、呼吸困难及血压下降等休克症状。

2. 肺组织受压显著

使通气量减少、气体交换量不足，还可有胸闷、气急、呼吸困难等。

### （三）体征

小量血胸可无特殊症状，中等量以上血胸可发现伤侧胸廓呼吸运动减小，伤侧胸部饱满，肋间隙增宽。触诊发现气管移向健侧。听诊呼吸音减弱或消失。叩诊下胸部呈实音。如果并发血气胸时，上胸部呈鼓音，下胸部呈实音。

## 四、辅助检查

### （一）胸部 X 线检查

可见胸膜腔内有片状不透光阴影，纵隔向健侧移位。血气胸可见到液平面。

### （二）胸膜腔穿刺

这是简易可靠的确诊方法。可抽出血液（通常不凝固）。

### （三）超声检查

可较早地提示有胸膜腔积液。

## 五、诊断

根据外伤史、临床表现、胸腔穿刺和胸部 X 线检查可明确诊断，及时 B 超检查有较大的诊断价值。根据胸膜腔内出血的状况又可将血胸分为非进行性血胸和进行性血胸。

### （一）非进行性血胸

胸部创伤后胸膜腔内出血不多，经数小时后可自行停止，胸膜腔积血不再明显增多，称为非进行性血胸。特点为胸腔穿刺抽出不凝固的血，做连续胸部 X 线检查，可见伤侧胸膜腔虽有片状不透光阴影，但无进行性增大。

### （二）进行性血胸

胸膜腔内出血不止，血量继续增多称为进行性血胸。出血常来自严重的肺损伤，胸廓内血管损伤和肋间血管破损，心脏、主动脉，腔静脉，肺动脉、肺静脉损伤和胸腹联合伤（肝破裂、脾破裂等）。患者呼吸和循环多不稳定，除具有上述非进行性血胸的症状体征外，还会出现休克逐渐加重和呼吸困难持续加剧的现象。诊断是否为进行性血胸须严密观察，出现下列几种情况中任何一种即可确诊。

1. 休克加深者

原有休克，经输血，补液后血压虽暂时回升，但随着输血、补液减慢或停止，短时间内再出现血压进行性下降，又陷入休克，检查血常规见血红蛋白、红细胞计数呈持续性降低者。

2. 胸腔穿刺后血胸加重者

如果抽出多量较新鲜的血液或抽出血胸后，经短时间又出现血胸量增加者。

3. 置放胸腔闭式引流血胸未见减轻者

胸腔引流管内持续有血液流出，连续 3 小时 >200 毫升 / 小时。

4. 胸膜腔内血液凝固者

胸膜腔内积血不易抽出，伤员情况继续恶化，局部叩诊实音界继续升高，或 X 线胸片阴影范围继续加大，同时伤侧上腹部有疼痛感觉者。

### （三）确定血胸感染的新指标

血胸若未及时处理易继发感染形成脓胸，检查鉴别方法如下。

1. 溶血法

试管内留置血胸抽出液 1 毫升加蒸馏水 5 毫升稀释充分摇匀，放置 3 分钟后观察。

第一，无感染者：上清液红色透明有溶血现象。

第二，有感染者：上清液混浊。

2. 涂片法

用血胸抽出液进行细胞计数，红细胞与白细胞的比例一般常为 500:1。有感染时白细胞增多，可达 500:30。

3. 细菌培养

有条件时可做抽出液的细菌学培养和细菌对抗生素药物敏感试验。

## 六、治疗

### （一）治疗原则

第一，抗休克。

第二，彻底清除积血。

第三，防止继发感染。

### （二）具体处理措施

1. 补充血容量

第一，对小量血胸：生命体征稳定可暂不需特殊处理。

第二，对中、大量血胸：血压不稳定已出现休克者，应尽快补液、输血，维持血压和循环的稳定。

2. 胸腔穿刺术

第一，对量少、非进行性血胸：可暂予观察不需特殊处理。

第二，对中量以上血胸：在伤后即可进行胸腔穿刺术，同时予以输液、输血。穿刺部位在腋中线或腋后线上第 5 肋或第 6 肋间隙，原则上应在伤后 8 ~ 12 小时内尽快地排空血胸，解除对肺组织的压迫使肺重新复张恢复功能。如果抽出血量多于 1000 毫升，而伤员因失血处于濒危状态、输血来源困难时，在鉴定引流液无感染时可考虑将血胸血施行自体回输。回输血要施行无菌的采血法和使用过滤输血装置回输，回输血中应加入适量有效的抗生素；应牢记一般在伤后 24 小时以上的血胸血不宜进行再回输，还要向胸腔内注射有效的抗生素；对于多次胸穿仍不易洗净的血胸应进行闭式引流术为佳。

3. 胸腔闭式引流术

对中、大量血胸应予以置放闭式引流装置，有利于保证胸膜腔的负压，促进肺的膨胀，可减少血液对胸膜腔的刺激，减轻胸膜增厚和粘连以及对肺功能的影响，同时又可观察胸内出血情况，防止继发感染。

4. 开胸探查止血术

血胸开胸探查的适应证。

第一，进行性血胸。

第二，伴有心脏及大血管损伤者。

第三，伴有气管、支气管损伤或食管损伤者。

第四，凝固性血胸伴有胸腔内异物存留者。

第五，胸腹联合伤的存在且血胸液中有污染物（胆汁、胃液、食物、粪等）。

5. 微创胸腔闭式引流治疗创伤性血胸的临床观察

根据患者生命体征，采取坐位或半卧位，根据 B 超定位选择穿刺部位，常规皮肤消毒，铺无菌洞巾，2%利多卡因局部浸润麻醉；左手固定穿刺点皮肤，右手持带注射器的 Y 穿刺针沿穿刺点肋骨上缘垂直进针，当阻力突然减轻，回抽注射器中有液体即证明进入胸膜腔，右手用导丝推进器把导丝从 Y 穿刺针导丝孔进入并向前推进 15 ~ 20 厘米（进入胸腔内 5 ~ 10 厘米）；固定好导丝，退出穿刺针；从导丝尾端套上扩张器，扩张皮肤皮下组织至胸膜腔，退出扩张器，将双腔深静脉导管引入胸膜腔，进入胸腔内 5 ~ 10 厘米，退出导丝，再用注射器回抽，确定导管在胸腔内，固定导管，用胶布将导管粘贴于胸壁固定；将一次性2毫升注射器的针头去掉，其头端连接导管，去掉注射器芯杆，接一次性引流袋，管端插入注射器管内，连接完后打开夹子，即见胸腔积液、血液顺利进入引流袋。引流速度控制在500毫升/小时，持续24小时引流，保持引流管通畅，如引流不畅可用注射器试抽，并注入适量生理盐水冲洗，期间通过改变体位使胸腔积液得以充分引流。疗效判断，持续引流观察14天，引流量<50毫升/天时行B超或CT检查，当胸膜腔少量或无积血时，治疗成功，拔除导管。若24小时内胸腔内出血量仍持续增加，无减少趋势，采取剖胸探查手术治疗。患者胸闷气促等症状明显缓解为好转；未见明显积血引流出或患者症状无缓解者为无效。

107例均一次性穿刺置管成功，治愈98例，好转5例，无效4例，治愈好转率96.26%。引流时间最短3天，最长14天。所引出的液体量最多的达15600毫升，最少2000毫升，平均引流量为（4000 ± 210）毫升。2例导管滑脱，再次穿刺置管引流。4例患者24小时内症状无明显缓解，改用传统的胸腔闭式引流术。胸痛1例，所有病例未发现严重胸膜反应、局部感染等并发症。

创伤性血胸是胸部损伤常见的并发症，发生率极高。文献报道，46.70%的胸部创伤会发生血胸。另有资料表明，血胸在钝性伤中占25% ~ 75%，在穿透性伤中占60% ~ 80%，严重血胸会干扰机体的呼吸、循环功能，甚至会导致死亡。胸腔闭式引流术是临床上治疗血胸最常用的急救技术，传统的胸腔闭式引流术需要做3 ~ 5厘米长的皮肤切口，血管钳扩撑后才能将引流管塞入胸腔，手术创伤相对较大，费时较长，难以在事故现场、急救车上等处完成。近年来我国在传统胸腔闭式引流治疗的改良中，总结了不少的经验，趋向用细引流管，操作以小切口或直接穿刺置管以减少组织创伤为主。本资料采用双腔深静脉导管闭式引流治疗创伤性血胸，有明显优势。

第一，创伤轻微：一次穿刺，避免了多次胸穿刺造成的患者疼痛及其他并发症。

第二，操作简便：费时短，可单人操作。

第三，有效引流：可根据具体情况进行调整引流方式，有效避免气胸或继发出血、感染等并发症。

第四，便于护理：在闭合状态下引流，患者转运方便，可以下床活动有利于肺功能及机体恢复，临床护理简单、易行。同时利用双腔深静脉导管引流系统做胸腔闭式引流，疗效肯定，据本资料观察，治愈好转率达96.26%。

微创双腔深静脉导管胸腔闭式引流术注意事项：

第一，严格把握手术适应证，严重的凝血障碍、穿刺部位感染、开放性胸腔损伤者禁用。

第二，术前常规 B 超定位。

第三，控制引流速度，不宜超过 50 毫升 / 分钟，第 1 次不超过 600 毫升，穿刺或引流过程中注意观察，患者若出现胸闷头晕、面色苍白、出汗、心悸或出现连续咳嗽、咳泡沫样痰等表现，应立即停止引流，患者平卧位后监测生命体征，对症处理；间隔 2 小时无不适后再开放引流。

微创双腔深静脉导管胸腔闭式引流术后观察要点及预防措施：

第一，导管容易滑脱，应加强导管的固定，注意翻身时的护理操作，动作轻柔得当。

第二，引流不畅多为血凝块堵塞引起，故加强巡视，注意观察，及时用生理盐水冲洗，保证引流通畅。

第三，刺激性咳嗽、疼痛，一般给予退管处理均可缓解。

第四，感染，长时间置管 1 个月以上可以引起导管相关性感染，置管时间越长，感染的可能性越大，应力争尽早拔管。

6. 防治感染

全身应用有效的抗感染药物以预防继发感染，对于已发生感染的血胸患者尽早进行针对脓胸的处理。

## 七、护理措施

### （一）一般护理

1. 体位

生命体征平稳患者取半坐卧位，以利于呼吸和引流；休克患者采取平卧位。

2. 饮食

加强营养支持，给予高热量、高蛋白、高维生素饮食。

3. 维持正常呼吸功能

保持呼吸道通畅，及时清除口腔、呼吸道内的血痰和呕吐物；辅助给氧，痰液黏稠不易咳出时，遵医嘱使用祛痰药物或超声雾化吸入稀释痰液；咳嗽、咳痰无力或呼吸衰竭的患者进行气管插管或气管切开。

### （二）病情观察

重点观察生命体征和胸膜腔引流液量、颜色、性状；观察患者呼吸形态、频率、节律，是否存在活动性出血。经积极治疗病情不见好转甚至恶化时，及时做好术前准备工作。

### （三）维持有效的循环血量

失血性休克的患者，须迅速建立通畅的静脉输液通路，遵医嘱补充血容量，维持水、电解质和酸碱平衡，并根据患者反应调整输液量和速度，观察补液效果。

### （四）心理护理

患者由于意外创伤的打击、对治疗效果的担心而出现紧张、焦虑情绪，尤其心肺损伤后表现极度窘迫感时，护士应加强与患者的沟通，尽量使患者保持镇静，耐心解释有关疼痛、呼吸困难等不适的原因及诊疗检查和护理的重要性，满足其日常生活需要，使其树立战胜疾病的信心，积极配合治疗和护理工作。

### （五）并发症的预防和护理

血胸易导致胸内感染，要密切观察体温和胸部症状的变化，鼓励和帮助患者深呼吸及有效咳嗽，促进呼吸道分泌物及时排出，预防肺不张和肺部感染。配合医师及时进行清创、缝合、包扎伤口，注意无菌操作；遵医嘱合理使用抗生素。患者出现高热、头痛、乏力，血常规显示白细胞计数升高，胸穿抽出混浊的液体并查见脓细胞时，提示血胸已继发感染形成脓胸，需报告医师并及时处理。

# 第三节　创伤性气胸与肺损伤

## 一、创伤性气胸

气胸在胸部伤中较为常见，多由于肺组织、气管、支气管、食管破裂，致使空气进入胸膜腔，或因胸壁伤口穿破胸膜，胸膜腔与外界沟通，外界空气进入所致。按其病理生理变化不同可分为闭合性气胸、开放性气胸及张力性气胸，如果创伤性气胸合并出血称为创伤性血气胸。

### （一）闭合性气胸

闭合性气胸指胸部创伤后肺、支气管或食管的破裂，空气进入了胸膜腔，此时胸壁及皮肤仍保持着完整，胸膜腔不与外界直接相交通，其特点是胸膜腔内压力尚低于大气压。

1. 致伤原因

常见原因为胸部钝性伤合并肺破裂、肋骨骨折端刺破肺部组织，当气体进入胸膜腔后局部破口已经闭合，气体不再继续进入。气体进入胸膜腔后会造成肺组织的受压萎陷，出现不同程度的呼吸和循环功能的紊乱。

2. 临床表现

单纯性气胸的临床症状是胸部疼痛、呼吸异常改变，呼吸困难的程度取决于肺压缩的程度。少量气体进入胸膜腔一般对纵隔和心脏无明显影响和移位，临床上仅有呼吸急促，极轻者可能毫无症状。较大量的气胸时，肺大部分压缩则可出现胸闷、气短，气管和纵隔移向对侧，叩诊呈鼓音，听诊出现呼吸音减弱或消失。

3. 胸部 X 线检查

按肺被压缩的程度区分。

第一，少量气胸：肺压缩 15%以下。

第二，中等量气胸：肺压缩 15% ~ 60%。

第三，大量气胸：肺压缩 60%以上。

胸部 X 片上如果显示伤侧胸部外 1/3 被气体占据者，则提示肺已被压缩约 50%；如果显示伤侧胸部的上部和中、下部的 1/2 被气体占据，则提示肺被压缩 75%。

4. 诊断

根据受伤病史、临床表现及 X 线检查易于确诊。

5. 治疗

（1）少量气胸

通常临床症状不明显，应严密观察，让其卧床休息，给予口服镇静药、止痛药物等，通常 1 ～ 2 周后可自行吸收，不需特殊处理。

（2）中量气胸

多有胸闷、气促不适症状，应做胸腔穿刺抽气。抽出气体后再严密观察伤情，如果数小时后气胸仍继续加重，则应施行胸腔闭式引流术。

（3）大量气胸

大部分患者都有呼吸困难症状，应尽早施行胸腔闭式引流术。

（4）血气胸

尽早排除胸膜腔内气体和积血，减少伤后胸膜粘连或感染的并发症，实行胸腔闭式引流术。

### （二）开放性气胸

开放性气胸是指胸膜腔与外界相通，胸壁的完整性丧失，空气可自由进出胸膜腔，其特点是胸膜腔内压力与大气压相等。

1. 致伤原因

常见于火器伤，胸壁上有缺损者也会造成胸膜腔经胸壁创口直接与外界相通，空气随呼吸运动自由地出入胸膜腔。

2. 病理生理

在正常情况下，胸膜腔是一个具有负压的密闭体腔。在呼吸运动中吸气时（由于肌肉的协同作用膈肌下降，胸壁抬起因而胸膜腔的容积增大），负压值为 -0.98kPa（-10cm $H_2O$），使肺脏经由呼吸道获得空气。呼气时膈肌松弛后上升、胸壁回弹下落、肺脏弹性回缩，胸膜腔容积缩小，负压值下降 -0.39kPa（-4cm $H_2O$），使肺脏呼出气体。如果胸壁有缺损，胸膜腔密闭的完整性被破坏，空气可经创口随呼吸运动而自由地出入胸膜腔则使胸膜腔负压功能消失，导致伤侧肺萎陷。严重者在吸气时胸廓扩大，健侧肺随着吸入空气而膨胀，同时伤侧肺内的部分残余气体也被吸入到健侧，当呼气时健侧的气体虽能排出体外，却有部分含 $CO_2$ 的残量反倒灌至伤侧肺内。如此反复一呼一吸，含氧量低的气体反复在健侧和伤侧肺内巡回，而形成“摆动呼吸”，从而加重缺氧。

与此同时，在吸气时伤侧胸膜腔内因大量空气进入压力升高，健侧胸膜腔因呼气而负压升高，这样就使纵隔向健侧移位，健侧肺的膨胀明显受限制，减少了气体交换时间。呼气时伤侧胸膜腔内气体从伤口提前逸出，纵隔也随着摆向伤侧。在一呼一吸之中又会发生纵隔摆动，纵隔的摆动会刺激纵隔及肺门部位的神经、大血管难以承受的摆动，上、下腔静脉会发生扭曲，影响回心血流，降低心脏输出量，造成循环功能损害。空气反复进出胸膜腔对胸膜也有明显的刺激，极易导致休克的发生和机体严重缺氧等。

3. 临床表现及诊断

当患者有严重呼吸困难、面色苍白、发绀、休克等，结合胸部有开放性创口，或听到了胸壁创口有空气进出胸腔的吸吮声；伤侧胸部叩诊为鼓音，呼吸音明显减弱或消失。根据外伤史，听到上述吸吮声和其他临床表现，再结合胸部 X 线检查即可确定诊断。

4. 治疗

（1）急救

急救原则是紧急封闭创口，使开放性气胸尽快变成闭合性气胸。然后，再按闭合性气胸急救原则进行处理。如果创口的直径超过声门的内径（2.75 厘米），不及早封闭，伤员将在短时间内死亡。在战时可使用急救包敷料或其他代用品紧密封闭创口。缺损较大的胸壁可应用 3 ～ 4 层消毒的凡士林纱布封闭创口。封闭范围应超过创口缘 5 厘米以上，在其上方再盖以比创口略大的纱布，最后用宽胶布做叠瓦式封闭固定。

开放性气胸的急救中应强调现场的自救和互救。在战场上进行了妥善急救的包扎后应在短时间内施行后送，在转送途中要密切注意包扎是否严密，时刻警惕有无张力性气胸的发生。

（2）清创缝合和闭式引流

通常在气管插管后行胸壁清创缝合术的同时探查和处理胸膜内器官伤，然后放置闭式引流。如果没有气管插管的条件时，应先放置闭式引流，才能后送至能做清创术的医疗单位进行胸壁的清创缝合术。

（3）防治感染

常规应用抗生素，鼓励患者咳嗽排痰，早期离床活动，以促进肺复张和防止肺部感染。

### （三）张力性气胸

张力性气胸是指胸壁、肺或支气管伤虽造成伤道与胸膜腔相通，通常只能向胸膜腔单方向开放呈活瓣状的气胸创口。其特点是胸膜腔内压力短期内高于大气压。

1. 致伤原因

胸部的闭合伤或开放伤均可能造成张力性气胸，例如肺裂伤、胸壁小的穿透伤，或支气管、食管裂伤等。只要形成活瓣状创口，即可形成张力性气胸。

2. 病理生理

由于形成的活瓣状创口，活瓣只能向胸膜腔单向开放，无法向相反方向排气就会使得吸气时空气越来越多地进入伤侧胸膜腔（呼气时则不能排出），因而伤侧胸膜腔内的压力越来越高形成极高张力。张力性气胸不但压缩伤侧肺使其丧失呼吸功能，而且随着胸膜腔内压力的增加，将纵隔逐渐向健侧移位使健侧肺也不能充分膨胀，这样会造成更为严重的缺氧。纵隔的移位又能使上、下腔静脉扭曲，加上胸膜腔负压消失，严重地阻碍了血液向心脏回流，导致心排血量减少，发生严重的循环障碍。如果高压的气体经创口进入纵隔或胸壁软组织内还会产生纵隔气肿和皮下气肿。如果不及时诊治，张力性气胸可造成患者的迅速死亡。

3. 临床表现及诊断

患者多伴有进行性呼吸困难、发绀和休克，常表现为躁动不安、痛苦样呼吸窘迫、大汗淋漓等。气管向健侧偏移，有时并发纵隔和皮下气肿，伤侧胸廓膨隆、肋间隙饱满、叩诊呈鼓音和呼吸音消失。胸部X线检查，可见到不同程度的气胸、肺不张、纵隔移位等。胸腔穿刺对于张力性气胸有特殊的诊断价值，如果经穿刺排气减压后短时间内又出现呼吸困难及张力性气胸的征象，则可确立诊断。

4. 治疗

张力性气胸是非常紧急、严重的胸部伤并发症，必须紧急救治。

（1）急救

原则是将张力性气胸变为开放性气胸，然后再变为闭合性气胸，最后按闭合性气胸来处理。在紧急情况下可用粗针头在第 2 肋间的锁骨中线处刺入胸膜腔内排气，使用恰当可以挽救患者的生命。在平时，紧急穿刺后应立即在穿刺处放置胸腔闭式引流管。在战时，对这些患者可先做胸腔闭式引流，需紧急后送时可使用顶端开口约为 1 厘米裂口的橡皮指套系于一粗针头上，以利有张力的气体排出体外。这类伤员送至团卫生队或野战医院后改用闭式引流。

（2）闭式引流术

一般在局麻下进行。气胸于锁骨中线第 2 肋间麻醉，然后放置引流管。血气胸则要求在腋中线第 5、6 肋间进行，置入口径为 0.5 ～ 1.0 厘米之胶管做闭式引流用，保持着连续减压。待肺完全膨胀后其漏气已停止 24 小时才考虑拔管问题，应持慎之又慎的态度。

（3）开胸手术

如果置放闭式引流后，仍不断有大量漏气，有肺不张甚至不断出现皮下气肿增加，这些多属有肺、气管、支气管或食管损伤，大范围严重损伤则应考虑开胸探查术。

## （四）气胸的护理

1. 一般护理

（1）体位

清醒、病情稳定患者取半坐卧位，以利呼吸和引流；有支气管胸膜瘘患者取患侧卧位，以免脓液流向健侧或发生窒息。

（2）饮食和补液

加强营养支持，给予高糖、高蛋白、高维生素饮食；摄入不足时，遵医嘱经静脉补液。

（3）维持有效呼吸

保持呼吸道通畅，鼓励和指导患者深呼吸、咳嗽和排痰，及时清理呼吸道分泌物，酌情给予吸氧。

（4）疼痛护理

指导患者进行腹式呼吸，咳嗽时用双手按压患处，以减轻疼痛，必要时遵医嘱应用止痛药。

（5）心理护理

给予患者生活上的支持和照顾，争取家属的理解和支持，减轻患者的疼痛感和心理恐惧。

2. 急救护理

闭合性气胸和张力性气胸应进行胸膜腔穿刺抽气；开放性气胸应立即封闭胸壁伤口，阻止气体继续进入胸膜腔。必要时行胸膜腔闭式引流。

3. 病情观察

第一，生命体征观察：患者出现呼吸急促、脉搏细速、血压下降、发绀及缺氧症状时，应及时查找原因，报告医师并做相应处理。

第二，胸部症状和体征：包括气管移位、皮下气肿、呼吸动度、语颤、呼吸音等有无改善。

第三，注意腹部体征及肢体活动情况，警惕复合伤。

4. 并发症的预防及护理

严格无菌操作，遵医嘱合理应用抗生素，预防肺部和胸腔感染。

## 二、肺损伤

发生胸部创伤无论是开放伤还是闭合伤均易引起肺实质的损伤，在严重的胸部创伤中约20%存在着肺损伤，常见的肺实质损伤有肺挫伤、肺裂伤和肺爆震伤等。由于肺损伤易导致明显的呼吸和循环功能的障碍，重者可引起死亡。

### （一）肺挫伤

1. 致伤原因

肺挫伤是最常见的肺损伤，主要由胸部钝性伤所引起，例如交通事故、高处坠落、胸部挤压等，其中以交通伤最常见，占65%左右。胸部锐性伤（主要高速投射物，如子弹、弹片等）也可在伤道周围产生肺组织挫伤灶。肺挫伤的致伤机制一般认为除了暴力直接作用外，由于暴力作用于胸壁上使胸腔极度缩小增高了胸内压力，迫使肺组织极度萎缩，肺实质发生严重的出血、水肿，当外力消除后变形的胸廓发生瞬间的回弹使胸内负压又瞬间的极度增大，导致原损伤区的附加挫伤。肺挫伤的范围及其严重程度主要与暴力的强度、性质和作用范围有关。

2. 病理及病理生理

（1）病理

虽然引起肺部挫伤的原因可能不同，但其引起的基本病理改变均相似，表现为湿肺现象明显增加，含气减少和弹性差。损伤区的外观呈暗紫色，肺的完整性常无明显破坏。镜下可见到肺泡毛细血管的损伤，间质及肺泡内有大量血液渗出及肺间质的水肿。在伤后 24 小时，肺内会有大量多形核细胞和单核细胞的浸润。

（2）病理生理

肺挫伤的病理生理改变是低氧血症，不伴（或极少伴）高碳酸血症。其原因是肺挫伤后肺泡和间质出血、水肿，导致肺的气血屏障异常以及肺泡表面活性物质的减少，肺小气管和肺泡被血液、渗出液及分泌物所堵塞，引起肺不张和肺顺应性下降，还会导致肺通气灌流失调、肺内分流的增加。加之有大量白细胞和血小板等激活，在肺内聚集会释放出大量炎性介质和细胞因子，进一步加重肺泡间质水肿、出血等。严重肺挫伤可导致急性呼吸窘迫综合征（ARDS）。

3. 临床表现

第一，轻度局限性肺挫伤，其症状往往被并发的其他胸部损伤所掩盖，一般仅有胸痛、咳嗽、痰中带血等。

第二，严重者可出现咯血、呼吸困难、发绀、心动过速和血压下降等休克表现。体检伤侧肺部可有湿性啰音，呼吸音减弱或消失等。

4. 辅助检查

（1）胸部 X 线检查

主要表现为斑片状、边缘模糊的肺部阴影，范围可局限于一侧肺亦可扩大至两侧肺，主要是由肺泡内出血所致，少见的病例为沿肺内支气管周围分布呈线状不规则的浸润阴影，这主要是由于小气管及血管周围出血所致。约 70% 在肺挫伤后 1 小时即可有胸部 X 线的表现，余下 30% 可延迟至伤后 4 ～ 6 小时才出现，故对疑有肺挫伤的患者应予以连续的胸部 X 线摄片检查。

（2）血气分析

除轻度局限性肺挫伤早期可无明显血气改变外，大多数均有低氧血症，其严重程度与肺挫伤的严重程度成正比，且早于胸部 X 线的改变。

（3）胸部 CT 检查

可见胸部片状浸润或实变图像，一般在伤后 2 小时即有明显改变。在明确肺挫伤的部位和范围方面优于胸部 X 线检查，有助于早期发现其他胸部的合并伤。

5. 诊断

根据受伤史、主要临床表现，结合血气分析及胸片 X 线检查对肺挫伤一般并不难诊断。值得注意的是，关于合并伤（如肋骨骨折、血气胸的存在时轻度肺挫伤）易漏诊应提高警惕，连续动态地做血气分析和胸部 X 线检查有助于明确诊断。

6. 治疗

肺挫伤的治疗原则以内科治疗为主，轻度肺挫伤给予一般对症治疗即可，无须特殊治疗。但对严重肺挫伤必须给予及时、有效的综合治疗。

（1）保持呼吸道通畅

及时清除气管、支气管内的血性分泌物，鼓励伤者咳嗽排痰，适量应用止痛、祛痰药物用以减轻胸痛，这有利于改善呼吸运动和排痰。对咳痰困难者可给予鼻导管吸痰。对于严重肺挫伤、明显呼吸困难、有分泌物潴留者，应及时施行气管插管或气管切开吸痰。

（2）充分供氧

对于轻度肺挫伤者可给予鼻导管吸氧，而严重肺挫伤者无论有无呼吸窘迫或肺不张，只要 $PaO_2$ 是进行性下降 <8.0kPa（60 mmHg），肺内分流≥ 25%，$PaCO_2$>6.7kPa（50 mmHg）者，即应实行气管插管或气管切开予以机械通气。机械通气不仅可提高血的氧分压，改善通气 / 血流比例，改善组织的氧供，而且还可以纠正反常呼吸。因此，严重肺挫伤合并连枷胸者应充分予以供氧。

（3）限液利尿

第一，肺挫伤可引起肺毛细血管的通透性增加、肺间质的水肿，因此在肺挫伤早期要严格限制液体输入，必要时应用利尿剂。保证液体排出量大于输入量，适量应用人体清蛋白、血浆等胶体性药品以提高血浆胶体渗透压，这有利于消除或减轻肺间质性水肿。

第二，在肺挫伤早期可给予肾上腺皮质激素和前列腺素 E2 等。肾上腺皮质激素具有稳定溶酶体、降低肺毛细血管通透性、抑制白细胞在肺内聚集、释放炎性因子以及减轻肺纤维化等作用。目前，提倡肾上腺皮质激素宜早期、大量、短程应用。

第三，前列腺素 E2 也有抑制白细胞和血小板的激活和在肺内抑制溶酶体酶释放和氧自由基的产生等作用，还可扩张肺血管、降低肺动脉压和血管的阻力、改善肺通气、血流比例等作用。

（4）防治感染

肺部感染是肺挫伤后常见的并发症，它可加重肺功能不全，因此在肺挫伤后应给予有效的广谱抗生素治疗。

（5）处理合并伤

肺挫伤大多同时合并肋骨骨折、血气胸等，应予以及时处理。

（6）其他

加强营养支持，改善心功能，纠正水电解质和酸碱平衡的紊乱。

### （二）肺裂伤

1. 致病原因

肺裂伤既可由胸部闭合伤也可由开放伤引起，以前者常见。胸部刺伤（如刀、剑或木棍等尖锐物）可直接穿透胸壁刺伤肺组织造成肺裂伤。胸部闭合伤引起肺裂伤的机制主要有以下两种。

第一，骨折断端直接刺伤胸部引起肋骨骨折：尖锐的肋骨断端内陷直接刺伤肺，裂口由胸膜表面向内朝肺门延伸，通常边缘较整齐如刀割，多合并血气胸。

第二，胸腔内压力变化：胸部遭受外力挤压的瞬间发生声门突然关闭，在胸廓下陷时使肺内气管及血管内压力突然急剧增加，随后当挤压力消除的瞬间变形胸廓弹回使胸腔内压力又急剧的瞬间下降，在这种压力的急剧变化会产生差距极大地剪力，而导致肺组织撕裂伤，这种裂伤多不整齐呈锯齿状，周围常有多个裂口。如果脏层胸膜尚未破裂可形成肺内血肿，血液溢入气管中可引起大咯血和气胸，如果胸膜腔已经破损，也可引起血胸。

2. 临床表现

肺裂伤的临床表现主要为肺实质内出血所致。

（1）咯血或血痰较常见

第一，外周轻度肺裂伤：可只有痰中带少量血。

第二，较严重的肺裂伤：咯血较多见，伤后出现较早并可反复出现。

（2）血气胸

第一，轻度肺裂伤引起的血气胸多不很严重。

第二，严重肺裂伤可产生严重的血气胸。

（3）休克

多见于严重肺裂伤伴有肺内较大血管的损伤。

3. 辅助检查

（1）胸部 X 线检查

可见血气胸，在血气胸经引流后仍可见肺内有片状阴影者更可明确，同时还可明确有无肋骨骨折和其他合并伤。

（2）支气管镜检查

可明确有无气管或支气管的断裂以及判定肺内出血的部位。

4. 治疗

大多数肺裂伤通过内科保守治疗即可愈合，重点在于处理合并伤，例如肋骨骨折、血气胸等。只有严重肺裂伤才需急诊手术治疗。

（1）紧急开胸探查适应证

第一，大量出血：胸腔闭式引流出血性胸液，引流量≥ 200 毫升 / 小时，连续 3 小时。

第二，大量漏气：胸腔闭式引流术后仍有持续大量气体逸出，压缩肺仍不能解除复张，症状无明显改善。

第三，致命性大咯血：发生窒息等危及生命者或反复大咯血内科保守治疗无效者。

（2）手术方法

手术通常经伤侧第 5 肋间后外侧切口进入胸腔，根据肺裂伤的严重程度，施行肺叶裂伤缝合修补或肺叶切除术等。

### （三）肺爆震伤

爆震伤指由高气浪爆炸物所产生的冲击波作用于人体造成的损伤，在战时甚为多见，在平时多见于意外爆炸事故，例如弹药库、化工厂和矿井内瓦斯等发生爆炸事故。肺爆震伤是全身爆震伤在肺部的表现。

1. 致伤原因

当爆炸物发生爆炸的一瞬间会释放出巨大的高压能量，使爆炸中心的压力和温度急剧上升并向四周迅速传播，形成一种极大压力、速度极快的冲击波。由于冲击波在液体（组织液）和气体（肺泡、肠管）的界面产生了内爆效应、碎裂效应和惯性效应等物理现象，致使界面的组织结构受到损伤。无论在大气中或水下发生爆炸时，不仅可引起肺还可引起其他器官（腹腔）的爆震伤。通常由于气体传播的冲击波多发生肺爆震伤，由水传播的冲击波多发生腹腔器官的爆震伤（其中以结肠损伤为多见，小肠损伤较少，肝、脾、肾损伤则更少见）。肺组织是体内最容易遭受爆震伤的器官。

2. 病理生理

肺爆震伤的主要病理改变为肺泡破裂和肺泡膜的出血以及肺间质性气肿和肺泡性气肿等，有些还可造成肺组织破裂合并气胸、血胸和肺不张、肺内血肿等。如果气道内的高压气体经破裂的肺静脉开口进入血流时，就可能并发脑血管气栓或冠状血管气栓而造成死亡。

3. 临床表现

第一，轻症患者仅有短暂的胸痛、胸闷。

第二，重症患者可出现咳嗽，咳血丝痰、血性泡沫痰或咯血。

第三，极严重者可出现呼吸困难、发绀、休克，双肺出现散在性湿啰音或捻发音。

第四，有肺裂伤时可并发气胸、血胸或血气胸。

4. 辅助检查

第一，胸部 X 线检查：可见肺斑片状阴影。

第二，血气分析：可有低氧血症。

5. 诊断

根据爆震伤势、临床表现及胸部 X 线片和血气分析等检查，诊断一般并不难。值得注意的是：肺爆震伤是全身冲击波损伤的一个部分，因此要特别警惕全身其他部位（脑部和腹部）的爆震伤。

6. 治疗

（1）内科保守治疗

患者取半卧位，加强吸氧，严格控制输液量和输液速度，保持呼吸道通畅，常规应用止血药和抗生素以防止肺部出血和感染。

（2）手术治疗

如果需施行手术应避免采用吸入性麻醉药，手术目的在于止血，处理血胸、气胸等。

## （四）肺损伤的护理

1. 护理体检

护理体检主要检查呼吸频率、节律、深浅及呼吸肌力量。

2. 预期目标

呼吸困难减轻，疲劳减轻，接受和耐受适当食谱，满足代谢所需，保持安静休息。

3. 一般护理措施

（1）改善通气状况

保持安静环境，室内每日通风换气 2 次；注意保暖，保持室温为 18℃ ~ 22℃，湿度 50% ~ 60%；急性期卧床休息，保持半卧位；保持呼吸道通畅，及时清除呼吸道分泌物；适当方式吸氧；准确使用抗生素，以消除炎症所致的呼吸道充血、水肿及分泌物的增加；必要时行气管插管，人工机械呼吸并进行相应的呼吸道管理。

（2）减轻疲劳

保持充分安静及休息，避免过度疲劳，保持舒适以及有利于肺扩张的体位。以能耐受为限逐渐增加活动量。

（3）营养支持

调配营养饮食，少食多餐；进食前应充分吸痰、吸氧；必要时置胃管进行鼻饲，鼻饲量应根据患者消化情况确定；必要时进行静脉高营养。

（4）情感支持

热情接待患者及其家属，认真倾听他们的陈述，耐心解答其提问和疑问，健康宣传；对于情绪极度烦躁者，可适当使用镇静药。

4. 机械通气过程中的呼吸道管理

（1）气管内插管护理

密切观察患者面色、心率、呼吸时双侧胸廓起伏、双侧呼吸音。妥善采用“工”字形胶布固定气管导管，标明外端长度。每日更换胶布，防止导管滑入或脱出。防止气压伤的发生。

（2）湿化呼吸道

超声雾化吸入或高频雾化吸入，每日 2 ~ 3 次，每次 10 ~ 15 分钟，如肺顺应性下降，可气管导管内滴入液体。

（3）支气管灌洗与拍背吸痰

取侧卧位，灌洗卧侧肺，经导管内注入 0.9%氯化钠盐水 1 ～ 3 毫升后立即复苏囊加压用氧数次，使湿化液分散到下呼吸道终末支气管，将痰软化、溶解；翻身向对侧卧位进行拍背。拍背时手背屈曲，四指并拢，掌心空叩背部，由下至上拍背 10 ～ 15 分钟；吸痰管的外径应小于导管内径的 2/3，吸气负压 13.3 ～ 20kPa（100 ～ 150 mmHg），吸痰时间每次不超过 5 秒，吸痰管插入深度以气管导管长度 +1 厘米为宜，边退边吸，不应在负压下插入吸痰管，以免损伤气道黏膜。

（4）保持皮肤完整性

口腔护理每日 3 ～ 4 次；定时翻身；睡气垫床，用 50%乙醇按摩骨突出部，被动运动患者肢体，促进局部血液循环及营养供给。

（5）预防感染

置患者于单人房间或床旁隔离，保持病室空气新鲜，每日消毒，减少探视；气管内灌洗吸痰时，应严格无菌操作；口鼻腔气管导管、吸痰管分开使用，吸痰杯最好使用一次性物品。

# 第四节　心脏与大血管损伤

心脏损伤分为闭合性损伤和开放性损伤。闭合性损伤一般由于暴力作用于胸部引起，加速伤或减速伤均能导致心脏闭合性损伤；开放性损伤多由锐器或高速物体穿透胸壁后直接穿破心脏引起。常见的心脏损伤有心脏挫伤、心脏破裂、室间隔破裂，瓣膜、腱索、乳头肌损伤，冠状动脉损伤、传导束损伤等相对少见。胸内大血管，包括主动脉及其三大分支、腔静脉及肺动静脉，挤压伤、加速伤、减速伤引起的大血管损伤多为闭合性损伤，多累及主动脉峡部，其次是升主动脉根部；而穿透性损伤可以发生在任何部位，包括腔静脉和肺动静脉。

## 一、心脏挫伤

心脏前后左右均有骨性结构直接或间接保护，较轻的外力对心脏不会产生明显的影响，心脏处于相对安全的部位，但暴力强大亦可使悬垂的心脏因遭受各类不同方向的应力而变形损伤。凡心脏结构无破坏的损伤（包括心壁、间隔、瓣膜、腱索和乳头肌）统称为心脏挫伤。右心因紧贴胸壁，较左心更容易损伤，而且舒张末期较收缩末期损伤更为严重。心脏挫伤的程度和范围，可从小片心外膜或心内膜下点片状出血直至大片心肌出血和透壁性出血性心肌坏死，可出现肌纤维溶解断裂、心肌坏死和多核细胞浸润。

### （一）病理生理

1. 心律失常

心脏挫伤后立即产生心电活动停止，随后心室、心房和房室结电活动依次出现，直至恢复窦性心律。恢复时间与损伤程度直接相关。受损区域可能出现兴奋灶，在正常和受损心肌之间产生电位差，导致心电折返现象，也可能由于受损区域传导组织缺氧等导致心律失常。

2. 血流动力学变化

心脏挫伤时，心肌及血管内皮细胞受损，各种炎症介质释放，血液凝固性增高和纤溶活性下降，导致微循环障碍及心肌缺血，加重心肌损害，造成心脏储备功能下降和心排血量降低。

## （二）临床表现

1. 症状

心脏挫伤的程度轻、范围小，可无明显症状。挫伤严重、范围较大者，可出现心前区疼痛、心悸和呼吸困难，这些症状缺乏特异性，常误诊为其他胸部损伤。大面积严重的心脏挫伤可以导致休克和心力衰竭。

2. 体征

较轻的心脏挫伤少有阳性体征，重者可有心律失常、心音低钝，偶可闻及心包摩擦音。

3. 心电图

常见的心电图改变为窦性心动过速、房性或室性期前收缩，短暂房室传导阻滞或束支传导阻滞，S-T 段抬高、T 波低平或倒置。

4. 胸部 X 线片

心影无明显变化，合并心包损伤、心包积液时心影扩大。

5. 超声心动图

二维超声心动图能直接观察心脏的结构和功能变化。可出现心腔大小和结构大致正常，挫伤区域搏动减弱，阶段性射血分数下降。

6. 核素心肌显像

放射性核素检查，用 201 铊或 99 锝两种放射物质，心肌吸收显影。有助于判断心脏挫伤部位。

7. 血清酶学测定

磷酸肌酸激酶（CPK）及其同工酶（CPK- m B）在损伤后 6 ~ 24 小时达到高峰，至 72 小时逐渐恢复正常；心脏肌钙蛋白 T（TropninT）测定结果在损伤后 48 小时内明显升高。

## （三）诊断

第一，病史，提高心脏损伤诊断率的关键在于仔细询问受伤史，胸前区钝性伤尤应注意有无心肌挫伤。

第二，心电图表现有助于诊断，但心电图正常并不能排除心脏挫伤。

第三，超声心动图检查无创、快捷，而且对检查心脏挫伤的程度和范围具有重要价值。

第四，核素心肌显像及血清酶学测定都有助于心脏挫伤的诊断。

### （四）治疗

在闭合性胸部创伤中，心脏挫伤常见，但是需要特殊治疗的不多，一般只需要卧床休息，给予心电图监护，加强心肌营养药物支持治疗，密切观察，防止可能危及生命的并发症和后遗症。低氧血症患者给予吸氧纠正；如有心律失常，给予抗心律失常药物治疗；心力衰竭者在补足血容量条件下，适量应用正性肌力药物维持动脉压。

## 二、心脏破裂

严重的闭合性胸部损伤，暴力猛烈撞击前胸导致心室或心房壁全层撕裂，或锐器、高速物体穿透胸壁伤及心脏，心腔内血液进入心包腔，可造成急性心脏压塞、出血性休克乃至死亡。因交通事故致死者尸检中发现30%有心脏破裂。心脏破裂以右心室破裂最常见，其次为左心室和右心房，左心房，心包内大血管破裂、房室沟破裂则少见。闭合性胸部损伤所致心脏破裂部位多见于心室和心房游离壁，右心房破裂亦可发生在上、下腔静脉入口处相对固定部位。舒张末期较收缩末期更易发生心脏破裂。闭合性心脏破裂大多死于现场。而穿透性心脏损伤，特别是刃器伤，如生存到达医院，大多数病例可成功获救。

### （一）病理生理

心脏破裂后血液由心腔进入心包腔，在心包完整的情况下急性积血120 ~ 150毫升，可使心包内压力急剧上升，形成急性心脏压塞，表现为中心静脉压升高，静脉回流受阻，心脏充血减少，心排血量下降，血压下降，心率加快。如果心包胸膜有破口使心包腔与胸腔相通，心包内积血进入胸腔，可以减缓心包腔压力升高速度，延长存活时间。终以失血性休克而亡。

### （二）临床表现

闭合性胸部损伤心脏破裂者因暴力强，多合并其他部位损伤，伤情复杂，变化快，穿透性胸部损伤所致心脏破裂者受伤部位明确。心脏破裂出血，心包裂口保持开放畅通者，血液将从前胸伤口涌出或流入胸膜腔。临床上出现低血容量征象：如面色苍白、呼吸浅快、脉搏细速、血压下降等，患者可快速休克，因大出血死亡。心包无裂口或裂口较小不甚通畅者，心脏出血不易排出而在心包腔内积聚，致使静脉压升高，动脉压下降，产生急性循环衰竭。如心前区闷胀疼痛、呼吸困难、烦躁不安、少尿至无尿、面色苍白、脉搏快弱，有时可扪及奇脉，血压下降或不能测出，但静脉压升高，大于 1.471kPa（15cm $H_2O$）。胸部 X 线片显示心影扩大，但大多数病情来不及完成此项检查。

### （三）诊断

在开放性胸部损伤患者，伤口位于胸前心脏投影区就应考虑穿透性心脏伤的诊断，如伴有失血性休克，则这一诊断基本成立。Beck 三联征即：静脉压升高；心搏微弱，心音遥远；动脉压降低，脉压减小。是典型的急性心脏压塞的征象，但临床上仅少部分患者出现。疑为心脏压塞时，可在剑突下左肋弓旁行心包腔穿刺，如抽出血液，即可确诊。二维超声心动图亦可确定心包积血的诊断。

### （四）治疗

心脏破裂一经诊断立即手术。急性心脏压塞病情危急，可先做心包腔穿刺减压缓解，同时输血补液，争取剖胸抢救时间。剖胸手术一般经左前胸第 4 肋间进行速度较快，切开心包，清除积血，探查到心壁出血点或裂口。心室破口和心包内大血管破口先用手指按压止血，然后行间断缝合修补；心房破口先以无损伤钳夹住止血，然后连续缝合；冠状动脉的小分支出血，可以直接缝扎；冠状动脉主干损伤，须在体外循环下行缝扎术加冠状动脉旁路移植手术。

## 三、室间隔破裂

室间隔破裂（或室间隔穿孔）见于闭合性胸部损伤，常在室间隔肌部靠近心尖处，多为单一破口。原发性室间隔破裂是心脏在舒张末期或收缩早期各瓣膜处于关闭状态，心室充盈，暴力作用使心脏承受应力产生变形，引起室间隔撕裂。继发性室间隔破裂是由于室间隔心肌严重挫伤后发生坏死液化，可出现多个破口，造成左、右心室相通的结局。室间隔破裂产生心内左向右分流，引起急性心功能衰竭。

### （一）病理生理

创伤导致室间隔破裂与先天性室间隔缺损一样，由于左心室压力明显高于右心室，立即出现血液由左心室流入右心室，右心室因突然接受大量心内分流血液，可以很快出现肺动脉高压，右心功能衰竭。

### （二）临床表现

室间隔破裂常合并心肌及其他心内结构损伤，大多数患者出现心悸、胸闷、气促，甚至端坐呼吸等症状，体检可发现在胸骨左缘第 3 ～第 4 肋间听到响亮收缩期喷射样杂音，伴有震颤，肺动脉听诊区第二心音亢进，可伴有心律失常。原发性室间隔破裂可立即出现上述症状，继发性室间隔破裂可在伤后 12 天内出现，发现时间可晚至 1 ～ 4 个月。多数患者可进行性心力衰竭，肝大、腹水、双下肢凹陷性水肿，部分患者可出现心绞痛症状。心电图常有非特异性 S-T 段改变、T 波改变，电轴右偏、右束支传导阻滞、右室肥厚或双室肥厚。二维超声心动图可见室间隔连续性中断，左、右心室肥厚；彩色多普勒显示心室水平左向右分流。

### （三）诊断

根据受伤病史，临床表现及超声心动图，室间隔破裂诊断不难，但需要进一步排除瓣膜、腱索、乳头肌病变。

### （四）治疗

应行手术治疗，但在急性期手术的失败率很高，行缺损修补术以在病情稳定受伤 2 ～ 3 个月后为宜。

## 四、瓣膜、腱索或乳头肌损伤

胸部损伤导致的心脏瓣膜损伤以主动脉瓣损伤最为常见，其次为二尖瓣和三尖瓣。主动脉瓣损伤与房室瓣损伤机制有所区别，前者可能的机制为心室舒张早期胸部受到强大的暴力作用，大动脉内压迅速升高，使处于关闭状态主动脉瓣瓣上、瓣下压力差急剧加大，超过瓣膜的承受限度，产生瓣膜撕裂，撕裂部位可以是瓣叶，也可以是瓣叶交界。二尖瓣和三尖瓣损伤常见于暴力直接作用于胸前壁，心脏受到胸骨和脊柱挤压，心室处于舒张末期至收缩早期，二尖瓣和三尖瓣均处于关闭状态，心室内压力急剧升高，导致瓣膜及其腱索、乳头肌损伤，二尖瓣和三尖瓣前叶及其腱索、乳头肌最易受损。

### （一）病理生理

瓣膜及其腱索、乳头肌损伤产生的病理生理变化，即受损瓣膜关闭不全引起的血流动力学改变所导致的一系列病理生理改变。主动脉瓣受损后立即引起主动脉瓣关闭不全，瓣口出现反流，导致左心室前负荷增加，舒张末期压力升高，左心房压力随之升高，肺静脉瘀血，表现为左侧心力衰竭、肺水肿、血压下降，由于主动脉压力高，反流量大，病情往往进展迅速。二尖瓣及其腱索、乳头肌损伤后出现二尖瓣关闭不全，血液在二尖瓣处产生反流，同样表现为左侧心力衰竭，如果损伤较轻，病情进展可以比较缓慢，类似风湿性二尖瓣病变产生的病理生理变化。三尖瓣及其腱索、乳头肌损伤后出现三尖瓣关闭不全，血液反流在三尖瓣口，外周静脉压升高，体循环瘀血，右侧心力衰竭。

### （二）临床表现

瓣膜、腱索、乳头肌损伤的临床表现，主要取决于其损伤的程度和瓣膜反流量的大小，严重的主动脉瓣、二尖瓣及其腱索、乳头肌损伤，反流量大，伤后即可出现胸闷、胸痛、心悸、气短，甚至呼吸困难呈端坐呼吸，咳粉红色泡沫痰。主动脉瓣损伤与二尖瓣及其腱索、乳头肌损伤的肺部体征相似，均可闻及啰音，但心脏听诊和周围血管征象有区别，主动脉瓣损伤后脉压增大，可出现水冲脉和股动脉枪击音，在主动脉瓣听诊区和胸骨左缘可闻及舒张期泼水样杂音，肺动脉瓣听诊区第二心音亢进分裂。二尖瓣及其腱索、乳头肌损伤后在心尖部闻及收缩期喷射样杂音伴肺动脉瓣听诊区第二心音亢进。三尖瓣及其腱索、乳头肌损伤后早期症状一般较轻，发现损伤多在数月或数年后，患者出现右心功能不全，表现为气短、乏力、腹胀、双下肢水肿，查体可见颈静脉怒张、口唇发绀、肝大、双下肢凹陷性水肿，心脏听诊在胸骨右下缘可闻及收缩期吹风样杂音。

### （三）诊断

胸部创伤患者心脏听诊发现杂音，应该首先考虑心脏瓣膜及其腱索、乳头肌损伤。既往没有发现心脏杂音的先心病或风心病病史的患者受伤后出现血流动力学异常的临床表现，应进一步了解受伤情况，完成心脏超声多普勒检查，明确诊断。

1. 主动脉瓣损伤诊断依据

伤后即出现胸闷、胸痛、心悸、气短，甚至呼吸困难呈端坐呼吸，咳粉红色泡沫痰。体征：主动脉瓣听诊区和胸骨左缘可闻及舒张期泼水样杂音，肺动脉瓣听诊区第二心音亢进分裂，双肺闻及湿啰音，水冲脉和股动脉枪击音，脉压增大。心电图提示 ST-T 改变，电轴左偏、左心室肥厚或左束支传导阻滞；X 线胸片可见肺血增多，心影增大以左心房、左心室增大显著；二维超声心动图可见主动脉瓣瓣叶撕裂或撕脱，关闭不良，左心房、左心室增大；多普勒显示主动脉瓣下、二尖瓣上反流，左心室舒张功能下降。

2. 二尖瓣及其腱索、乳头肌损伤诊断依据

症状与主动脉瓣损伤相似，表现更为严重。体征：在心尖部闻及收缩期喷射样杂音伴肺动脉瓣听诊区第二心音亢进，双肺闻及湿啰音。X 线胸片可见肺血增多，左心房、左心室增大；二维超声心动图可见二尖瓣瓣叶撕裂，腱索、乳头肌有断裂，可见瓣叶向左心房内脱垂，心腔内探及漂浮物；彩色多普勒显示瓣口血流由左心室反流到左心房。

3. 三尖瓣及其腱索、乳头肌损伤诊断依据

患者感到胸闷、气短、乏力、腹胀、双下肢水肿。心电图显示右室肥厚或右束支传导阻滞，X 线胸片表现为右心房、右心室增大；二维超声心动图可见三尖瓣瓣叶撕裂，腱索、乳头肌有断裂，可见瓣叶向右心房内脱垂，心腔内探及漂浮物；彩色多普勒显示瓣口血流由右心室反流到右心房。

### （四）治疗

心脏瓣膜及腱索、乳头肌损伤导致一系列血流动力学变化，只有采取外科干预才能得到彻底纠正，但是手术时机和方法应根据损伤程度来决定，一般损伤轻、瓣膜反流量小、药物治疗可控制，病情相对稳定的患者可以待创伤反应急性期度过后手术较为安全。损伤较重、瓣膜反流量大、药物治疗难以控制，病情进行性加重，心功能衰竭，应尽早手术。

1. 主动脉瓣损伤

主动脉瓣瓣膜撕裂或瓣膜交界处撕脱一般可采取瓣膜置换或交界成形术，但成形术往往容易失败，所以一般主张直接行主动脉瓣置换术。主动脉瓣损伤后反流造成舒张压降低，脉压增大，冠状动脉灌注减少，扩血管药物应用可能加重心肌缺血，出现心绞痛以及头晕等症状，一般主张术前少用或不用。

2. 二尖瓣及其腱索、乳头肌损伤

二尖瓣损伤后出现急性二尖瓣关闭不全，瓣口反流使左室泵入主动脉的血流量突然减少，血压下降。同时左房压升高、肺水肿，应用血管扩张药物可以降低左心室后负荷及左心房压，提高周围组织器官灌注。主动脉内球囊反搏可以用于明显低血压患者，提高血压，降低左心室后负荷。单纯的二尖瓣撕裂或腱索、乳头肌断裂，可以采取成形术修复，避免人工瓣膜的问题。如损坏严重，修复效果不好，则应立即行瓣膜置换术，如后期再次手术行瓣膜置换则手术病死率大大提

高。乳头肌损伤的患者瓣膜脱垂严重，反流量大，病情重，进展快，可在短期内死亡，多需要紧急手术。

3. 三尖瓣及其腱索、乳头肌损伤

三尖瓣损伤相对主动脉瓣和二尖瓣损伤一般较轻，首先考虑瓣膜修复或成形术，对少数损伤严重而且修复效果差的则应施行人工瓣膜置换。

## 五、冠状动脉损伤

胸部创伤无论是闭合性损伤还是穿透性损伤均可造成冠状动脉损伤，多同时合并有心脏挫伤或心脏破裂等不同程度的其他损伤，单纯冠状动脉损伤极为少见。心包穿刺可损伤冠状动脉，闭合性胸部创伤中由于暴力较大导致冠状动脉撕裂、冠状动脉内血栓形成或冠状动脉瘘；穿透性胸部创伤在损伤心脏同时引起冠状动脉破裂出血或冠状动脉瘘。外伤性冠状动脉瘘多见于冠状动脉前降支和右冠状动脉，左旋支损伤少见。冠状动脉血栓形成可能与血管内皮损伤，创伤后血液凝固性增加或原有冠状动脉粥样硬化斑块脱落有关；冠状动脉破裂、冠状动脉瘘可由暴力或锐器所致。

冠状动脉损伤后相应供血区出现急性心肌缺血、心肌梗死或心肌收缩力下降、心功能下降，其下降程度与冠状动脉损伤部位直径大小有关，大的分支损伤可使心功能严重受损，出现心律失常。冠状动脉出血在心包腔内积存可造成心脏压塞，回心血量减少，心排血量降低，出血可以通过心包破口流入胸腔，表现为失血性休克。

冠状动脉损伤临床表现缺乏特异性，一般心电图提示心肌梗死患者应考虑冠状动脉损伤。对高度怀疑冠状动脉损伤的患者应进行选择性冠状动脉造影检查，明确诊断及损伤部位。冠状动脉损伤的诊断明确后应尽早治疗，冠状动脉血栓形成，可选择冠状动脉旁路移植或冠状动脉成形术；冠状动脉破裂者，其直径小于1 毫米可以直接结扎，其直径大于1毫米者应选择冠状动脉旁路移植；冠状动脉瘘应在创伤反应过后手术修复。

## 六、胸主动脉破裂

闭合性胸部损伤和穿透性胸部损伤均可造成胸主动脉的全层或部分断裂，即胸主动脉破裂，发生在伤后 2 周内者称为急性胸主动脉破裂。急性胸主动脉破裂是一种致命损伤，除锐器伤外，其发生机制目前还不十分清楚，可能与各种机械应力作用有关，最常见部位在胸主动脉的峡部，其次是升主动脉根部。主动脉弓及其分支损伤多见于胸部穿透伤，亦可见于闭合伤，大的损伤多来不及抢救而死亡。损伤部位以锁骨下动脉多见，左颈总动脉、无名动脉和主动脉弓部损伤较少。

升主动脉破裂表现为心脏压塞。伤者多有胸骨和（或）肩胛骨骨折伴胸骨后或肩胛间区疼痛，大部分很快死亡，少部分在血压下降后出血减缓或暂时停止，待输血补液血压回升后可继续出血。弓部主动脉及其分支破裂表现为纵隔增宽、纵隔血肿，可引起腔静脉阻塞综合征和失血性休克。降主动脉破裂表现为血胸，纵隔胸膜完整者表现为纵隔血肿或假性动脉瘤。

胸主动脉破裂诊断主要依靠外伤史和临床表现，胸部 X 线检查是最简单而最有价值的辅助检查手段之一，超声心动图有助于诊断，怀疑胸主动脉破裂者应行升主动脉造影明确部位，对受伤后数天以后怀疑者也可考虑 MRI 检查或 CT 检查大血管重建，对手术切口、手术方式选择起指导作用。

手术时机的选择按以下原则：就诊时有严重休克者，应在行胸腔穿刺和（或）心包穿刺后紧急急诊室剖胸止血；急诊抢救后病情仍不稳定者，在手术室急诊手术；病情稳定者，积极准备行升主动脉造影明确诊断后限期手术；锁骨下动脉损伤诊断明确后应立即手术。

手术切口的选择根据损伤部位决定：升主动脉、无名动脉及左侧颈总动脉近心段内损伤多选择胸骨正中切口，主动脉弓后壁损伤也可选择标准右侧后外侧切口，左锁骨下动脉较远的胸主动脉损伤适宜选用标准左后外侧切口，锁骨下动脉损伤选择伤侧前外侧切口。

手术方式的选择根据损伤的大小决定：小裂伤可直接进行修复，损伤严重需要阻断主动脉。行人工血管置换或补片修补时，应考虑手术时间，选用体外转流、部分左心转流、股动静脉转流或完全心肺转流术，阻断时间 20 分钟即可。有严重脊髓损伤，出现一定的截瘫率。慢性胸主动脉破裂按胸主动脉瘤处理。

## 七、腔静脉损伤

单纯腔静脉损伤罕见，闭合性损伤的原因可能是心包内段腔静脉比较固定，暴力造成瞬间相对移位超过一定限度导致腔静脉撕裂。临床表现可因损伤部位、破口大小不同、出血速度快慢有所差别。心包内段腔静脉损伤均表现为急性心脏压塞，表现为脉搏快弱、血压下降、脉压减小，心音遥远、静脉压升高。心包外段腔静脉损伤常表现为纵隔血肿和失血性休克。腔静脉损伤可因合并其他脏器损伤而被延误治疗，故病死率很高。对怀疑有腔静脉损伤者应及时手术探查，对出现急性心脏压塞者应先行心包穿刺或剑突下开窗减压，明确腔静脉损伤诊断后手术治疗。手术采用胸骨正中切口或右侧前外侧切口开胸，小的破口可直接缝合；不能直接缝合时，可用带侧孔的腔静脉插管经右心耳插入损伤的腔静脉并超过损伤部位，将远端静脉血引流至右心房（内转流法）后再修补或补片修补。

## 八、肺动、静脉损伤

主要为胸部穿透伤造成，表现与心脏破裂、大血管损伤相似，鉴别诊断困难，疑有肺动、静脉损伤时应剖胸探查，手术修复是其唯一有效的治疗方法。肺动脉损伤手术切口一般选择胸骨正中切口，肺静脉损伤一般选择伤侧切口进行，小的破口可以采用非体外方法直接修复，对于损伤严重或肺动脉后壁破裂可采用体外循环下修复血管。

# 第五节　气道梗阻与空气栓塞

## 一、气道梗阻

在检查胸部损伤时，首先要注意气道是否通畅及气体交换情况。喉头梗阻发出的喘鸣音或从充满分泌物或血液的气管发出的各种杂音，都应提高警惕。

### （一）病因

交通事故引起的胸部损伤常合并头部损伤，由此抑制意识，与过量饮酒、任意使用麻醉药剂是造成气道梗阻的三个最常见的因素。上呼吸道梗阻常由于舌头下垂，口腔和咽喉部被异物、泥土、血液和脱落的牙齿堵塞。颈段和胸段气管和支气管多由于分泌物和血液堵塞而造成气道梗阻。气道梗阻如合并胸部损伤，其临床表现各异，在早期可无症状，但时刻突变，严重者因严重缺氧、心律失常致死。

气道梗阻常见原因主要有：异物梗阻，过敏反应所致喉头水肿，哮喘发作引起气道痉挛。该症多发生在儿童，往往在儿童进食时，哭、笑或追逐打闹间导致异物窒息。

当呼吸道突然梗阻后，肺通气发生障碍，机体处于严重缺氧状态，血液内氧合血红蛋白减少，还原血红蛋白迅速增加，故面色发绀。大脑对缺血、缺氧非常敏感，人类脑细胞有 500 亿，大脑缺血缺氧 1 分钟将有 190 万细胞死亡。大脑皮质一旦严重缺氧，患者最先表现为烦躁，而烦躁又会加重机体耗氧量增加，从而加快意识障碍的出现。如果未得到及时救治，将很快出现心搏骤停。

一旦心搏骤停，就要立刻实施心肺复苏。当呼吸心搏完全停止后，脑内存留的氧气只有 10 毫升，大脑每秒钟消耗氧气为 1 毫升，所以，脑组织里存在的氧气只能维持 10 秒钟的时间。在进行心肺复苏时，应尽量减少按压中断时间，中断时间不能超过 10 秒。最佳抢救黄金时间为呼吸心搏骤停后 4 ～ 6 分钟。超过此黄金时间才开始抢救，即使心脏复跳，最终也可能是脑死亡状态。因此把握抢救时机尤为重要。

### （二）诊断

把耳朵贴近患者的脸部，可大体检查患者的气体交换是否充足。同时，观察胸廓的呼吸运动是否正常。有气道梗阻的患者在发病初期，额外用力克服梗阻进行呼吸，逐渐筋疲力尽，意识抑制，气管、支气管内积存大量分泌物或血液，填塞气道，不能进行通气，造成全身性缺氧致死。

### （三）治疗

如果气道梗阻是受体位影响，继发于舌头下垂和下颌的肌肉松弛，则用手托起下颌，将舌头向前拉出，即可暂时缓解症状。此后使用咽导气管，甚至气管插管。质地良好的气管插管可安置 3 天至 2 周，如不能拔除气管插管，可做气管切开术，为丧失意识的患者清除口腔和鼻腔异物和分泌物必须彻底，可借助喉镜清洁咽喉部。

意识清醒胸部损伤患者的气道梗阻，一般由于积存分泌物和血液，特别在多发性肋骨骨折、连枷胸和创伤性肺炎的患者常见，创伤后胸痛尚未控制也有此并发症。在临床症状出现之前，如能做肋间神经封闭，控制胸部的严重疼痛，恢复胸廓的完整性，做鼻气管吸引排除气管内的血液及分泌物和排除胸膜腔的积血，也许能防止并发症的发生。严重病例，只用这些措施明显不够，必须做气管切开，易于排除分泌物和维持通气。

1. 鼻气管吸引术

如病情允许，可让患者坐在直立位，将下颌向前突，伸出舌头，医师用纱布包裹舌头，轻柔地向前向下拉出，右手用 1 根无菌的 14 ~ 18 号导管经鼻孔伸入到口腔咽部，使导管的尖端达声门上，从导管近端开口可听到吸气和呼气的声音。当导管到位，令患者深呼吸，医师随即将导管快速插入开放的声门，进入气管吸痰。即使很不合作的患者，在咳嗽和憋气之后，其声门都会开放。

导管成功插入气管后，它即反射地使患者暴发持续的呛咳，除非其咳嗽反射已受抑制。将导管连接吸引装置，用 Y 形接头做间断的吸引，持续吸引不应超过 10 秒，禁忌更长时间的吸引，避免将吸入的空气全部吸出。即使未能将导管插入气管内，但由于插管操作引起的阵发性咳嗽，也达到排痰的部分目的。这个操作每 4 ～ 6 小时可重复。如患者需要更多的气管吸引，则要考虑做气管切开术。

2. 气管切开术

在急诊条件下做气管切开术的危险性较正常条件下增加 2 倍。因此，要严格掌握其适应证。Trousseau 首次用气管切开术治疗 200 例白喉患者。Galloway 建议，用作吸引气管和支气管内痰液，应用于治疗胸部损伤，特别是胸部压伤。

机械性上呼吸道梗阻是急诊气管切开术的指征之一。但颈段气管近端真正的机械性梗阻并不常见，而多是合并损伤后出血，故更多考虑做环甲膜切开术。

继发于中央神经系统受抑制后的体位性气道梗阻较常见，首先用口腔咽导气管或气管插管治疗。当病情平稳后，需要长期气管插管时才做气管切开术。

另一个相对的适应证是气管、支气管内大量分泌物积存，患者无能力咳出，用其他方法也不奏效。

气管切开后会减少气道的无效腔和减小阻力，因此减轻呼吸的工作。只有用气囊导管才会减少无效腔，实际上气道无效腔可减少 1/3，而不像以前所预测的 2/3；为减小阻力，也只当用大号气管导管才能达此目的。通过 7 ～ 8 号套囊气管导管的呼吸做功只等于用口呼吸，只有用 9 ～ 10 号导管才能明显降低阻力。因此，如要减轻呼吸做功，必须使用呼吸机做辅助呼吸。

同样，如要用气管切开术减少连枷胸的矛盾运动，就需用一根 10 号导管，插入颈部气管下段。这样，气体能在低压条件下进行交换，在某些病例足以减小其矛盾运动，不必使用呼吸机进行辅助呼吸，在这些病例的适应证，主要是考虑延长人工呼吸支持。

总之，气管切开术是治疗胸部损伤患者一个有效的急救措施，其适应证如下：

第一，上呼吸道真正的机械性梗阻。

第二，继发于中央神经系统抑制的体位性气道梗阻，需长期气管插管者。

第三，气管、支气管分泌物和血液积聚，不能用简单方法排除。

第四，需要使用呼吸机超过 2 ～ 3 周时。

第五，罕见情况，大量的或进行性加重的颈部皮下气肿。

第六，气管、支气管小的撕裂（<1 厘米 或 <1/3 环形撕裂）。

第七，创伤性支气管食管瘘。

3. 环甲膜穿刺

环甲膜穿刺仅适合于上呼吸道梗阻。环甲膜位于甲状软骨和环状软骨之间。

前方是柔软的甲状腺，此处穿刺比较安全，因为周围没有重要组织。也可自己寻找，具体方法是先低头，然后沿喉结向下轻轻地触摸，在大约 2 ～ 3 厘米处有一如黄豆大小的凹陷，这里就是环甲膜的位置。

环甲膜穿刺时，可选择 15 号针头，也可用 10 毫升或 20 毫升的一次性注射器的针头直接穿刺。切记仅用一个针头足矣，不必要多个针头同时并排穿刺，以免刺破颈动脉。穿刺针头最好选择短斜面针头，因为长斜面针头容易划伤气管内对侧的黏膜而导致出血，一旦出血，反而增加下呼吸道阻塞发生的风险，导致事与愿违。在临床工作中，为了更能保证穿刺安全，也可自制“限深穿刺针”。比如，在针体外面套入一小段内径相当于穿刺针外径的塑料管或细硅胶管，后者附在针体上，以上下稍紧而又能随意移动为准，要求事先做好并消毒，放入专用的储存盒内，随时备用。“限深穿刺针”的优点就是防止刺入过深而穿透气管对侧环甲膜，或无意中进入过深而划伤气管对侧黏膜，引起损伤出血。

穿刺时，左手拇指食指固定好环甲膜上的穿刺点，必须保持在正中线上（因为气管直径只有 1.5 ～ 2.0 厘米，偏离正中线刺入，很容易引起气管内黏膜划伤出血），右手将针头垂直刺入气管，针尖进入气道后会有一种突破感，抽吸得到空气后，便停止深入，然后固定好。上呼吸道梗阻窒息时，环甲膜穿刺应争分夺秒，如果现场没有乙醇、碘酒或碘伏，就不要拘泥于无菌观念而延误穿刺，应该果断穿刺，毕竟防止感染和防止窒息死亡相比，后者更为重要。

当年环甲膜穿刺用过的 15 号针头现在依然放在我出诊随身携带的包内，同时还有针灸针，以备急需。作为医者，可能随时会遇到某种急危重症，一旦遇到，急救方案和方法必须立刻实施，这才是一名合格的急救医生。

环甲膜穿刺是一种供氧的临时救急途径，仅适合于上呼吸道梗阻，需要救护者具备一定的解剖知识和胆量。然而，当气道梗阻突然发生时，现场未必能及时获得合适的穿刺针头，所以，可应用简单、有效的海姆立克法。

### （四）处理

病情稳定后，所有气道梗阻患者应立刻收住院，进一步治疗。

### （五）气道梗阻紧急处理

1. 气道异物梗阻的基本知识

呼吸道是气体交换的通道，如果呼吸通道被某些异物（坚果、果冻、骨头、果壳等）堵住，就称为气道梗阻。气道梗阻可发生在任何年龄阶段，以 5 岁以下儿童和老年人多见。近年来国内外大量资料表明，在现实生活中，老年人尤其是有脑卒中后遗症的老人，由于咀嚼障碍，吞咽功能差，所以有时在进食过程中说话，或者吃比较大块的食物，如鸡块、排骨等，速度过快、咀嚼不全、吞咽过猛等而造成气道异物梗阻。而婴幼儿发生异物堵塞，5 岁以下的小儿较为常见，主要由于此阶段的孩子多数还处于磨牙期间，牙齿并未发育齐全，对食物咀嚼不精细，会厌部位软骨组织发育稚嫩，导致咳嗽反射功能并不灵敏，而且小儿在就餐的时候喜欢大笑、打闹，容易发生气道异物堵塞。

2. 气道梗阻的分类及表现

气道梗阻的识别是急救成功的关键，临床上经常把气道异物梗阻分为三种：不完全堵塞、完全堵塞、特殊梗阻表现。

（1）不完全堵塞主要表现

当患者气道异物进入后，仍旧可以咳嗽但力度较弱，有喘息声但呼吸比较困难，在张口吸气时还能听到患者气管内异物所造成的高调声音。观察患者皮肤、口唇以及甲床、面部发绀。

（2）完全堵塞主要表现

患者被较大异物堵住喉部、气管，完全封住了喉部与气管的空气进出口，患者彻底无法说话、咳嗽，并且无法呼吸，面色发绀。这种情况下若没有采取急救措施，患者会在短时间内出现脑部缺氧，造成脑组织不可逆转的损伤。进而逐渐失去知觉，心搏、呼吸也会随之停止。

（3）特殊梗阻的表现

当异物进入气管时，感到极度不适，双手会不由自主呈现“V”字形，紧贴在自己的颈前面的咽喉部位，面部紧张且十分痛苦。

3. 气道异物堵塞紧急处理

海姆立克急救法是临床上最常用，而且最被人熟知的一种气道异物堵塞急救方法。最初是由一位名为海姆立克的美国医生所发明，后以他的名字命名为该急救法，又简称“海氏急救法”。主要是利用外界力量的自然冲击，另一人用双臂向阻塞患者腹部做冲击压力或是针对膈肌下方做突然向上的压力冲击，使肺内仍旧存留的空气在此作用力下形成气流向气管冲出，而这股空气直线向上且比较有冲击性，可以将异物快速推出气道外，达到急救的目的。根据气道不同程度的梗阻，所采取的急救措施又有一定区别。

（1）自救式腹部冲击法

对于意识清醒的不完全气道堵塞、具备一定救护知识的患者，如当时无他人相助，可以选择自救急救方式快速冲击腹部下方。详细方法为：身边若并无其他人帮忙时本人需将自己其中一手紧握空拳，将拇指向身体内侧放置在腹部高于脐上两指上、低于剑突位置；而另一只手改在此拳之上共同使力向上快速给予腹腔压力，大致 5 ~ 10 次，而且每次之间的冲击压力要明显分开。或是选择钝角的家具与坚硬物品，例如椅子、桌子等，上身与家具之间呈 90° 向上冲击 5 次以上，直到喉咙中异物堵塞物排出，缓解呼吸困难状态为止。

（2）急救腹部冲击法

如果在现场发现有气道被异物堵塞的患者，首先询问患者："你是被东西噎住了吗？可以自主呼吸吗？"询问患者后若患者并未因病造成意识昏厥，大多会点头承认寻求旁人帮助，同意其帮助救治呼吸暂停症状。急救应争分夺秒，明确症状后要在现场及时开展海氏急救法，一边开始施救一边向周围人求救打急救电话 120，寻求医疗人员帮助。

①站立抢救法

救护者站在被抢救者后面，两手环抱患者腰部，让患者配合弯腰，头部前倾；一只手握住呈空心状态，将拇指靠近患者腹部正中间剑突下方和肚脐中上部位两横指处，另一只手紧握此拳快速向内向上冲击患者腹部 5 次，约每秒 1 次；反复、有节奏、有力地重复操作步骤若干次，直到患者排出异物。如果此法无效，需及时寻求专业救治。

②仰卧抢救法

用于昏迷患者，让其处在仰卧位，抢救人员骑在患者的两大腿外侧，用一只手的掌根平放其剑突下方或是腹部脐上两指位置处，另一只手掌根部搭在上方并共同使力向下冲压，使患者肺内气流由内向外冲出，连续操作 5 ~ 10 次，若患者异物并未排出，阻塞症状并未缓解，应重复此动作。最后检查患者口中是否有异物，并及时取出，若患者生命体征弱要马上开展心肺复苏。

③婴儿救治法

急救者需要单膝跪地以此为支撑点，将婴儿身体翻过来呈俯卧姿势置于急救者一侧前臂上，要用手托住头部呈头低足高位，用掌根较用力拍孩子的肩胛部位，每秒 1 次共 5 次。然后依旧是头低足高位将幼儿体位转换为去枕仰卧位，使用双手指重叠按压幼儿的胸部，大致于双乳头连线向下一指处，连续使力 5 次，循环操作直到排除异物。

4. 气道异物的预防方法

无论是成人还是婴幼儿，均要注意食物要切成小条，细嚼慢咽，小儿养成良好的进食习惯，有食物在口中时不要跑步、玩耍；进餐半小时后才能跑跳，以免口中的食物通过食管流入气管；将豆类、糖果、药丸等放置在高处、安全的地方，以免幼儿在不明状况下吞服。注意：如果在通过急救处理气道异物被冲出至口腔，要用手指小心将其勾出来，或者让患者弯腰咳出来，防止将其再次推回气道，操作者注意安全，防止被患者不慎咬伤。

海姆立克急救手段简易便于实施，且不受场地限制，不需要急救人员有过于专业的医学基础便可实施。此手段广泛应用于急救气道阻塞症状，向群众普及相关知识非常有必要，可以在紧急情况下使病患得到有效救助，降低因拯救不及时导致的致死率。

## 二、空气栓塞

胸部损伤使支气管肺内的气体进入肺静脉后，引起左心和全身性空气栓塞，在急诊室急救胸部损伤患者时，可由于操作不当使空气进入中心静脉，也可以引起右心和肺动脉的空气栓塞，严重的病例即使及时抢救也难免致死。

### （一）诊断

1. 左心或全身性空气栓塞

当胸部损伤引起支气管肺泡破裂和血管破裂，使气道与肺静脉沟通，当气道压力超过静脉压时，即可发生空气栓塞。进入肺静脉的气体随血流经过左心房和左心室，最后流入全身动脉分支，堵塞动脉分支，造成相应器官特别是脑与心肌的缺血，严重者阻碍流回左心的血流，造成严重的循环衰竭，可立刻致死。通常在胸部穿透伤后易出现全身性空气栓塞，但也可出现在钝性胸部损伤后，一般难以及时做出准确的诊断，但在胸部损伤有下列任何情况时，应怀疑有全身性空气栓塞：

第一，无头部创伤，但出现局灶神经异常。

第二，检眼镜检查发现视网膜血管有气泡。

第三，开始给予正压通气不久即发生循环衰竭。

第四，采集动脉血标本做血气分析时，发现血中含有空气或泡沫。经检查并非操作技术性错误（这种程度的空气栓塞难救活）。

2. 右心或肺空气栓塞

肺循环或右侧心脏的空气栓塞均属医源性，在做中心静脉穿刺时，如针管或导管腔未能及时堵闭，随着吸气时胸膜腔负压增高，空气极易进入中心静脉；经锁骨下静脉或颈内静脉穿刺做导管检查或安放起搏器，当拔出针头或更换导管时，空气也可被吸进静脉，流入右心房，经右心室进入肺动脉，造成肺动脉空气栓塞，可导致肺梗死，由于合并肺动脉系统广泛的痉挛，严重缺氧，抢救如不及时，通常致死。

### （二）治疗

首先给予 100% 氧吸入（用面罩或气管插管），静脉输入液体维持循环。如为右心气栓，让患者躺在左侧，头低位，经静脉穿刺或置导管至右心房排气，同时让患者关闭声门，强行呼气以增加胸膜腔内压，减慢含气泡的血液流入心脏并经导管排出。如为左心气栓，应立即开胸，夹住肺门，挤出冠状动脉内气泡并可穿刺排出心腔内的空气，极少数不严重的病例有可能救活。实际上，在急诊室的条件下，很难做到及时诊断和处理。因脑血管气栓引起全身性癫痫发作，应给予镇静剂，地西泮 10 ~ 20 毫克静注，及脱水剂甘露醇 200 毫升静滴，视病情调整合适的剂量，严重病例应给予冬眠，送加强治疗病房监测治疗。

### （三）案例：航空旅行诱发脑空气栓塞

患者，男性，63 岁，主因“被发现意识不清 4 小时”送往首都医科大学附属北京天坛医院神经内科急诊。患者入院前 7 小时独自乘坐飞机，登机时正常。4 小时前（下飞机前）被发现意识不清，具体发病时间及情况不详。当时无肢体抽搐、二便失禁。下飞机后被送至附近医院，头颅 CT 检查未见出血。

既往史：患矽肺病史 13 年余。否认高血压及糖尿病史，否认毒物接触史，否认过敏史。入院查体：体温 36.5℃，血压 132/88 mmHg（1 mmHg=133.32Pa），心率 90 次 / 分，律齐，血氧饱和度 95%，呼吸 22 次 / 分，消瘦，桶状胸，双肺呼吸音粗，未闻及明显干湿性啰音。神经系统查体：昏迷，双侧瞳孔直径 4 毫米，对光反应迟钝，压眶刺激无反应，双侧跖反射消失，颈无抵抗。格拉斯哥昏迷指数（GCS）评分 3 分，美国国立卫生研究院卒中量表（NIHSS）评分 40 分。辅助检查：血常规：白细胞 $16.28\times10^9$/L，中性粒细胞 $15.08\times10^9$/L，中性粒细胞比例 92.6%，红细胞 $4.19\times10^9$/L，血红蛋白 125g/L。血液生化检查：葡萄糖 7.76 mmol/L，肌酸激酶 369.63U/L。尿常规、凝血常规、肌红蛋白、心肌肌钙蛋白 I、肌酸激酶同工酶及 B 型钠尿肽大致正常。毒物筛查阴性。心电图：窦性心律，正常心电图。

胸部 CT：两侧肺大疱、肺气肿；左上肺大疱合并感染，右上肺混杂密度团块，两肺弥漫性分布微小结节，纵隔内多发淋巴结肿大，心包少许积液。头颅 CT：脑实质内多发结节状及低密度影，老年性脑改变。头颅 MRI：双侧额顶叶、右侧颞枕叶、右侧丘脑、胼胝体、左侧脑室后部室旁多发急性 / 亚急性期缺血梗死灶；脑内多发 SWI 低信号；脑内多发腔隙灶及缺血性脑白质病变；老年性脑改变。

诊断：急性缺血性脑卒中，双侧颈内动脉系统及椎基底动脉系统气体栓塞。患者入院后给予积极抢救及维持生命体征等对症支持治疗，于入院后第二日意识障碍加重为深昏迷，生命体征不平稳，家属商议后放弃抢救，自动离院。

根据本例患者临床表现、既往史、肺部影像，分析该患者脑空气栓塞的空气栓子来源极有可能源自肺大疱自发破裂。临床中肺大疱破裂原因有很多，各种原因导致的肺泡内外压力差过大时，均可能造成肺泡破裂，肺组织损伤，尤其是在既往有肺部基础疾病，如肺大疱患者发生肺泡破裂的风险更高。飞机起飞降落时机舱内的压力是逐渐变化的，随着海拔的升高，空气越来越稀薄，机舱外压力逐渐降低，飞机内外会形成压力差，压力差过大会对飞机造成损害，因此飞机起飞和降落时机舱内的压力也会相应调整，避免机舱内外压力差过大。此时所处外界环境压力降低过程中的突发喉肌痉挛、用力咳嗽、屏气等不当动作，可能会引起人体肺泡内外压力差过高，当高于肺泡承受上限时则可能发生肺泡破裂。肺泡破裂后，随着正常呼吸，肺泡内压力逐渐降至与外界平衡时，气体从破损的肺组织中进入肺静脉，形成气体栓子。此时由于人体处于坐位，空气的密度较血液低，空气栓子随血液流动上升至颅内引起脑血管空气栓塞的概率较其他脏器更大。

空气作为栓子进入血液的途径有多种。空气栓子可以直接进入动脉或先行进入静脉，静脉内空气栓子再通过心内分流（如卵圆孔未闭或房间隔缺损）或肺内分流（如肺动静脉畸形或肺动静脉瘘）进入动脉系统。医源性空气栓塞可由多种检查治疗操作导致，包括心脏、肺脏、肝脏等多种手术，介入手术，静脉置管，高压氧治疗，内镜治疗，心肺复苏，血液透析，机械通气等。非医源性空气栓塞可见于各类减压综合征（如深海潜水员）、持续性咳嗽等。脑部空气栓塞的病理机制可能为空气栓子通过阻塞动脉导致缺血性梗死，或通过直接内皮损伤导致炎症介质释放，激活补体反应和原位血栓形成，从而加剧缺血。

脑空气栓塞，根据空气栓子的数量和大小不同，临床症状的严重程度也不一。从头晕、头痛，到局灶神经功能缺损，再到癫痫、意识障碍，严重时会危及患者生命。根据脑空气栓塞部位的不同，神经功能缺损表现也各异。自发性脑空气栓塞多引起较广泛的中枢神经系统症状，如本例患者以意识障碍起病，入院时已昏迷，MRI 影像显示前循环病灶多于后循环，这与既往报道一致，可能与脑供血动脉的分支、形态有关。本例患者的影像学表现有助于拓宽疾病诊断思路。通常磁共振（MRI）显示 SWI 低信号提示出血、血栓、钙化。本病例的 SWI 上空气栓子同样显示低信号，与 CT 所显示病灶部位相符合。但 SWI 上显示的低信号的大小、数目要明显多于 CT 所见，提示对于怀疑脑部气体栓塞的患者，磁共振 SWI 序列是一种更加敏感的显示方法。

脑空气栓塞的治疗包括针对病因治疗及对症支持治疗。病因治疗为确定空气进入的来源并阻断。本病例为多发性肺大疱，难以明确空气的具体来源。高压氧治疗为脑空气栓塞的一线治疗，高压氧环境中可减少脑组织缺血、缺氧，加速气泡变小吸收。空气中的主要成分为氮，而氧在血液中的溶解性是氮的 34 倍，所以建议 100% 补氧，血液中的氧饱和有助于置换空气栓子中的氮，高压氧提供了较高的压力，能进一步增加血液中的氧含量。但本例患者肺大疱为高压氧治疗的相对禁忌证，且生命体征不平稳，无法完成高压氧治疗。因此多种因素导致患者预后差。

本例患者为临床上病因罕见的卒中病例，在急诊接诊意识障碍起病的卒中患者时应注意鉴别诊断。尤其是对既往无高血压、糖尿病等脑血管相关危险因素的患者，应注意寻找少见病因，有减压环境经历者应考虑脑空气栓塞可能。头颅 CT、磁共振 SWI 序列均可显示空气栓塞。

# 第四章　腹部急危重症

## 第一节　肝脏与脾脏损伤

### 一、肝损伤

肝脏虽然有胸廓保护，但因其体积大、重量大、质地脆弱，故无论在胸腹钝性伤或穿透伤中都容易受累；又因其血运丰富，结构和功能复杂，故伤情往往较重，易发生失血性休克和胆汁性腹膜炎，死亡率和并发症发生率都较高。单纯性肝外伤死亡率约为 9%，其中刺伤为 3%，火器伤为 1.8%，交通事故钝性伤为 30%；合并多个脏器损伤和复杂性肝外伤的死亡率可高达 50%。

肝脏损伤的原因，战时绝大多数为火器伤，平时则以刺伤和交通或工业事故造成的钝性伤为多见。火器伤在我国过去少见，近年来则有增多趋势。复苏时粗暴地胸外按压，新生儿分娩时受狭窄的产道挤压，或助产、人工呼吸手法不当，也偶尔引起肝脏破裂。

#### （一）分类和病理

分为开放性损伤和闭合性损伤两大类。无论是开放伤还是闭合伤，损伤的程度可有很大不同。刺伤的创口一般整齐，深浅不等。低速投射物如小口径枪弹的贯通伤或非贯通伤，损伤基本局限于伤道周围；高速枪弹或弹片则可造成广泛的损伤甚至毁损。钝性闭合伤有时仅引起肝包膜下血肿，表现为肝区胀痛和肝大，但多数引起肝实质挫裂伤，严重者可造成离断伤或毁损伤。表浅的裂伤，出血容易自行停止，深在的中央型挫裂伤则可造成广泛肝组织坏死，且往往伴有肝动脉、门静脉、肝静脉和肝内胆管的损伤，引起严重出血和胆汁性腹膜炎。张力很大的肝包膜下血肿突然破裂，则出现迟发性（距受伤数小时，数天甚至更长时间）急性腹痛和内出血。

### （二）诊断

开放伤的诊断一般不难。值得注意的是胸部穿透伤常能贯通横膈引起肝脏损伤，因为深呼气时肝顶部可高达乳头的平面（第四前肋间）。闭合伤诊断有时不易，尤其当存在多处严重伤时，腹部情况可被忽略。右侧躯干遭受暴力，右上腹痛向右胸及右肩放射，有右下胸肋骨骨折，右横膈抬高，都应高度怀疑肝损伤。B 超检查对鉴别有无肝损伤及探明损伤的部位和程度很有价值。例如钝性伤引起的局限于肝裸区的实质破裂，主要表现为腹膜后（肝后及右肾上腺、下腔静脉旁）血肿，腹腔穿刺阴性，失血量不很大，若不进行 B 超或 CT 检查，临床上很难发现。

### （三）治疗

肝脏火器伤和累及空腔脏器的非火器伤都应手术治疗。其他的刺伤和钝性伤则主要根据患者全身情况决定治疗方案。血流动力学指标一直稳定或经补充血容量后保持稳定的患者，可在严密观察下行保守治疗，包括卧床休息，控制饮食，止痛，应用抗生素等。借助 B 超可对局部伤情进行动态观察，但不具备这些条件也不影响非手术治疗。非战时的肝脏损伤，约有 30%可经非手术方法治愈。生命指征经液体复苏仍不稳定或需大量输血（>2000 毫升）才能维持血压者，说明继续有活动性出血，应尽早行剖腹探查手术。手术的目的是彻底查明伤情，确切止血，防止胆瘘，清除失活的肝组织和充分引流。

已明确仅有肝脏损伤者，可采用右肋缘下切口，以便不开胸就能显露和处理肝脏各个部位的损伤。不能明确者，仍应经正中切口开腹，必要时改为右侧胸腹联合切口。开腹后发现肝脏破裂并有凶猛出血时，可用纱垫压迫创面暂时止血，同时用手指或橡皮管阻断肝十二指肠韧带控制出血，以利探查和处理。常温下每次阻断肝门的时间不宜超过 20 分钟。若需控制更长时间，应分次进行。探查中发现小的肝包膜下血肿可不处理；张力高的大血肿应将包膜打开，清除血肿，放置引流；肝表面有活动出血的，做 8 字缝合直接止血；伴有肝实质裂伤，应视情况进一步处理。出血已停止的整齐创伤或表浅挫裂伤不必缝合，适当引流即可，有的甚至不需引流。锐器或低速子弹造成的隧道状贯通伤，出血已停止者，也只需在伤道入口和出口处放置引流。

1. 缝合

缝合是治疗肝脏裂伤最常用的方法，但并非所有裂伤都属于单纯缝合，必须区别对待。大多数边缘整齐的裂伤可做间断普通缝合或褥式缝合，并常规放置引流以防胆汁渗漏和感染。损伤严重的，应在缝合处和腋下分别放引流。深在的裂伤不能仅做创缘的表浅缝合，否则肝实质内将形成一个充满血液、胆汁和坏死组织的无效腔，最终导致脓肿形成，继发出血或胆管出血。这样的创口必须认真探查，缝扎损伤的血管和胆管，然后穿过底部缝合、引流。必要时可将胶管置入创口深处，再疏松缝合。创缘有失活组织者，需先行清除，再止血、缝合，但不必常规切除血运正常的创缘组织，以免伤及肝内重要管道。挫裂伤严重，尤其伤及肝内较大胆管或做了肝组织大块切除者，胆总管引流可以减少胆瘘引起血凝块溶解导致再出血的机会，还为术后造影提供一个通道。但常规T形管引流弊多利少，它不仅不能降低死亡率和并发症的发生率，而且增加应激性溃疡的机会，部分患者日后还可能发生胆管狭窄。因此，胆总管直径小于5毫米者，最好不做T形管引流。

为了达到创口止血，有时将吸收性明胶海绵等填入创面，再以长纱条进行填塞。此法虽然简单，常能控制出血，但由于是异物，又妨碍引流，反而促进感染和组织压迫性坏死，从而导致极难处理的继发性出血。因此，纱布填塞只能用于术中临时止血，不可作为决定性治疗手段。凡需填入大量纱布才能控制的出血，一般实行肝动脉结扎或肝切除。若当时由于病情危重或某些条件不具备（如缺乏血源、技术力量不足），可以暂行填塞结束手术，积极创造条件后尽早剖腹探查施行决定性手术。如果确实没有条件再次剖腹（如在边远地区），应在创面上衬以带蒂大网膜，再将长纱条由深到浅有序地填入创口，或不填入创口面只填塞周边，造成能止血又不过大的均匀压力。纱布的另一端通过就近的腹壁切口引出体外，术后3 ~ 5天分次轻柔地撤出。向创面填入吸收性明胶海绵等可吸收材料，虽然异物反应相对要小，但在某种程度上同样存在上述弊端，只宜在某些止血困难的场合配合缝合适量使用。作为填塞物，带蒂大网膜虽然止血效果略差，但不产生异物反应，远优于人工材料，需要以填塞配合缝合时，可优先选用。

不整齐和创面大的挫裂伤，清除失活组织和缝扎创面上破裂的血管和胆管后，有时已不可能对拢缝合，可用带蒂大网膜覆盖创面并加以固定，放置双套管负压引流。

2. 肝动脉结扎术

难以制止的猛烈出血大多来自动脉。深在而复杂的肝裂伤经缝扎创面血管仍不能控制出血时，实行肝动脉结扎。结扎肝总动脉最安全，但止血效果有时不满意。结扎左肝或右肝动脉效果肯定，手术后虽然肝功能可能波动（可出现低血糖、低清蛋白），但由于通过膈腹动脉、肋间动脉和肝包膜动脉可以建立侧支循环，肝坏死的机会很小。结扎肝固有动脉危险最大。为了减轻肝脏的负担，动脉结扎术后 1 周内宜禁食，输注足量的糖和白蛋白。

3. 肝切除术

严重的肝裂伤，缝合加引流或动脉结扎效果都不满意，死亡率和并发症发生率很高，而正确施行的肝切除术，却可能使相当一部分患者获救。这主要适用于：

第一，肝组织严重碎裂。

第二，伤及肝内主要血管和 / 或胆管。

第三，创伤造成大片失活组织。

第四，无法控制的出血。肝脏有强大的再生能力，临床和实验证明，保存 20%的正常肝组织便能存活。但规则性肝叶切除创伤大，本身就是对患者的又一次沉重打击，在严重创伤条件下施行半肝或近半肝切除，死亡率可高达 50%，因此不应轻易施行。外伤肝组织切除的原则应是在充分考虑肝脏解剖特点的基础上，彻底切除失活、坏死组织。结扎损伤的血管和胆管，同时尽量保留正常的肝组织。因此，一般施行的是不规则性切除。腹腔引流要充分，最好使用双套管负压吸引以防发生膈下脓肿和胆汁性腹膜炎。

4. 肝脏损伤合并肝静脉主干或肝后段下腔静脉破裂的处理

这类损伤罕见，处理上最为棘手，死亡率高达 80%。严重的威胁不但来自极难控制的大出血，而且来自可能发生的空气栓塞和肝碎片栓塞。由于部位深在和出血凶猛，探查时可能一时难以判明伤情，但根据阻断肝门后出血不减和搬动肝脏时出血加剧，应该想到本诊断。

查明损伤部位后，先于局部加压填塞，尽量控制出血，然后根据伤情采取对策。肝后段下腔静脉平均长度为 7 ~ 8 厘米，其上端（即第二肝门处）的破裂常由于肝静脉入口处撕裂所致。通过胸腹联合切口切开膈肌，有时可在直视下进行修补。肝后段下腔静脉下端的裂口，也多可以直接修补。

中段的裂伤最难处理，只有游离、掀起，甚至切除了肝右叶方能将其显露，修补的方法之一是先做下腔静脉右心房置管分流并阻断肝门血流，再显露（有时需切肝）、修补。为此需切开心包，经右心耳戳口插入导管（尖端及预定留置在心房处事先做好侧孔）到肾静脉平面以下。用止血带将心包内下腔静脉及肾静脉平面以上的下腔静脉勒紧，同时阻断肝门。或从肾静脉平面下方切开，向上插入

Foley 导尿管，使气囊位于横隔以上水平，注气的侧管从切口伸出。气囊注入盐水，同时用止血带勒紧肾静脉平面以上的下腔静脉，并阻断肝门。虽然这些方法提供了一种先控制出血（同时维持下腔静脉和肾静脉回流），后显露、修补的途径，但因其创伤性大，操作复杂，实际效果不够理想，患者大多死于手术台上。近年来，有些术者根据该段静脉和肝静脉主干损伤往往是肝破裂的延续以及静脉压力不高的特点，试用带蒂大网膜填塞，粗针大线将肝裂伤靠拢、缝合，半数以上病例获得成功。填塞无效者，则实行全肝血流阻断，即相继阻断膈肌段主动脉、肝门和上下端下腔静脉，在无血情况下将右肝游离后掀起或切除，显露下腔静脉破口，以无损伤侧壁钳夹持，即可撤去上述几处阻断钳或阻断带，恢复肝脏及下腔静脉血流，然后缝补裂口，阻断时间不应超过 30 分钟。

### （四）术后并发症

与肝损伤的程度和治疗是否及时得当相关。

1. 感染

最为常见，占并发症的半数左右。异物存留、失活组织和血凝块清除不彻底、创面胆管缝扎不完善、用纱布等人工材料填塞、引流不充分或过早拔除引流管是发生肝脓肿、膈下或肝下脓肿和胆汁性腹膜炎的主要原因。建立通畅引流、加强抗生素治疗和全身支持治疗是基本的处理措施。

2. 胆瘘

术中遗漏肝创面上较大的胆管分支，遗留的失活肝组织液化、感染、脱落，都能造成胆汁外漏，形成脓肿、胆汁性腹膜炎或外胆瘘。早期治疗是加强引流，长期不愈的外胆瘘可行瘘管空肠 Roux-Y 吻合术或肝部分切除术。

3. 出血

肝包膜下血肿迟发破裂引起的出血，过去主张一律手术。根据近年经验，也应区别对待。原有血肿很大，出血猛烈引起血压波动的以手术为宜；原有血肿不大，出血比较缓和，经输液及少量输血能保持病情稳定的，还可行非手术治疗。后一类患者占 50% ~ 60%或更多。肝严重损伤，第 1 次手术时靠填塞止血，拔除纱布条时再发生出血者，应重新探查，视伤情做进一步治疗，如肝动脉结扎、肝切除等。因肝内血肿感染或创面感染引起的继发性出血颇为棘手，若破裂的血管较小，局部充分引流加缝扎或许能避免再出血。出血凶猛或反复出血者，应避开感染出血部位进行处理，如肝叶切除、肝动脉结扎、选择性血管造影栓塞等。

4. 胆管出血

发生在伤后数天至数周，出血多来源于损伤处的动脉，因局部坏死、液化或感染造成血管与胆管的沟通。临床表现为周期性上腹痛、黄疸及呕血、黑便，有时能吐出经胆管塑形的条索状血凝块。过去都主张手术，行肝动脉结扎或肝切除。近年开展数字减影血管造影发现，此类患者大多存在肝内动脉某个分支的假性动脉瘤，选择性动脉栓塞效果确切。此法能准确定位，及时治疗，创伤轻微，在有条件的医院可作为首选方案。

## 二、脾脏损伤

脾脏血运丰富，组织脆弱，容易遭受外伤，尤其在腹部闭合伤中，脾破裂居于首位，主要危险在于大出血。单纯脾破裂的死亡率约为 10%，若有多发伤，死亡率达 15% ~ 25%。

### （一）分类和病理

脾脏损伤按原因可分为创伤性、医源性和自发性破裂三种，创伤性破裂占绝大多数。穿透性创伤往往伴有邻近器官如胃、肠、胰腺、胸膜等的损伤；闭合性创伤常有左下胸肋骨骨折。医源性损伤多由胃或左半结肠手术中过分牵拉胃脾韧带或脾结肠韧带，粗暴的手法探查或牵拉器直接施压引起脾损伤。纤维结肠镜强行通过结肠脾曲，复苏时猛烈地胸外按压和左季肋部穿刺也偶可伤及脾脏。自发性破裂发生于病理性肿大的脾脏，如肝硬化、疟疾、血吸虫病或造血和淋巴系统恶性疾病时，可能有腹压骤增的诱因如打喷嚏、呕吐，但也可能无任何诱因。

按病理解剖脾损伤可分为包膜下破裂、中央破裂和真性破裂。包膜下破裂表现为包膜下血肿，并无腹腔内出血。中央破裂发生在脾实质内，可以自限，也可以逐渐发展到包膜下甚至穿破包膜。真性破裂是脾实质与包膜同时破裂，最为常见。裂伤多呈横向，深浅不等，若不累及脾实质的中间区和脾门区，出血相对不多并有可能自行停止。纵向裂伤往往出血较多。粉碎性或累及脾门血管的脾破裂出血量大，可迅速导致休克。

### （二）诊断

根据外伤史和内出血的临床表现，诊断并不困难。非腹腔手术引起的医源性脾破裂，诊断有赖于对患者情况的严密观察和医生的警觉性。自发性脾破裂诊断比较困难，渐趋明显的内出血表现是主要线索。腹腔穿刺或灌洗常在诊断中起决定作用。床旁 B 型超声能对损伤部位、程度和腹腔积血的多少提供极有价值的信息。

### （三）治疗

脾脏有一系列与免疫相关的功能：

第一，直接过滤清除血液中的颗粒抗原（细菌等）。

第二，是淋巴细胞居留和增殖的场所。

第三，产生调理素、降解素和吞噬细胞激活因子，从而增强巨噬细胞和多形核中性白细胞的吞噬功能。

第四，通过产生 IgM 和 IgG 参与体液免疫。目前，临床上注意到脾切除术后的患者主要是婴幼儿，对感染的抵抗力减弱，可发生以肺炎球菌为主要病原的暴发性感染而致死。随着对脾脏功能认识的深化，在彻底止血的前提下尽量保留脾脏的方针已被绝大多数外科医生所接受，对 4 岁以下的小儿尤为重要。

具体对策是：

第一，对无休克或只有容易纠正的一过性休克，影像学检查证实脾脏裂伤比较局限、表浅，无其他腹腔脏器合并伤者，可不手术，严密观察血压、脉搏、腹部体征、红细胞比积及影像学变化。若病例选择得当，保守治疗成功率可达 80%以上，而且小儿的成功率明显高于成人。

第二，观察中如发现继续出血（48 小时内需输血 >1200 毫升）或有其他脏器伤，应立即手术治疗。

第三，不符合非手术治疗条件的患者，应尽快剖腹探查，以防延误病情。

第四，彻底查明伤情后尽可能保留脾脏，方法有单纯缝合（可以网膜衬垫以防打结时缝线切割撕裂脾实质），用可吸收网兜聚拢裂口，部分脾切除（适用于下极或上极损伤）等。

第五，脾脏中心部碎裂，脾门撕裂或有大量失活组织，合并空腔脏器破裂致腹腔严重污染，高龄及多发伤情况严重需迅速结束手术者，应行全脾切除术。

第六，为防止小儿日后发生暴发性感染，可将脾组织切成薄片或小块埋入网膜袋中进行自体移植。成人则无此必要。

第七，在野战条件下，原则上都应行脾切除术以确保安全。原先已呈病理性肿大的脾脏（疟疾脾、充血性脾肿大等）发生破裂，也应切除。若无肠道等空腔脏器破裂，手术中可收集腹腔积血进行回输。

脾包膜下破裂形成的血肿和少数脾真性破裂后被网膜等周围组织包裹形成的局限性血肿，可在 36 ~ 48 小时后冲破包膜或血凝块而出现典型的出血和腹膜刺激症状，称为延迟性脾破裂。特点是外伤后有一个间歇期，症状大部缓解，左上腹可以摸到边缘不清的压痛性包块。再次破裂一般发生在 2 周以内，但也有迟至数月以后的。这样的脾脏应予切除，不再保留。

1. 全脾切除术

全脾切除仍是治疗脾破裂主要的、常用的手术方法。但是，随着对脾脏生理功能的深入了解，目前已改变了脾破裂只有行全脾切除治疗的观点。在抢救生命第一的前提下，各种保留脾脏的术式，如：脾破裂缝合修补术、黏合凝固止血术、脾动脉结扎术、脾动脉栓塞止血、脾网罩或捆缚法、部分脾切除术及自体脾组织移植术等得到不同程度的发展。脾切除操作中应注意下列几点。

（1）切口的选择

关键是要能达到良好的显露。一般可采用左上腹旁中线经腹直肌切口，并可将切口向左横向延长，成为 L 形；要注意切口的上端应足够的高，直达肋弓缘。需要放置胃管，抽空胃内容物，其有利于显露、分离脾脏。

（2）脾周围粘连的处理

正确处理脾周围粘连，充分游离脾脏，是顺利施行脾切除的关键。粘连有两种，一种是血管性粘连，多呈网织状，坚韧而密集，并有丰富的侧支血管；另一种是纤维性粘连，呈膜状或束状，较松散，多不含血管，常可用手指钝性分离，一般不会引起大出血。有的束状粘连较牢固，也可含有血管，则应用长血管钳钳夹切断后结扎。

在术中，则应首先仔细探明脾脏周围粘连的程度，明确其性质和范围。对于粘连广泛、严重者，应立即延长切口，保证显露良好，用长血管钳逐一钳夹切断粘连，加以结扎或缝扎止血。特别提出的是，当遇到脾周围有严重粘连时，不创造良好显露的手术野和获得足量输血（最好新鲜血）的条件，就不应该将手术勉强进行。

当探明可以进行脾切除时，一般先分离止血较方便的脾与侧腹壁、后腹膜间的粘连。再分离止血不方便的脾脏面、肝左外叶间的粘连。脾脏充分游离后，用右手伸入膈下，握住脾脏上极，将其向下、向前、向右缓慢、轻柔地托到切口处。随即用大纱布块填塞脾窝。这样，既可填塞压迫止住膈面和后腹膜的渗血，又可阻止脾脏重新滑入腹腔内。

（3）防止胃短动、静脉撕裂

靠近脾上极的脾胃韧带上段，一般均很短，内含胃短动、静脉。当将脾脏托到切口时，脾胃韧带受牵拉而高度紧张，稍有不慎，极易撕裂韧带及其中的血管，引起出血。而且撕裂后，胃底随即缩入切口深处，止血就很困难。因此，当将脾脏提到切口时，应立即用两把长血管钳，迅速连同韧带一起钳夹住胃短动静脉两端，一端靠近胃大弯，另一端紧贴脾上极，并在两钳之间切断脾胃韧带。为了防止胃大弯侧结扎线脱落，应采用贯穿缝扎胃大弯侧的残端；但不可误伤胃壁；也要防止误将胃壁当韧带结扎，以造成术后胃壁因结扎而局部缺血、坏死、穿孔。分离脾胃韧带上段时，如不慎撕裂脾上极而引起出血，切不可慌忙钳夹，一般可以用纱布压迫止血便可。

（4）处理脾动静脉

要点是要将脾动静脉分别双重结扎，不要做动静脉一起的集束结扎，以免术后结扎线松脱，造成难以抢救的腹腔大出血。在脾脏未得到充分游离和提到切口以前，脾动脉的位置很深，不易显露，分离时极容易误伤紧贴在其下的脾静脉，引起大出血。而且，由于脾脏尚未游离，也无法用手控制脾蒂，止血就很困难。如果先将脾脏游离并提到切口，在胰腺上缘就很容易触及搏动着的脾动脉主干。先分离脾动脉主干的下缘，避免损伤紧贴其下缘的脾静脉。当脾动脉的整个周径分离出来后，用粗丝线做双重结扎，不必切断。结扎脾动脉后，再处理脾静脉。为了避免损伤胰尾，最好先将胰尾分离，然后用两把血管钳远离脾门，夹住脾蒂；再靠近脾门，切除脾脏。在夹住脾蒂的情况下，较容易分离出足够长的脾静脉残端，应行丝线双重结扎。对于胰尾较薄而又紧贴脾门不易分离者，也可用无损伤软质的血管钳夹住脾蒂，切除脾脏后，再将胰尾和脾静脉分开，加以处理。如果胰尾损伤，有可能术后发生胰尾坏死，甚至局部形成脓肿。所以对于胰尾较粗厚、质地较硬者，不宜采用此法。如发现胰尾已严重损伤，则应将其切除，残端断面用细丝线间断缝合。

（5）仔细止血

脾切除后，即取出填塞在脾窝的大纱布块，仔细检查膈、脾胃韧带的结扎端，后腹膜、侧腹壁、脾蒂及胰尾等处有否活动出血点，明显的出血点都要用丝线做贯穿缝扎，轻微的渗血可先用热的生理盐水纱布填塞数分钟，或再用吸收性明胶海绵等填压止血，或用电凝等方法仔细止血。

（6）脾窝引流

脾切除后创面虽经严格止血，术后仍易渗血，而且脾窝积血常易继发感染。因此，要常规地在脾窝放置一根多孔、腔大、质较软的橡胶管，经左外侧腹壁引出，接入无菌引流袋；要特别重视引流管的通畅，一般保留 24 ～ 48 小时，使膈下积血完全流出后，即可拔除。脾切除术后常见并发症有以下几种。

①腹腔内大出血

一般都在术后 24 ～ 48 小时内发生。最常见的原因是膈面的严重渗血，脾蒂结扎线脱落，或术中遗漏结扎的血管出血。短时间内引流管流出大量血液并出现低血压甚至失血性休克，应迅速进行再次剖腹探查止血，切不可延误。

②膈下脓肿

脾切除后 1 ～ 2 周内，患者常有低热，一般不超过 38.5℃。但如术后高热不退，或在手术 1 周后，体温降而复升，不能简单地视为所谓脾切除热。仔细观察相应体征如左季肋部叩击痛等；必要时进行超声波和 X 线检查，常能明确诊断。主要表现是左膈肌抬高和活动受限，或左膈下可见液平阴影。超声波检查不但能确定部位和脓肿的大小，且能测出脓肿离皮肤大约的深度，有助于指导做脓肿穿刺和切开引流。

③血栓—栓塞性并发症

此并发症不多见，但一旦发生于某些部位的血管，如视网膜动脉、肠系膜静脉、门静脉主干等，常会造成严重后果。这一并发症的发生与脾切除后血小板计数急骤增多有关，但尚有争论。有人认为不仅与血小板的计数有关，或者是与其质量及血小板的功能有关。如果血栓—栓塞性并发症发生，就应该用抗凝剂治疗，并卧床休息。还可加用阿司匹林、双嘧达莫等药物治疗。

④脾切除术后凶险性感染

被公认为是一个临床综合征，可发生于术后数周至数年，多见于术后 2 ～ 3 年内。其临床特点是隐匿性发病，开始可能有轻度流感样症状，继而骤起高热、头痛、呕吐、恶心、精神错乱，乃至昏迷、休克，常在几小时至十几小时内死亡，常并发弥散性血管内凝血、菌血症。发病后尽管及时使用大剂量抗生素治疗，死亡率仍很高。50%患者的致病菌为肺炎球菌，其他如嗜血型流感杆菌、脑膜炎球菌、大肠杆菌、乙型溶血链球菌等。

脾切除术后患者因感染性疾病所致的死亡率大大高出于正常人群，尤其是儿童。所以，对于全脾切除，特别是 4 ～ 5 岁以下儿童的全脾切除，应持慎重态度。一旦发生，则应积极应用大剂量抗生素控制感染，输液、输血，抗休克，纠正水与电解质紊乱等治疗。

2. 部分脾切除术

通过对脾脏解剖，特别是脾脏血管阶段性分布的研究，已使部分脾切除术具有临床实用价值。部分脾切除术可分为规则性和非规则性两类。前者依照脾脏血管分布规律先行处理血管后进行相应的脾段、叶或半脾切除术。但当脾破裂时，常很难辨清和处理脾门血管分支，此时可根据脾组织血供及活力情况加以判断和施行非规则性切除。

（1）保留脾脏相应的分支血管

同脾切除术一样，需要充分游离脾脏并将其托到腹部切口处，才便于操作。不同的是做部分脾切除时，应保护相应的脾脏侧支血管。例如，在做保留脾脏上极的部分脾切除时，不要切断脾胃韧带，以便保留胃短血管和脾上极血管支。由于脾下极血管有时可从胃网膜左血管分出，所以在做保留脾脏下极的部分切除时，应保留脾胃韧带下段和脾结肠韧带。正常的脾脏如脾破裂，往往只要离断脾肾韧带和脾膈韧带，轻轻分离后腹膜的疏松组织，便可容易地将脾脏从外后方翻起，托到切口处。

（2）结扎脾动静脉分支

在脾门处仔细分辨并结扎、切断拟切除脾脏的动静脉分支，是手术的重要步骤。一般脾动脉主干在脾门处多分为 2 ～ 3 个分支，再分为二级或三级分支后进入脾实质；脾静脉分支则常盘绕伴行着动脉，操作时稍一不慎，常易损伤静脉引起出血。

（3）切除方法

拟切除的脾脏的动静脉分支结扎后，等待数分钟，脾脏表面有血供区域与缺血区域的界线分明后，便可进行切除。为了确保保留脾脏的活力，应在离交界线的有血供侧 1 厘米左右，用刀切开脾被膜。再用手术刀柄切割进入脾实质，切口应由脾脏前后缘向内略呈楔形，并逐渐向脾门深入。脾门处切缘应稍远离脾血管分支进入脾实质处，以免缝合后由于组织张力关系，压迫而影响血流通过。在脾部分切除的整个过程中，术者应始终以左手拇指和食指握持压迫脾切线，并固定脾脏，便能有效地控制和减少术中出血，从容不迫地进行手术。脾脏切面少量渗血，不必特殊处理。小的动脉或静脉断裂后常退缩于脾实质内，由于脾实质很脆，血管壁又甚薄，一般不宜用血管钳钳夹，可用粗丝线缝扎，或待缝合切缘后即可止血。

脾破裂施行部分脾切除术时，可采用非规则性切除法。使用无损伤的方法暂时阻断脾蒂血管，有利于手术进行。拟切除部分脾块的相应血管分支，可在紧靠脾门处处理。

（4）脾切缘缝合方法

呈楔形的切口有利于脾脏前后切缘的合拢。脾脏实质虽脆，但脾被膜仍有一定韧性，只要缝合和打结时操作得当，并不会引起撕裂。通常以距离切缘断面1厘米处用长的直针或肝针粗丝线做水平褥式缝合和间断缝合，一般并无困难，且能获得有效的止血。

缝合后的创面如有少量渗血，可配合应用生物或合成黏合材料进行黏合凝固止血。脾创面也可用大网膜等覆盖固定。

保留脾脏下极的手术较保留上极为容易，但后者无须附加固定手术；而保留脾脏下极者因血管蒂较长，应妥善用大网膜包裹固定，以免术后发生脾蒂扭转。

### （四）护理措施

第一，患者绝对卧床休息、禁食水，必要时置导管胃肠减压，输血、输液，应用止血、镇静、止痛药和抗生素等，备血。

第二，密切观察伤情变化，包括生命体征、出血情况等，对于非手术治疗的患者，要准确判断伤情，尤其是伤后48小时内要密切观察伤情的变化，发现活动性出血应立即手术。

第三，严格无菌操作，给予抗生素，防止发生切口及引流管伤口感染。

第四，患者伤口剧痛时适当给予止痛药和镇静药。

第五，保持各种引流管固定、通畅，防止扭曲、脱落和感染，注意观察引流液的性质、颜色和量。

第六，保持呼吸道通畅，鼓励患者排痰，协助患者翻身，做好口腔护理，防止肺部并发症。做好皮肤护理，防止发生压疮。

第七，对于非手术治疗的患者，绝对卧床休息1周，然后起床逐渐增加活动量。

## 第二节　胃、十二指肠溃疡急性穿孔

胃、十二指肠溃疡急性穿孔是常见的急腹症之一。穿孔多发生于男性，而且多见于中年人。十二指肠溃疡穿孔多发生于前壁，胃溃疡穿孔多见于胃小弯，穿孔后如未能及时抢救而发生严重的弥漫性腹膜炎势必造成不良后果。

### 一、临床表现

溃疡病穿孔前常有临床症状加重，或有暴饮暴食、饮酒、过劳、情绪激动等诱因。约有30%的溃疡穿孔病例平日并无症状，急性穿孔为其首发症状。患者突然发生上腹或上中腹部剧烈疼痛。腹痛呈持续性刀割样，从上腹开始迅速蔓延到全腹，腹痛程度难以忍受，出冷汗，可出现休克。查体可见患者呈明显痛苦面容，脉频细，血压偏低。腹部呼吸运动受限，全腹肌强直，上腹呈板状腹，全腹有压痛及反跳痛，以上中腹尤为显著。叩诊有移动性实音，肝浊音界消失，肠鸣音消失或明显减弱。穿孔早期腹膜刺激征象明显，未经有效治疗者腹膜炎加重，并发中毒性休克。如溃疡穿孔被周围器官或网膜粘连覆盖，则感染局限可形成腹腔脓肿。由于各种不同因素，可有不典型的临床表现。空腹穿孔胃肠内容物漏出不多或穿孔小，早期被网膜粘连包裹或被食物残渣堵塞而无弥漫性腹膜炎体征。老年病人反应差，常无腹膜刺激征象，而易延误诊治。胃、十二指肠溃疡后壁穿孔因有邻近的组织器官包裹，不使胃肠内容物流入腹腔，故无急性腹膜炎临床征象，并不属于抢救范畴。

### 二、诊断

#### （一）病史与临床特点

溃疡病急性穿孔的患者中80%～90%有既往胃病史，发病突然，上腹剧痛难忍。腹痛范围从上、中腹迅速扩散到全腹，胃肠化学性液体受到腹腔渗液的稀释，疼痛有所减轻，以后因化学性腹膜炎继发感染而形成细菌性腹膜炎使症状加重，明显的腹膜刺激现象，移动性浊音。肝浊音消失及肠麻痹等弥漫性腹膜炎征象为溃疡病穿孔之临床特征。

### （二）试验性腹腔穿刺

常可抽出混浊带有胆汁的渗出液，阳性率达 90%以上。

### （三）X 线检查

采取立位或左侧卧位透视或摄片，可有 80%左右的溃疡病穿孔病例在双侧或单侧膈下显示游离气体。阴性结果（20% ~ 30%）也不能完全除外胃、十二指肠溃疡穿孔，也有口服或经胃管注入 50%泛影葡胺 60 毫升，有助于确诊穿孔及确定穿孔部位。在高度可疑溃疡穿孔而 X 线透视未见到膈下游离气体者，可经胃管注入空气 20 毫升即可显现出膈下气体，有的认为造影检查并无必要。

### （四）B 超检查

B 超检查对溃疡病穿孔也有一定作用，它可发现膈下游离气体与腹腔液体以及穿孔后上腹形成的粘连炎性肿块等。B 超还有助于同其他急腹症相鉴别。

### （五）剖腹探查诊断

以上各项尚不能确定或排除溃疡病穿孔者，只要有急腹症征象必须及早进行剖腹探查确诊，并予以相应的手术治疗以免延误诊治时机。

## 三、鉴别诊断

### （一）急性胰腺炎与溃疡病穿孔

有某些类似点，但急性胰腺炎无溃疡病史而多有胆结石病史，并腹痛多向腰背放散，有腹肌紧张而不呈板状硬度。血、尿及腹腔渗液淀粉酶升高，B 型超声可发现胰腺肿大，质地不均，也可能发现胆结石。

### （二）急性阑尾炎穿孔与胃、十二指肠溃疡穿孔

混淆支点在于溃疡病穿孔可沿右侧结肠旁沟流出内容物，造成右下腹的肌紧张、压痛与反跳痛。急性阑尾炎早期多为上腹痛，以后有右下腹转移痛，故易将溃疡病穿孔也误诊成阑尾炎穿孔。如详细询问病史，结合膈下游离气体，及阑尾炎穿孔体征不如溃疡穿孔严重、较少发生休克等，可以鉴别。

### （三）急性坏疽性胆囊炎穿孔与溃疡病穿孔

前者有胆囊炎、胆汁性腹膜炎病史，无溃疡病穿孔的泛发性腹膜炎严重，无膈下气体，腹穿可抽出胆汁样液体等可助鉴别。

有医院曾将溃疡病穿孔误诊为急性阑尾炎穿孔，将切口置于右下腹，不得不重新在上腹部切口，给患者造成不应有的痛苦，也曾将阑尾炎穿孔误诊成溃疡病穿孔，不得不将右上腹经腹直肌切口向下延长，这些误诊病例都是由于腹部 X 线透视未发现膈下游离气体。汲取既往的经验教训，非典型溃疡穿孔病例为防采用不当的切口，将探查切口置于右侧中腹部（经腹直肌切口），开腹后根据诊断再向上或向下延长。有学者也曾将急性胰腺炎误诊成溃疡病穿孔或将溃疡病穿孔误诊为急性胰腺炎。可见不典型的病例诊断与鉴别之难，需要仔细分析以防误诊。

## 四、治疗

胃、十二指肠溃疡急性穿孔的抢救治疗根据患者的具体情况采取非手术疗法与手术疗法。两种方法的选用要恰当地掌握适应证。否则不仅难以取得良好的疗效，而且还可能影响到预后。

### （一）非手术疗法

溃疡病急性穿孔的非手术疗法并非指那种穿孔时间长（超过 24 ~ 48 小时），就诊晚，年纪大，全身情况差，伴有多种脏器的严重疾患，难以耐受手术；或已出现明显中毒性休克与多器官功能衰竭，不适合手术治疗，而被迫进行所谓“保守疗法”的病例。而是在穿孔早期（<12 小时），患者情况尚好，可行手术也可用非手术疗法。其适应证是：空腹穿孔，穿孔时间在 12 小时以内，无休克，腹膜炎不重，腹腔渗液量不很多，或腹膜炎局限于上、中腹；有严密观察及随时手术条件，必要时可改手术。

非手术治疗必须强调以下几点：

第一，确实保持半卧位。

第二，禁食水，持续有效的胃肠减压（必须保持胃管通畅）非常重要，它能保证食物及胃肠内液体不漏入腹腔内。

第三，应用广谱强效抗生素足量静脉输入。腹膜炎明显，体温高，白细胞明显增多者，应用第三代头孢菌素并用甲硝唑，以求确实控制细菌感染。

第四，腹部持续性热敷，可改善肠麻痹并有助于腹腔炎性渗出的吸收。

第五，加强支持疗法：维持水电解质平衡，纠正酸中毒。充分补给热量及营养成分。提高机体抗感染及组织修复能力。

### （二）手术治疗

胃、十二指肠溃疡急性穿孔除少数适用非手术疗法者外，大多数需要及时进行手术抢救治疗。伴有休克应边抗休克、边手术，只有阻止胃肠内容物自穿孔漏入腹腔才能有效地控制感染与改善病情。手术方法是要根据患者的情况，穿孔的时间与腹腔感染程度，以及设备与技术条件等因素来选用不同的术式。主要分为彻底治疗的胃大部切除术与姑息治疗的溃疡穿孔缝合术，还有穿孔缝合附加迷走神经切断术。单纯的穿孔缝合修补术和根治性的胃大部切除术各有利弊。前者手术简单、时间短、危险小，条件差时也能完成。但有 2/3 的患者术后仍需内科非手术疗法，为根治还要进行第二次的胃切除术。胃大部切除术一次手术就能根治，使患者免遭再次手术的痛苦，但手术复杂，时间长，需要一定的设备与技术条件，在有腹腔感染及组织炎症水肿情况下行胃切除、胃肠吻合术有一定危险性。究竟以选择哪种术式为宜，有的主张溃疡穿孔应争取行切除手术，因为切除与单纯缝合手术两者的病死率无大差异，有的则主张急性溃疡穿孔应行单纯缝合术，该术后仅有 25%的病例溃疡复发。不论哪种术式都应以抢救生命、保证患者的安全为原则。所以对不同术式要严格地掌握其适应证才能取得良好的疗效。

1. 胃大部切除术适应证

穿孔时间＜ 12 小时；患者一般情况尚好；腹腔液体非脓性，组织炎症及水肿不严重；既往溃疡病史时间长，内科疗法无治愈希望；胃、十二指肠溃疡合并出血，幽门梗阻，胃溃疡较大可疑有癌变，复合溃疡；第二次溃疡穿孔。关于胃大部切除是采取毕罗Ⅰ式或毕罗Ⅱ式，这要根据各自的经验决定选用哪种。一般认为胃溃疡穿孔多用毕罗Ⅰ式，十二指肠溃疡穿孔多行毕罗Ⅱ式。有的主张溃疡穿孔的胃大部切除术应争取施行毕罗Ⅰ式，因 95%以上的穿孔在距幽门 1 厘米以内，并且毕罗Ⅰ式并发症明显低于毕罗Ⅱ式。

2. 溃疡穿孔缝合修补术适应证

穿孔时间长，大于 12 小时；患者情况差；伴有休克；腹腔渗出液量多呈脓性，腹腔污染重；组织炎症、水肿明显；穿孔小，缝合后不致造成幽门梗阻或肠腔狭窄者。在穿孔的缝合技术方面，为防肠腔狭窄应按横轴缝合。为保证穿孔缝合可靠，在穿孔缝合后表面再用一片有蒂网膜覆盖（缝合固定）以加固之。如穿孔稍大，组织水肿较脆，难以缝合靠拢，勉强缝合不仅张力大，血供差，难以愈合，而且有可能导致胃幽门部或肠腔狭窄梗阻，故可用一块带蒂或游离网膜填塞入穿孔部，缝合固定。在溃疡穿孔缝合术后，其预后有三种可能：

第一，溃疡愈合。

第二，仍有溃疡病症状，采用内科疗法不能治愈者还需要行胃切除手术。

第三，再次穿孔。这三者估计各占 1/3。因此溃疡穿孔究竟是缝合还是切胃，以哪种术式为宜，意见尚不一致。溃疡穿孔直接威胁生命的原因在于腹腔感染而不是溃疡本身，本着急则治标、缓则治本的原则，从安全出发，先闭孔救命，平稳期再切胃治病这是合理的。穿孔期行一期胃大部切除有冒险性。目前，国外多采用穿孔缝合并选迷走神经切断术。国内多主张行胃大部切除术，而且过去该手术只限于穿孔在 12 小时以内的，近年来有的已打破此规定，不受时限，穿孔在 24 小时以上，只要其他指征适合，仍可行胃大部切除术，并取得良好疗效。

（1）胃、十二指肠溃疡急性穿孔

胃、十二指肠溃疡急性穿孔是较为常见的临床急腹症，其出现必然会伴随剧烈疼痛，往往会让患者痛得死去活来。与此同时，由于胃部以及十二指肠是存留食物的器官，因此救治不及时就很有可能导致潜藏在食物中的病菌入侵人体的内部环境，引发生命危险。在穿孔前几天，上腹会产生相应的疼痛感，此时并不是非常明显，一旦溃疡穿孔，那么患者就会感受到剧烈疼痛，疼痛感甚至还会放射到后背部位或者右侧的肩膀部位。在此过程中伴随恶心呕吐，呕吐物来自胃肠道中的内容物，并且还会伴随大量鲜血，如果情况较为严重，将会引发化学性腹膜炎，进而转变为感染性腹膜炎。目前，可以借助于血常规监测、X 光片来确定患者的病情，必要的时候需要用胃镜及时治疗。

（2）胃、十二指肠溃疡穿孔的原因

胃、十二指肠溃疡急性穿孔是非常普遍的外科急腹症，是胃、十二指肠溃疡严重并发症，其起病迅速并且变化也非常快，病情严重，如果不能紧急处理，及时接受治疗，将很有可能危及生命安全。急性胃、十二指肠溃疡穿孔后，存留在胃部的具有强烈刺激性的胃酸、胰液以及胆汁将会逐渐渗透到腹腔中，进而引发化学性腹膜炎。在此过程中会感受到剧烈的刀割般的疼痛，同时还会有大量腹腔渗出液出现，在经过 6 ~ 8 小时之后，细菌将会迅速繁殖并且逐渐转化成为感染性腹膜炎。

由于此过程中，患者的胃部会受到极为强烈的化学刺激，细胞外液也会丢失等，进而便会产生休克症状。大多患者都有既往溃疡病史，穿孔之前的数日症状不断加剧，情绪波动较大、过度疲劳或者饮食带有刺激性都有可能成为胃、十二指肠溃疡急性穿孔的诱发原因。

（3）胃、十二指肠溃疡急性穿孔的急救方法

首先需要做好禁食工作，插入胃管持续降低胃肠压力，减少胃肠道内容物的数量。取左侧卧位，因穿孔部位大多在右侧，左侧卧位会避免胃酸或者食物流入到腹腔，避免病情恶化。具体方法是，将胃管从鼻孔处插入，而后插入到喉咙部位，此时需要迅速哈气，在哈气的同时吞咽胃管，直到将胃管吞咽到胃里，而后用针筒抽取胃部存留的内容物，这样便能够有效地降低腹腔感染程度，缓解病痛，与此同时，患者仍旧应该保持半侧卧的状态。需要予以注意的是，此种方法虽然能够降低腹腔感染程度，但是却并不是适用于所有胃、十二指肠溃疡穿孔患者，应该及时向医护人员寻求帮助。

一旦患者被确诊为胃、十二指肠溃疡穿孔，那么大部分情况下都需要迅速进行手术，尤其是在饱餐之后引发的穿孔，此时常常会伴随着相应的弥漫性腹膜炎，需要在发病 6 ~ 12 小时之内进行急诊手术，否则将会危及生命。

（4）胃、十二指肠溃疡急性穿孔的相关注意事项

平常尽可能地少吃各种油炸食品，少吃腌制食物，此类食物中往往含有大量盐分，部分腌制食物中甚至含有大量致癌物。避免摄入生冷刺激食物，生冷以及带有刺激性的食物常常会严重影响消化道的正常工作，其对于胃黏膜具有较为明显的刺激作用，很有可能引发消化道炎症或者腹泻等。

定时定量，每餐都需要适量适度，切勿暴饮暴食，否则将会加重肠胃的负担，严重影响自身健康。每日三餐都需要在规定时间内完成，在到达规定时间之后，不论肚子是饿还是不饿，都需要主动地摄入食物，避免出现过于饥饿或者过饱的状态。细嚼慢咽，主要是为了尽可能地减轻肠胃负担，咀嚼食物的次数越多，那么分泌的唾液也就会越多，这对于胃黏膜具有极好的保护作用。

饮水也是有讲究的，最为合理的饮水时间在晨起空腹的时候以及进餐之前的 1 小时，在进餐之后立即饮水的话，将会导致胃液稀释，如果食用汤泡饭的话，也将会导致食物的消化受到影响。摄入食物温度适中，不烫不凉为准。避

免烟酒的刺激，吸烟将会使得胃部血管收缩，胃壁细胞的血液供应受到影响，进而将会导致胃黏膜的抵抗力降低，引发胃部疾病。乙醇会对胃壁血管产生极为显著的刺激，血管将会产生扩张现象，进而便会出现渗血，这就是胃出血症状。所以，在生活中尽可能地少饮酒、少抽烟，平时需要尽可能地避免摄入辣椒、花椒等辛辣食物。适当地摄入维生素 C，维生素 C 将会对胃部产生相应的保护作用，同时还能够增强胃部的病菌抵抗能力，平常需要多吃富含维生素 C 的蔬菜以及水果。总之，胃、十二指肠溃疡急性穿孔是相对常见的急腹症，一经发现就需要迅速前往医院进行治疗，千万不可耽搁，否则有可能影响生命安全。

3. 胃溃疡合并胃穿孔

从危害程度来讲，胃溃疡穿孔 12 小时后可转变为细菌性腹膜炎，病情进展迅速，易导致患者休克。从危害程度来讲，消化性溃疡合并消化道出血、消化道穿孔、幽门梗阻，可产生消化道出血，出血量多甚至失血性休克和死亡。胃溃疡穿孔进行性发展中，细菌性腹膜炎感染有着较大的致残率及病死率。

第一，对症支持治疗：药物以降低胃酸的药物、抗幽门螺杆菌（Hp）感染药物、加强胃黏膜保护的药物、促进胃动力药物为主。还应饮食和生活规律、合理休息、禁烟酒；必要时实施手术治疗和纠正酸中毒以及静脉输液治疗。

第二，临床诊断标准：急性起病，腹部剧烈疼痛；长期服用导致溃疡药物；上腹部灼痛或钝痛，疼痛常伴反酸、嗳气；测定基础泌酸量及最大泌酸量；患者大便隐血阳性；X 线钡餐检查可见龛影及黏膜皱襞集中等影像学表现。溃疡长期反复发作、穿孔合并幽门瘢痕狭窄或大出血，不能排除癌性溃疡穿孔、复合性溃疡穿孔、再次发生穿孔等。胃溃疡合并胃穿孔临床发病机制受多种因素影响，严格对症支持治疗，积极采取有效处理措施控制病情进展，是避免并发症的有效措施。

第三，胃溃疡合并胃穿孔的治疗：胃溃疡合并胃穿孔药物治疗是保守治疗策略的主要体现，必要时实施手术治疗。尤其是针对无幽门螺杆菌（Hp）感染的溃疡病（Peptic ulcer disease，PUD）以及 Hp 根除治疗无效、溃疡及合并胃泌素血症、胃泌素瘤、高胃酸分泌、高钙血症及胃排空迅速者；非甾体类抗炎药（NSAID）相关性溃疡预防治疗中，实施必要的有效预防 NSAID 相关性溃疡发生的根治性治疗等。

诊断明确尽快使用哌替啶 50 毫克或吗啡 10 毫克肌内注射，以止痛；做好禁食和必要的生命体征监测，做好胃肠减压，以减少胃、十二指肠分泌液，阻止其继续流入腹腔；矫正水、电解质失衡；必要的抗酸治疗，抗生素治疗和防止腹腔感染。有紧急手术指征，如较大的胃溃疡穿孔、急性弥漫性腹膜炎、中毒性休克等做好紧急手术准备，必要时进行根治性手术治疗并做好围手术期治疗护理，以最大限度提升治疗成果。

## 五、术后并发症及预防

溃疡病穿孔手术治疗后主要并发症有：腹腔残余脓肿；膈下和（或）盆腔感染；穿孔缝合部瘘（再穿孔）；十二指肠残端瘘或胃肠吻合口瘘；肠粘连性梗阻等。这些并发症虽然发生机会较少，但也需要在术中注意操作与加强围手术期护理。上述并发症主要是由于腹腔污染清除不彻底，术后引流不畅，控制感染不够。术后护理方面，溃疡穿孔腹腔渗液多、污染重者，必须彻底冲洗腹腔，清除污染，而且要充分引流腹腔、盆腔与膈下区，以防这些部位脓肿与腹腔粘连及肠粘连。溃疡穿孔术后要继续加强抗感染治疗。血压不低者要保持半卧位，保持胃肠减压通畅，持续腹部热敷。加强营养支持，保证热量供应（静脉输入脂肪乳剂），维持正氮平衡。有低蛋白血症患者必须及早纠正，要补充血浆蛋白及氨基酸等。

## 六、预后

溃疡病穿孔后得到及时治疗一般预后良好。胃溃疡穿孔时间长，治疗晚，则预后差。溃疡穿孔死亡的主要原因是腹腔感染，中毒性休克，病死率高达20%。随着就诊早、治疗快，目前病死率已下降到10%以下。

# 第三节 急性胆囊炎

急性胆囊炎是常见的急腹症之一，多为急性结石性胆囊炎，常于中年以后发病，男女发病率之比约为1:2 ～ 1:3。随着人民生活水平的提高，膳食结构的改变，导致胆囊结石发病率的增高，相应的急性结石性胆囊炎的发病率也呈增高趋势。近年来，国内急性无结石性胆囊炎有增加趋势，约占急性胆囊炎总数的2% ～ 12%。

## 一、西医病因及病理

### （一）病因

急性胆囊炎按胆囊内有无结石，分为急性结石性胆囊炎和急性非结石性胆囊炎。

急性结石性胆囊炎的发病主要是由于结石阻塞胆囊管，造成胆囊内胆汁潴留，继发细菌感染而引起的急性炎症。胆囊流出道阻塞，胆汁排出受阻，从而滞留浓缩。高浓度胆汁酸的细胞毒性造成黏膜细胞损害，引起黏膜的炎症水肿，甚至坏死。嵌顿的结石也可直接损伤受压部位的黏膜引起炎症。另外，受损的胆囊黏膜细胞释放的磷脂酶，可促使胆汁中的磷脂酰胆碱转变为溶血磷脂酰胆碱，后者是一种毒性复合物，又可引起进一步的感染。正常情况下胆囊内胆汁并无细菌生长。急性胆囊炎时，致病菌可经胆管逆行或经血循环及淋巴途径侵入胆囊，胆汁或胆囊壁细菌培养阳性率为50% ～ 70%，胆囊内胆汁的细菌计数往往≥106cfu/ml（每毫升菌落生成单位）。细菌种类多为革兰阴性杆菌，最常见的是大肠杆菌，厌氧菌感染亦较常见，其他有链球菌、克雷伯菌、葡萄球菌、伤寒杆菌、粪链球菌等，少见的有副流感嗜血杆菌、脑膜炎奈瑟菌、产气杆菌等，有时亦可发生梭状芽孢杆菌感染，使胆囊的囊腔、囊壁甚至周围间隙积气，称为急性气肿性胆囊炎。单纯的胆囊梗阻并不一定导致急性胆囊炎。

急性非结石性胆囊炎在国内较少见，国外报道发病率约占急性胆囊炎的9.5% ~ 20%，尤以有心血管疾病的老年男性居多。患者有急性胆囊炎的临床表现及病理改变，但无胆囊结石。急性非结石性胆囊炎的病因尚未完全清楚，大多发生在手术、创伤、肿瘤及危重患者和长时间的全胃肠外营养（TPN）治疗患者。急性非结石性胆囊炎病情发展迅速，病情危重复杂，胆囊易发生坏疽穿孔，死亡率高。一般认为应激反应所致神经内分泌因素的改变，导致胆囊收缩功能降低，胆汁潴留刺激胆囊黏膜的急性介质分泌；低组织灌注使胆囊壁局部缺血及胆囊黏膜抵抗力下降，在此基础上发生细菌感染，从而发生急性胆囊炎。长时间的全胃肠外营养（TPN），肠道失去食物刺激，从而缺乏肠激素之一的胆囊收缩素（CCK），使胆囊收缩频率失调，造成胆汁滞留，形成胆泥，可引起急性非结石性胆囊炎。Warren 根据病因、临床特点及病理过程，将非结石性胆囊炎分为三型：I 型，发生在肿瘤或急性重症疾病的住院患者，死亡率高（45.8%），主要发生在男性（75.0%），术前诊断率为 50.0%。Ⅱ型，无上述病理基础，表现为急性胆囊炎的症状，死亡率仅 5.0%，多发生在年龄较大患者，术前诊断率高（90.0%）。Ⅲ型，与非结石性因素梗阻有关，具有中度的死亡率（23.1%），而术前诊断率最低（15.4%）。

### （二）病理

急性胆囊炎的病理学变化过程，取决于胆囊颈管梗阻的程度、细菌的毒力、机体的抗病能力及诊治是否及时和正确。

炎症初期，为急性单纯性胆囊炎，胆囊肿大，黏膜充血水肿，黏液腺分泌亢进，渗出增加。此时及时治疗，炎症可逐渐消退。若病情进一步发展，演变成了急性化脓性胆囊炎，胆囊全壁被炎性细胞浸润，浆膜层出现脓性渗出物。如果胆囊颈管梗阻仍不能解除，炎症得不到控制，胆囊内压力持续上升，胆囊壁血循环障碍而缺血坏疽，成为坏疽性胆囊炎，易在胆囊底部和颈部造成穿孔，引起急性弥漫性腹膜炎或胆肠内瘘。急性胆囊炎的病理改变起于黏膜，后波及全层，根据病变程度分为单纯性胆囊炎、化脓性胆囊炎、坏疽性胆囊炎。急性胆囊炎治疗不彻底，则可迁延成慢性胆囊炎。

## 二、中医病因病机

肝主疏泄，胆藏清汁，肝气不疏，胆腑不通，湿热熏蒸，熬铄成石，故而发病。

### （一）肝气不舒

情志不畅，抑郁恼怒，肝气郁结，胆汁排泄不畅，郁而化热，湿热交争，炼而成石。

### （二）肝郁脾虚

饮食不节，嗜食油腻、煎炸，或酗酒无度，脾胃受损，运化失常，湿热内生，煎熬胆汁而成石。

### （三）肝胆湿热

感受外邪，由表入里，郁于少阳，湿热滞留，或蛔虫上扰，肝胆之气郁结，胆汁潴留而成沙石。

## 三、临床表现

### （一）症状

患者多有胆管疾病的病史。常有一些诱因引发，如饮食不当、油腻饮食、饱餐、过劳、受寒、精神因素等。睡眠时体位改变，胆囊内原来浮在胆汁中的结石易移至胆囊颈部造成胆囊流出道梗阻，因此急性结石性胆囊炎常在夜间发作。

1. 腹痛

胆绞痛是最具特征性的症状，常由胆囊管被结石阻塞引起。疼痛的部位多在右上腹，也可在中上腹。疼痛呈阵发性加重，并可放射至右肩或右背部，继发细菌感染，右上腹痛持续加重。

2. 恶心、呕吐

疼痛发作时常伴恶心、呕吐，但一般并不严重，主要是由于胆囊壁平滑肌强烈收缩所致，经抗感染和解痉药物治疗后可在短期内获得缓解。如不缓解或变得更加严重，应考虑胆囊结石进入胆总管内或继发胰腺炎的可能性。

3. 发热

一般无高热，体温在 38℃左右，无寒战。若病情发展，继发细菌感染，在化脓性胆囊炎阶段可出现高热和寒战。

4. 黄疸

出现轻度黄疸 10% ~ 25%。这可能是胆色素通过受损的胆囊黏膜进入循环或邻近炎症引起 Oddi 括约肌痉挛所致，也可能是胆囊内结石排入胆总管引起阻塞造成。

### （二）体征

检查时患者有右上腹饱满，呼吸运动受限，右上腹压痛和肌紧张，墨菲征阳性。约40%的患者可触及肿大的胆囊，肿大的胆囊在肋缘下呈椭圆形，随呼吸上下移动，并有明显触痛。胆囊张力的大小对选择手术时机很有意义，高度紧张的胆囊常提示胆囊内压力高，发生坏疽和穿孔的危险性大，需早期行手术治疗。如大网膜包裹形成胆囊周围炎性团块时，则右上腹肿块触诊不清，活动度也受限。

急性非结石性胆囊炎的临床症状和体征和急性结石性胆囊炎相似，但常不典型，且病情发展迅速，并发症发生率高。

## 四、治疗

### （一）非手术治疗

急性胆囊炎早期阶段若无严重并发症出现，应在严密观察下，先行积极有效的综合性非手术治疗。由于抗生素研究的不断发展，为治疗急性胆囊炎提供了重要条件。经非手术治疗，80%～85%的患者病情能得到缓解。而且，在非手术治疗期间，密切观察病情，深入了解病史，有助于更好地判断病情，做好充分的术前准备工作。非手术治疗主要包括以下几点。

1. 抗感染

应选用针对性强、抗菌谱广、不良反应小、血和胆汁中浓度高的抗生素，以抑制胆管内需氧菌和厌氧菌的生长，防止感染向全身扩散。临床上常选用氨苄西林、氨基糖甙类抗生素及甲硝唑。另外，第二代、第三代头孢菌素具有强大的抗菌作用，并经胆汁排泄，更适宜于急性严重感染的胆囊炎。

2. 禁食，胃肠减压

禁食是必要的。对病情较重或伴有呕吐的患者，留置胃管持续减压可减少胃液、胰液的刺激和胆囊痉挛的发作。

3. 严密观察病情变化

观察全身和局部症状、体征的变化及各器官的功能，充分评估病情。考虑手术的患者，应积极做好术前准备。

### （二）手术治疗

1. 手术时机

（1）急诊手术

急性胆囊炎已穿孔并发胆汁性腹膜炎，或胆囊化脓坏疽有穿孔趋势者；或急性胆囊炎伴结石嵌顿于胆囊颈和胆囊管，右上腹疼痛剧烈，难以忍受者；全身中毒症状明显，高热，白细胞计数升高，已有休克倾向者；急性结石性胆囊炎伴有急性梗阻性化脓性胆管炎者，行急诊手术治疗已成为共识。

（2）早期手术

胆囊结石伴急性胆囊炎经抗感染、补液、胃肠减压等积极治疗后，腹痛无缓解，腹部压痛和反跳痛不见减轻者；B 超检查显示胆囊无明显萎缩及胆囊周围无液性暗区者；发病在 72 小时内，应早期手术治疗。

（3）延期或择期手术

急性结石性胆囊炎是否延期或择期手术治疗，目前仍有争议。有学者认为，急性胆囊炎经抗感染治疗后，症状虽缓解，但局部充血、水肿，解剖结构不清，胆囊三角区难以解剖游离，无法顺利切除胆囊而被迫行胆囊造口术，而且手术出血多，也易误伤邻近脏器。因此主张急性期尽量非手术治疗，待炎症消退后 3 ~ 6 个月再择期行胆囊切除。另有学者认为，结石性胆囊炎虽有各种非手术治疗，如体外震波碎石、口服溶石剂溶石、中西医结合排石等，均难得到稳定有效的结果，非手术综合治疗结石性胆囊炎就会使患者反复多次就医和住院，不仅给患者身心造成很大痛苦，而且增加经济负担。胆囊反复感染，与周围组织粘连严重，胆囊纤维化萎缩，给手术增加困难。因此主张急性胆囊炎采取早期手术，即入院后经抗感染治疗，炎症高峰期稍过，完成必要的术前检查，复查 B 超不存在胆囊周围炎或胆囊三角（Calot 三角）完全不清晰，即可进行手术治疗。若胆囊周围炎明显，一般认为炎症控制 3 ~ 6 个月再手术较为稳妥。对反复发作的慢性胆囊炎、胆囊壁明显增厚，胆囊收缩功能明显减退，引起长期消化不良症状或因反复发作影响日常生活和工作者，胆囊管发生结石梗阻，引起胆囊积水或慢性萎缩性胆囊炎，胆囊结石疑有胆囊恶性肿瘤，均应择期手术。

2. 胆总管探查指征

胆总管探查术是常用的一种胆管手术，它既是一种检查方法，又是一种治疗手段。决定是否行胆总管探查的指征，既包括术前检查，又包括手术中发现。胆总管探查的指征包括：

第一，病史中有典型胆绞痛、寒战、发热，尤其是有黄疸病史者。

第二，B 超检查发现胆管内有结石光团和光点，胆管扩张、囊状影像。

第三，其他影像学检查发现胆总管或 1 ~ 3 级肝内胆管扩张或狭窄，胆管内有充盈缺损（结石、蛔虫或肿瘤）。

第四，十二指肠引流中查到胆色素颗粒或胆固醇结晶，或有脓细胞者。

第五，胆总管内触及结石、蛔虫或肿瘤。

第六，胆总管扩张，直径在 1.5 厘米以上。

第七，胆总管坏死、穿孔。

第八，胆总管管壁增厚，硬化。

第九，胆总管穿刺抽出脓性胆汁、血性胆汁或胆汁内有泥沙样胆色素颗粒或沉淀。

第十，胰腺特别是胰头部肿大，腺体显著增厚或在胰腺管区触及结石或肿块；胆囊内有多个小结石，胆囊管扩张，或胆囊管断端处发现结石；胆囊和胆管畸形，胆囊萎缩而胆囊管扩张短缩；术中 B 超或胆管造影显示胆管内有结石、蛔虫或肿瘤，胆管狭窄、扩张，或解剖位置异常等。

3. 手术方法

（1）胆囊切除术

胆囊切除术是急性胆囊炎的常规术式和主要方法。多数资料表明，在 48 小时或 72 小时内施行手术，并不增加操作技术方面的难度，术后并发症及死亡率与择期手术相比并无显著性差异。而在 72 小时后施行手术，则并发症及死亡率明显增加，这包括一些因发生严重并发症而行急诊手术的患者。这是因为，急性胆囊炎早期的病理改变主要为胆囊壁的充血水肿和增厚，并不妨碍肝门部重要结构的显示，而胆囊因炎症和组织水肿，组织较脆，较易行胆囊切除。

根据胆囊病理改变的不同，可采用不同方法完成胆囊切除，即顺行法、逆行法、顺逆结合、胆囊部分切除及黏膜烧灼等。顺行式胆囊切除术适用于胆囊炎症不重，胆囊颈及胆囊三角（Calot 三角）无明显炎症水肿，局部解剖较清晰者。该法优点为先处理胆囊动脉，分离和切除胆囊过程中出血少。而对于炎症较重，周围粘连较多，胆囊三角区解剖不清者，为避免医源性胆管损伤，应采用逆行式胆囊切除术，即从胆囊底部开始解剖，操作中应轻柔。此外，胆囊多发小结石，可能由于操作中的挤压使胆囊内小结石进入胆总管，故胆囊切除后应注意探查胆总管。目前，临床中更多采用的是顺逆结合法，不仅有利于防止术中胆管损伤，还可防止胆囊内小结石因术中操作被挤压滑入胆总管的弊端。对于胆囊颈部与周围致密粘连而无法分离时，可做部分胆囊切除术，对残留的黏膜经搔刮后再用苯酚和 5%

碘酊烧灼，然后直视下缝合胆囊管口或行内荷包缝合，对于难切除的胆囊，不失为一种有效而实用的方法。

急性胆囊炎的腹腔镜手术在国内外已普遍开展，临床研究及文献报道也比较多。国外一项研究将急性胆囊炎组和慢性胆囊炎组的腹腔镜胆囊切除术情况做比较，除中转开腹率在急性胆囊炎组较高外，手术时间、住院天数及并发症率并无统计学的差异。另一项前瞻性研究，将急性胆囊炎随机分为开腹手术组和腹腔镜手术组，两组平均手术时间及并发症率无显著差别，而术后住院天数腹腔镜组明显少于开腹手术组（该研究腹腔镜组中转开腹率为 15%）。腹腔镜胆囊切除术应在急性胆囊炎确诊后马上进行，最好在发病 3 天内进行，发病 3 天后手术与 3 天内手术相比，手术难度与中转开腹率明显增加，并发症发生率也增高。影响完成腹腔镜切除术的主要因素为：

第一，非结石性急性胆囊炎，因胆囊壁表现为严重坏死改变，周围组织特别是 Calot 三角区常有严重的水肿致解剖关系不清，腹腔镜手术极为困难，故对非结石性胆囊炎一般不考虑行腹腔镜胆囊切除术。

第二，急性病程持续的时间，一般在 3 天内手术成功率比较高。

第三，经输液、抗感染等内科处理后，症状体征能在数小时内明显缓解者，手术一般困难不大；而对临床上出现高热（体温 >39℃），白细胞计数超过 $20 \times 10^9$/L，经内科综合治疗后症状体征不能缓解反而加重者，腹腔镜手术失败率则明显增加，一般执行传统开腹手术。

（2）胆囊造瘘术

对一些危重急症病例，由于发病时间久或全身情况差无法完成胆囊切除而病情又不允许继续非手术治疗时，胆囊造瘘术仍不失为有价值的治疗方法，它可使患者安全度过危险阶段，为二期根治手术创造基础。胆囊造瘘术主要适应于：

第一，病程在 3 天以上，出现胆囊周围脓肿、胆囊坏疽、穿孔、腹膜炎。

第二，老年病人，有重要器官的严重病变，不能耐受胆囊切除术。

第三，病情危重者，要求采取尽量简单手术者。

第四，病情重的急性非结石性胆囊炎。胆囊造瘘术可分为传统的开腹手术及超声引导下经皮胆囊穿刺置管引流术。后者在国外报道较多，认为对严重的急性胆囊炎患者是一种安全、有效、简便的方法，尤其适用于高危患者及老年患者。对老年重症急性胆囊炎患者应作为首选方法。经皮胆囊穿刺置管引流术后，临床症状常可迅速缓解。常见的并发症有结肠损伤、气胸、胆汁性腹膜炎、出血、导管脱出等，但一般发生率很低。使用该法应在诊断明确的前提下进行。术后应严密观察，防止并发症的发生。经皮胆囊穿刺置管引流术不仅有治疗作用还有诊断作用，既可经导管造影了解胆管情况，又可作为全身性感染来源的评价，如在引流 48 小时后症状无缓解应考虑合并急性胆管炎及胆囊坏死。

胆囊造瘘术后 2 周，当胆管内感染已控制时，可经造瘘管行胆管造影。胆囊造瘘术后 3 个月应行二期胆囊切除术，但对于高龄患者，胆囊有残石或伴有其他疾病不能行胆囊切除术时，有条件可通过瘘管取出胆囊结石。对于无残石、无症状的高龄并且不能耐受手术患者，不应强求二期切除胆囊。胆管内结石可通过联合内镜行 Oddi 括约肌切开经胆总管取石。原则上为避免日后胆管症状复发。

4. 胆囊切除术的并发症及其处理

（1）出血

急性胆囊炎局部充血、水肿，手术游离时易于出血，或因反复发作、胆囊纤维化萎缩，Calot 三角区结构显示不清，很难显露胆囊动脉；或胆囊部分位于肝内，手术时易损伤肝包膜及肝实质；或因合并肝硬化、胆囊周围静脉曲张。以上情况下行胆囊切除术，很容易造成出血。此时最重要的是要细致地解剖 Calot 三角区，显露胆囊动脉，结扎、切断。若术中遭遇难以控制的出血，切勿忙乱，更不要盲目钳夹或缝合出血区，可先用纱布垫暂时压迫止血，最好采用改良的 Pringle 法（即以左手伸入 Winslow 孔，拇指压迫肝门三联区）阻断第一肝门血供。洗净积血，边移去压迫物边吸引，发现出血点用组织钳准确钳夹、缝扎或结扎，达到有效止血，且不损伤邻近重要脏器的目的。胆囊的渗血，也可用吸收性明胶海绵、凝血酶等局部覆盖止血。经各种止血方法均无效仍广泛渗血不止，用纱条填塞止血，也不失为挽救患者生命之举。

（2）肝外胆管损伤

肝外胆管损伤是胆囊切除术的严重并发症之一，发生率为 0.3% ~ 0.5%，常发生于 Calot 三角区粘连、解剖不清时。胆囊结石嵌顿于胆囊颈或 Hartmann 袋，压迫胆总管，胆囊管汇于胆总管的位置异常，因而造成以下损伤。

第一，最常见的是处理胆囊管时过于用力牵拉，误扎或误切胆管。

第二，在胆囊管起始部盲目钳夹结扎了胆管。

第三，过度分离引起胆管缺血性狭窄。

第四，探查时，操作粗暴引起起始部盲目损伤。

术中一旦发生胆管损伤，应力争一期修复成功。其修复方式应根据损伤部位、程度类型和近端胆管情况而定：①部分或完全缝扎，应拆开缝线，观察胆管通畅情况，证实胆管有无损伤。②部分损伤行纵向切开整形，横向结扎缝合修复，胆管内置一合适直径的“T”形管支撑引流 3 ～ 6 个月。③完全横断伤。将两端端游离、整形后，保持胆管血供良好，然后黏膜对黏膜端吻合，吻合口应通畅而无张力，将适当直径的“T”形管置于吻合内，支撑引流 3 ～ 6 个月。④胆管损伤较重，缺损过长，对端吻合困难时，可将远端胆总管结扎或缝合封闭，近端与空肠行 Roux-en-Y 吻合，或与十二指肠行端侧吻合。吻合时亦要求黏膜对黏膜，吻合口要大于 2 厘米，且无张力，吻合后，胆管内亦用“T”形管支撑引流 3 ～ 6 个月。如术中未能及时发现，术后出现梗阻性黄疸或腹膜炎并已超过 72 小时，则常只能先做引流，待炎症消退后 3 ～ 6 个月后再次手术。

（3）胆瘘

约 10% ~ 20%的人解剖上存在右副肝管。胆囊切除时，若不慎切断右副肝管，且未予结扎，术后出现胆瘘又未被及时发现，均可能造成术后胆瘘。少量胆瘘，可经腹膜吸收或经腹腔引流管排出。低流量（200 毫升 / 天以下）胆瘘，引流较长时间后，可以愈合；若引流不畅，而致胆汁性腹膜炎或膈下脓肿，往往需要再次手术，再次手术的目的应以引流胆汁为主。引流量超过 200 毫升 / 天，经造影显示胆瘘与功能性胆管相通者，在做好充分的术前准备下，一般应在引流 3 个月后行再次手术。

（4）胆囊残株炎

胆囊切除时，由于粘连严重，解剖困难，尤其是壶腹部结石或胆囊嵌顿性结石，胆囊管显示不清，残株遗留过长，黏膜又未处理，日后逐渐扩张使胆汁淤积或感染，并可发生结石。尤其是胆总管下段有结石或狭窄梗阻时，出现原有的胆囊炎症状，常需再次手术，切除过长的胆囊残株。

（5）胆囊切除术后综合征

胆囊切除术后 4% ~ 5%的患者仍有症状或新的主诉。究其原因，一类是胆管功能紊乱或伴有其他系统疾病，如术后胆管压力异常升高，胆汁流动障碍，或因溃疡病、慢性胰腺炎、冠心病等所表现的症状。这类征象往往经药物治疗可缓解。另一类是胆管器质疾病，如残留的胆石，胆囊管残株炎及结石，狭窄性乳突炎，胆管损伤等。此类疾病应做详细地检查，如能得到确诊后，往往需要再次手术治疗。

## 五、中医分型论治

### （一）肝郁气滞型

辨证要点：右上腹隐痛，胀闷不适，伴纳差，口苦，舌淡，苔薄白或微黄，脉弦。治疗原则：疏肝利胆，健脾和胃，佐以排石。

1. 中药疗法

柴胡疏肝散加减。柴胡 12g，陈皮 9g，芍药 12g，川芎 9g，枳壳 12g，香附 12g，金钱草 30g，郁金 15g，川楝子 12g，甘草 6g。

2. 针刺疗法

取期门、肝俞、行间、侠溪穴。期门穴沿肋上缘进针，斜刺向上一肋下缘，其余各穴均用泻法，留针 15 ～ 20 分钟，每日 1 次。

3. 耳穴疗法

取神门、交感、肝、胆、十二指肠及耳郭敏感区，每次选反应明显的 2 ～ 3 个穴位，重刺激。或用压籽法，每日揉按 2 ～ 3 次。

4. 饮食疗法

核桃 5 ～ 6 个，去皮取仁，加冰糖和麻油适量，放锅内蒸熟食用，每日 1 次。

### （二）肝郁脾虚型

辨证要点：胁下胀满或隐痛，头目眩晕，食欲缺乏，或腹胀便溏，稍食油腻则腹泻，面色少华，舌质淡体胖，脉弦。

治疗原则：疏肝利胆，健脾化湿。

1. 中药疗法

逍遥散加减。当归 9g，白芍 9g，鸡内金 15g，柴胡 6g，茯苓 15g，焦白术 15g，薄荷 6g，茵陈 15g，虎杖 15g，绿萼梅 6g。

2. 针刺疗法

取肝俞、脾俞、行间、足三里、三阴交穴。肝俞、脾俞穴平补平泻，行间穴用泻法，足三里、三阴交穴用补法，留针 15 ～ 20 分钟，每日 1 次。

3. 敷贴疗法

白芷 10g，花椒 15g，苦楝子 50g，葱白、韭菜兜各 20g，白醋 50 毫升。先将白芷、花椒研成细末，再将韭菜兜、葱白、苦楝子捣烂如泥，用白醋搅拌均匀，调成糊，贴敷于中脘穴周围。24 小时更换 1 次，可连贴 2 ~ 4 次。

### （三）肝胆湿热型

辨证要点：起病急骤，胁脘绞痛，拒按，或可触及痛性包块，发热或寒热往来，口苦咽干，恶心呕吐，纳差，肌肤发黄，便干溲赤，舌红，苔黄腻，脉弦滑或滑数。治疗原则：清热利湿，通里攻下，疏肝利胆。

1. 中药疗法

茵陈蒿汤合大柴胡汤加减。茵陈 30g，栀子 9g，大黄 9g，柴胡 12g，黄芩 12g，半夏 9g，枳实 9g，白芍 12g，海金沙（包）15g，滑石（包）15g，鸡内金 10g。

2. 针刺疗法

取日月、支沟、阳陵泉、太冲穴，均用泻法，留针 20 ~ 30 分钟，每日 2 次。也可用电针疗法。

3. 刮痧疗法

在胆囊点、第 3 ~ 12 胸椎两侧夹脊穴、阳陵泉穴刮痧，用泻法，以皮肤渗血为度。

### （四）气滞血瘀型

辨证要点：右上腹不适，痛引肩背，咽干口苦，痛如针刺，呃逆嗳气，舌紫暗，苔薄白，脉弦或细涩。治疗原则：疏肝理气，活血化瘀。

1. 中药疗法

血府逐瘀汤合金铃子散加减。柴胡 12g，当归 10g，川芎 6g，枳实 9g，白芍 12g，桃仁 10g，红花 6g，川牛膝 10g，桔梗 10g，川楝子 10g，延胡索 10g，虎杖 15g，鸡内金 10g。

2. 针刺疗法

取大包、膈俞、三阴交、血海穴。大包穴用斜刺法，膈俞、血海穴用泻法，三阴交穴平补平泻，留针 20 ~ 30 分钟，每日 1 次。

3. 叩刺疗法

取肝俞、胆俞、三阴交穴，重叩，可加拔罐。

# 第四节 急性胰腺炎

急性胰腺炎（AP）是一种较常见且极为严重的急腹症，其发病率占急腹症的第 3 ～ 5 位。其中 80%的患者病情较轻，即急性水肿性胰腺炎，可经内科保守治疗治愈，基本上是一种内科病。10%的患者属于重型胰腺炎，即急性出血坏死性胰腺炎（AHNP），胰腺的炎症已非可逆性或自限性，常需手术治疗，应视为外科疾病。由于对急性胰腺炎的认识逐渐深入，诊断技术和治疗方法有了很大的提高，已成为外科医生很感兴趣的问题，同时因死亡率仍居高不下，且易发生各种严重并发症，对外科医生也是一个严峻的考验。

临床统计证明，该病有逐年增长的趋势，并且与胆管疾病发病率增加、临床医师的认识提高等因素有关。急性胰腺炎的发病率女性多于男性，男女之比 1:1.7。可见于各年龄段，但以 20 ～ 50 岁多见。然而，发病年龄与病因也有关系，如蛔虫引起的胰腺炎以儿童多见，随着人类寿命的延长，胆石症发病率的增加，其发病年龄也将有所提高。

## 一、西医病因

急性胰腺炎的病因学说，向来是以胆汁反流、胰酶激活作为主导。近年来，不少研究着眼于胰腺泡细胞的细胞内因子变化过程。从急性胰腺炎的分子水平上研究认为，致病因素引起胰腺泡细胞内酶原颗粒中酶的激活，但被激活的酶原仍滞留在细胞内而不是排出至胰管内，因而引起胰腺细胞的崩解，立即释放细胞因子和活化补体系统是疾病的开始，随后，白细胞趋化，释放更多的细胞因子、自由基、血管活性物质，造成局部和全身性的细胞因子反应。不同的细胞因子，作用于靶细胞表面上的特殊受体，通过细胞—细胞的作用而导致炎症反应得以延续和放大。急性胰腺炎时，起作用的细胞因子是白介素 -1（IL-1）和肿瘤坏死因子（TNF），另外，尚有血小板活化因子（PAF），其他的如 IL-2、IL-6、IL-8、IL-10、一氧化碳、氧自由基等，则可能与急性胰腺炎病情的发展有关。基于细胞因子在急性胰腺炎所起的作用，临床上对一些使用细胞因子拮抗剂治疗效果正在进行检验，但似乎仍然未能有肯定的结果。

## 二、中医病因病机

中医认为，本病的发生与肝、胆、脾、胃、肠等脏腑关系密切。本病因或由情志不畅，肝失疏泄，肝气郁滞，日久化火化瘀；或由暴饮暴食，嗜酒过度伤及脾胃，运化失职，湿热内结；或由寄生虫、结石阻于胆管，气机逆乱，从而导致本病。

## 三、分类

### （一）病因与分类

1. 胆源性急性胰腺炎

胆总管、胰总管、胰副管出口类型。由于胆管和胰管在解剖上的密切关系，胆结石是急性胰腺炎发病的一个重要原因。40%左右的急性胰腺炎的发病和胆结石有关，这种观点由 Opie 首先提出，他根据 2 例 AHNP 患者尸解，发现均有胆结石嵌顿于肝胰壶腹（vater 壶腹），而且胰管中有胆汁染色，设想由于“共同通道”存在，胆汁流入胰管，激活胰液中的酶原而导致急性胰腺炎的发生。也有人认为，小的结石经过胆总管下端排出，诱发急性胰腺炎后，壶腹部已无结石嵌顿。Kelly 报道，87%的急性胰腺炎患者在粪便中可以找到结石，在发病 72 小时以内手术的患者 68%可发现结石嵌顿于壶腹，说明结石还没来得及排出。结石通过壶腹时可造成损伤、炎症及水肿，而致胆汁及胰液引流不畅，易于诱发急性胰腺炎。胰管的阻塞是由于下列因素引起：

第一，结石通过后胰头处或壶腹部水肿。

第二，小结石的不断通过，导致一过性阻塞。

第三，在远端胆总管的大结石压迫主胰管，而且这种情况可因为嵌顿和去嵌顿反复出现，而结石又不排出。

第四，壶腹部的结石嵌顿，虽然这种情况只有 5%的发生率。此外，胆石症常并发胆管的炎症和感染，而胆胰之间淋巴管是相通的，胆管的感染可波及胰腺。所以胆结石、胆汁反流与急性胰腺炎的发病有关是肯定的。

2. 乙醇性急性胰腺炎

国外报道，饮酒占发病原因的20%～30%；国内稍低，据收集689例AHNP，17.3%有饮酒史，30.7%有进高脂餐史。饮酒诱发急性胰腺炎，显然更易发生于慢性饮酒患者，而不嗜酒的患者如一旦饮酒过多，同样可以诱发急性胰腺炎。实验证明，大量饮酒可使胰液分泌增加，胰管内压力升高，胰小导管发生胰液渗出。乙醇对Oddi括约肌的直接刺激，引起痉挛和水肿，影响胰液排出，显然与胰管内压的升高有关。关于乙醇和胰腺小导管渗出的关系，动物实验证明，无论是静注或胃灌乙醇，即使压力未增高，也同样造成胰小导管渗出增加，说明除压力升高的因素外，乙醇对胰腺小导管是有损害的。另外，在饮酒时常同时进食高脂肪餐，更加促进胰液分泌增加，而且高脂血症不利于胰腺的微循环。

3. 外伤、手术后急性胰腺炎

胰腺的闭合性或开放性损伤可造成胰腺破裂、胰液渗出，可使胰腺组织缺血和自身消化并发一系列炎症反应。手术后急性胰腺炎约占急性胰腺炎发病的10%，上腹部的胆管、胃和脾等手术可以直接损伤胰腺组织。毕Ⅰ式胃大部切除术后肠输入襻梗阻，肠襻内容物可在高压下反流经壶腹进入胰管；Oddi括约肌切开也同样因括约肌功能丧失而导致十二指肠液反流；胆总管切开后放置“T”形管，如远侧短壁过长影响了括约肌功能或干扰了胰管引流。上述这些情况都导致急性胰腺炎的发生。此外，大手术的过程如有低血压或血液浓缩，也可影响胰腺的微循环，胰腺缺血促使急性胰腺炎的发生。

4. 药物性急性胰腺炎

有些急性胰腺炎的发生很可能与服用某些药物有关。据文献报道，至少有25种药可导致急性胰腺炎，机制大多不明。常见的药物如：硫唑嘌呤、氢氯噻嗪、吗啡、糖皮质激素、水杨酸制剂、呋塞米、苯乙双胍都有引起急性胰腺炎的报道。

5. 特发性急性胰腺炎

大约10%的患者最终找不到明确的发病原因，被列入特发性一类。有时并不是完全没有原因，例如胰管发育畸形。正常人的胰腺是由原始胰腺的背侧始基和腹侧始基融合而成，背侧始基发育为胰腺体尾部及部分头部，腹侧始基发育成胰头大部分，两个始基的导管也相应融合，有时腹侧始基的导管自行开口于十二指肠乳头上方的小乳头，遂形成副胰管，仍可正常引流胰液，但1%～5%的人两个始基的导管不融合，而且腹侧始基的导管开口于十二指肠乳头，背侧始基的导管开口于小乳头，等于副胰管变为主胰管，引流胰腺体尾部及部分胰头的胰液，相对引流不畅。此外，有 5% ~ 23%的人有壶腹旁十二指肠小憩室也可影响胆汁和胰液的引流，在这种情况下很易发生急性胰腺炎。甲状旁腺功能亢进时，因胰腺实质发生钙化或胰管结石，使胰管引流不畅，而且钙离子又能成为胰酶前体激活因素，均可诱发急性胰腺炎。

### （二）病理学分类

1. 急性水肿性胰腺炎

急性水肿性胰腺炎也称为轻型胰腺炎或单纯性胰腺炎，胰腺表现为弥漫性或局限性水肿，胰腺体积增大、变硬、表面充血。镜下可见腺泡和间质水肿，炎性细胞浸润，可有轻度出血和局灶性坏死，一般无渗液或少量清亮渗液。此型胰腺炎以胰体尾部较多见，占急性胰腺炎的绝大多数，约 80%预后良好。

2. 急性出血性胰腺炎

急性出血性胰腺炎也称重型胰腺炎，表现为胰腺明显充血及散在的出血，呈深红色，伴有明显水肿，体积增大，镜下可见腺泡严重破坏。该型特点是伴有腹腔的大量血性渗液，并含有大量消化酶渗液，流入腹腔引起网膜及其他脂肪组织消化。

3. 急性坏死性胰腺炎

急性坏死性胰腺炎也称为重型胰腺炎。除了具有以上两种病理特点以外，可见胰腺表面有大片坏死灶，呈紫黑色或黑绿色，散在胰腺各部或全胰腺。镜下表现胰腺组织坏死，结构不清。在腹腔内有多少不等的混浊渗液并有恶臭，尚有不同程度的灰白色脂肪组织皂化样坏死。

### （三）临床分类

急性胰腺炎在临床上的表现和胰腺的病理改变之间并不一定等同，即临床上为重型胰腺炎者，病理上不一定有胰腺广泛的出血坏死。典型的如猝死性急性胰腺炎，此时因病程短，胰腺的病变往往较轻；但是，在相反方面，有严重的胰腺坏死者，临床过程必然严重。马赛国际胰腺会议确定，水肿性胰腺炎为轻型，出血坏死性胰腺炎为重型。亚特兰大国际胰腺炎专题会议上从临床上出发，提出急性胰腺炎以临床为基础的分类系统，推荐 Ranson's 标准和 APACHE-II 记分法，作为临床医师早期辨别重型胰腺炎的标准。强调将胰腺脓肿和胰腺坏死组织感染分开，因两者预后不同，处理原则也不同。在分类上，中华医学会外科学会胰腺外科学组公报其采用以上分类法和有关的详细条例。

Ranson's 标准包括 11 项指标，经 20 多年的临床实践证实有很好的实用价值。

其指标包括：

入院时年龄大于 55 岁。

白细胞（WBC）>16 × $10^9$/L。

血糖 >11.0mmol/L。

乳酸脱氢酶（LDH）>11.69 μ mol/L。

谷草转氨酶（AST）>250u/L。

起病 48 小时内红细胞比容下降 >0.10。

血钙 <2mmol/L。

尿素氮（BUN）升高 >1.7mmol/L。

氧分压（PO2）<8kPa。

碱缺失 >4mmol/L。

体液移位 >6L。

我国第四届胰腺外科学术会议提出了一个比较统一的重型胰腺炎临床诊断和分级标准，即突发上腹部剧痛、恶心、呕吐、腹胀并有腹膜刺激征，经检查可排除胃肠穿孔、绞窄性肠梗阻等其他急腹症，并具备下列四项中两项者，即可诊断为重型急性胰腺炎。

第一，血、尿淀粉酶增高（>128 温氏单位或 >500 苏氏单位）；或突然下降至正常且病情恶化。

第二，血性腹水，其中淀粉酶升高（>1500 苏氏单位）。

第三，难以恢复的休克（扩容后休克不好转）。

第四，超声或 CT 检查显示胰腺肿大，质不均，胰外有浸润。此外，若合并消化道出血、腹腔内出血、败血症、DIC，超声或 CT 提示胰腺脓肿或腹腔脓肿均属重型。APACHE-II 记分法包括有年龄和数项生理异常指标，伴同慢性病记分。此记分法须从入院时开始，每天评估 1 次，若入院≤ 7 项阳性则可能为轻型，若超过 7 项阳性指标则常考虑为重型。

## 四、临床表现

### （一）症状

1. 腹痛

急性胰腺炎多数为突然发病，表现为剧烈的腹部疼痛，并多向肩背部放射，患者自觉上腹及腰背部有“束带感”。腹痛的位置与病变有关，如胰头的病变重者，腹痛以右上腹为主，并向右肩放射；病变在胰尾者，则腹痛以左上腹为主，并向左肩放射。疼痛强度与病变程度多相一致。若为水肿性胰腺炎，腹痛多为持续性伴有阵发加重，采用解痉药物能使疼痛缓解；若为出血性胰腺炎，则腹痛十分剧烈，常伴有休克，采用一般的止痛方法难以止痛。

2. 恶心呕吐

发病之初即出现，其特点是呕吐后不能使腹痛缓解，呕吐的频率与病变的程度相一致。水肿性胰腺炎中，不仅有恶心，还常呕吐 1 ~ 3 次不等；出血性胰腺炎时，则呕吐剧烈或为持续性频繁干呕。

3. 全身症状

可有发热、黄疸等。发热程度与病变程度多一致。水肿性胰腺炎，可不发热或轻度发热；出血坏死性胰腺炎则可出现高热，若发热不退，则可能有并发症出现，如胰腺脓肿等。黄疸的发生，可能为并发胆管疾病或为肿大的胰头压迫胆总管所致。判定黄疸的性质需结合病史及实验室检查加以鉴别。极少数的患者发病非常急骤，可能无明显症状或出现症状不久即发生休克或死亡，称为猝死型或暴发型胰腺炎。

### （二）体征

1. 全身体征

血压、脉搏、呼吸在水肿性胰腺炎时，多无明显变化；但在出血坏死性胰腺炎时，可有血压下降，脉搏及呼吸加快，甚至出现休克。值得提出的是，在急性出血坏死性胰腺炎时，可以出现急性呼吸窘迫综合征（ARDS）。这是一种十分危险的综合征，需要根据病史、实验室检查等方法，做到早期诊断和治疗。

2. 腹部体征

（1）视诊

腹部多平坦，但出血坏死性胰腺炎可因肠麻痹而出现腹胀。并发胰腺囊肿或脓肿时，可有局限性隆起。

（2）触诊

压痛、反跳痛与肌紧张可因病变程度或病变部位不同而各异。一般情况下多在上腹部有不同程度的压痛，但压痛部位与病变部位有关。病变在胰头者，压痛在右上腹；病变在胰尾者，压痛在左上腹；病变累及全胰腺者，全上腹有压痛。

若出现出血坏死性胰腺炎，腹腔渗液多时，常为全腹的压痛、反跳痛、肌紧张。

急性胰腺炎时，也常在上腹部发现肿块。肿块的原因可能有：

第一，肿大的胆囊，位于右上腹胆囊区。

第二，肿大的胰头，位于右上腹，但位置较深。

第三，胰腺囊肿或脓肿，多为圆形的囊性肿物。

第四，水肿的发炎组织，如大网膜、肠管或小网膜囊内的积液。

（3）叩诊

有肠胀气时，叩诊呈鼓音；若腹腔有渗液时，则叩诊呈浊音，并可测出移动性浊音。

（4）听诊

肠音多减弱，当出现肠麻痹时可呈“安静腹”。

## 五、诊断

凡是上腹部疼痛的患者均应考虑胰腺炎的可能，这一条是诊断的前提。特别是那些诊断尚不清楚的上腹疼痛或者给予解痉止痛药物不能缓解时，更有可能是胰腺炎。诊断本病应具备以下四项标准：

第一，具有典型的临床表现，如上腹痛或恶心、呕吐，伴有上腹部压痛或腹膜刺激征。

第二，血清、尿液或腹腔穿刺液胰酶含量增高。

第三，图像检查（超声、CT）显示有胰腺炎症表现或病理检查证实有胰腺炎病变。

第四，能除外其他类似症状的病变。

急性胰腺炎的确认还需要以下辅助检查。

### （一）实验室检查

1. 白细胞计数

轻型胰腺炎时，可不增高或轻度增高；但在严重病例和伴有感染时，常明显增高，中性粒细胞也增高。

2. 淀粉酶测定

这是诊断急性胰腺炎的重要客观指标之一，但并不是特异的诊断方法。在发病早期，胰腺血管有栓塞以及某些出血坏死性胰腺炎时，由于胰腺组织的严重破坏则可不增高。有时休克、急性肾衰竭、肺炎、腮腺炎、溃疡病穿孔以及肠道和胆管感染的情况下，淀粉酶有可能增高。因此，有淀粉酶增高时，还需要结合病史、症状和体征，排除非胰腺疾病所引起的淀粉酶增高，才能诊断为急性胰腺炎。

淀粉酶的增高与胰腺炎发病时间也有一定关系。根据临床观察可有以下几种表现：

第一，发病后 24 小时，血清淀粉酶达到最高峰，48 小时尿淀粉酶达到最高峰。

第二，发病后短期内尿淀粉酶达到最高峰，而血清淀粉酶可能不增高或轻度增高。

第三，血清淀粉酶与尿淀粉酶同时增高，但以后逐渐恢复正常。

第四，淀粉酶的升降曲线呈波浪式或长期增高，显示已有并发症的发生。值得提出的是，淀粉酶增高的程度与炎症的轻重不一定成比例，如水肿性胰腺炎时，淀粉酶可以达到较高的程度，而在某些坏死性胰腺炎，由于胰腺组织大量破坏淀粉酶反而不增高。

3. 血液化学检查

重症胰腺炎时，二氧化碳结合力下降，血尿素氮升高，表明肾脏已有损害。胰岛受到破坏时，可有血糖升高，但多为一过性。出血性胰腺炎时，血钙常降低，当低于 7 毫克，常提示预后不良。

### （二）腹腔穿刺术

对于有腹腔渗液的病例，进行腹腔穿刺术有助于本病的诊断。穿刺液多为血性，淀粉酶测定增高，即可确诊该病。

### （三）B 超检查

可能见到以下征象：

第一，胰腺体积增大，且胰腺轮廓模糊，表面不光滑，胰腺后面与脾静脉分界不清楚，有时胰腺前后界难以辨认。

第二，胰腺回声增强，多有强回声间有不规则低回声区。

第三，胰腺周围局限性渗液，经治疗后也可发生胰腺脓肿及假性囊肿。

### （四）X 线检查

1. 腹部平片

可能见到以下征象：

第一，胰腺部位密度增强。

第二，反射性肠扩张（主要在胃、十二指肠、空肠和横结肠）。

第三，膈肌升高，胸腔积液。

第四，十二指肠环瘀积，其内缘有平直压迹。

第五，少数病例可见胰腺结石或胆管结石。

第六，仰卧位腹部平片。表现为“横结肠截断症”，即结肠肝曲、脾曲充气，即使改变体位横结肠仍不充气，这是由于急性胰腺炎引起结肠痉挛所致。

2. 上消化道钡餐造影

可能见到以下征象：

第一，胰腺头部肿大，十二指肠环有扩大。

第二，胃窦部受压。

第三，十二指肠有扩张、瘀积现象。

第四，十二指肠乳头水肿或由于胰头肿大所致呈倒“3”字征。

第五，胰腺假性囊肿时，可见胃肠受挤压现象。

## 六、鉴别诊断

急性胰腺炎近年来诊断率有明显提高，但在非典型的病例中，往往易与其他急性腹部疾病相混淆，现将鉴别要点略述如下。

### （一）急性胆囊炎、胆石症

急性胆囊炎的腹痛较急性胰腺炎轻，其疼痛部位为右上腹胆囊区，并向右胸及右肩部放射，血尿淀粉酶正常或稍高；如伴有胆管结石，其腹痛程度较为剧烈，且往往伴有寒战、高热及黄疸。

### （二）胆管蛔虫

胆管蛔虫发病突然，多数为儿童或青年。开始以上腹部剑突下偏右方呈剧烈阵发性绞痛，患者往往自述有“钻顶感”。疼痛发作时，辗转不安、大汗、手足冷，痛缓解后如常人。其特点是“症状严重，体征轻微”。血尿淀粉酶正常，但在胆管蛔虫合并胰腺炎时，淀粉酶可升高。

### （三）胃及十二指肠溃疡穿孔

溃疡病穿孔为突然发生的上腹部剧烈疼痛，很快扩散至全腹部，腹壁呈板状强直，肠鸣音消失，肝浊音缩小或消失。X 线腹部平片有气腹存在，可帮助明确诊断。

### （四）急性肾绞痛

急性肾绞痛有时应与左侧肾结石或输尿管结石相鉴别。肾绞痛为阵发性绞痛，间歇期可有胀痛，以腰部为重，并向腹股沟部与睾丸部放射，如有血尿、尿频、尿急，则更有助于鉴别。

### （五）冠心病或心肌梗死

在急性胰腺炎时，腹痛可反射性放射至心前区，或产生各种各样的心电图改变往往相混淆。然而，冠心病患者有冠心病史，胸前区有压迫感，腹部体征不明显等，须仔细鉴别。

## 七、西医治疗

### （一）胆源性胰腺炎的治疗原则

首先要鉴别有无胆管梗阻病变，凡有胆管梗阻者，应该急诊手术或早期手术，目的为解除胆管梗阻。手术方式可选经纤维十二指肠镜下行 Oddi 括约肌切开取石及鼻胆管引流，或做开腹手术，包括胆囊切除、胆总管探查，明确胆总管下端有无阻塞，根据需要可加做小网膜囊胰腺区引流。凡无胆管梗阻者先行非手术治疗，待病情缓解后，于出院前为患者行胆石症手术，大多做胆囊切除术，可采用腹腔镜切除术或开腹胆囊切除，争取行术中胆管造影，发现或怀疑有胆总管内结石者，应探查胆总管，以免出院后复发。胆源性胰腺炎以胰腺病变为主的治疗原则与非胆源性重型急性胰腺炎相同。

### （二）非胆源性重型胰腺炎治疗原则

根据病程的不同期别，采取不同的治疗措施。初期的治疗原则是补充液体，维持水、电解质平衡，能量支持，防止局部及全身并发症的出现。必须手术时，亦宜选用创伤小的手术方式，近年来发展的腹腔镜胰床引流及灌洗术是一种可采用、创伤小的手术方式。在全身感染期，则因重症急性胰腺炎所致的急性肠黏膜损害，肠道细菌移位等导致继发性全身感染，此期宜加强抗感染及全身营养支持治疗，若合并胰腺坏死感染，则应积极清除引流坏死感染灶。残余感染期则宜尽早扩创引流感染残腔，以利早日痊愈。

## 八、急性胰腺炎并发症的治疗

### （一）成人呼吸窘迫综合征（ARDS）

又称为肺循环障碍性呼吸衰竭，是急性胰腺炎一种常见的、最严重的并发症之一，其发生率和病死率居该病并发症之首。其主要病理改变为弥漫性肺损伤，肺微血管壁通透性增加和肺泡壁萎陷，导致肺间质含水量增加、肺内分流增加和通气与血流比率失衡。这些病理改变在临床上可导致急性进行性加重的呼吸频数、呼吸窘迫和不易缓解的低氧血症。若能早期诊断，及时正确的治疗，这种病理改变是可以逆转的。一旦诊断为 ARDS，便应采用人工机械通气，以纠正缺氧，给组织以充分的氧供，并降低呼吸做功。由于单纯的间歇正压呼吸往往效果不佳，即使不能使萎陷的肺泡复张，更不能阻止肺泡的进一步塌陷，必须采用 PEEP 机械辅助呼吸。为了保持呼吸道通畅，合理湿化，及时吸痰和引流，应尽早做气管切开置管，以减少无效腔，利于分泌物清除。并应注意利尿、限水，改善血液循环，肺水肿。给予有效抗生素、营养支持也是纠正 ARDS 的有效方法。

### （二）胰腺及胰周组织坏死

只有在坏死感染经加强治疗，观察 24 小时效果不佳，一般情况继续恶化时才做手术，手术为清除坏死组织加局部灌洗引流。术后应进行腹腔灌洗引流，灌洗量不少于 1 ～ 2 升 / 天，持续 3 ～ 4 天，30%的患者因感染复发而需再次手术。手术后手术区域的静脉出血和渗血是十分棘手的问题，可用凡士林纱布或类似非黏性材料覆盖局部，并用大块纱布包扎。手术切口可以敞开或缝合，切口处应进行规则的换药。如进行再次手术，且无局部出血，可于腹腔内放置多处引流，每 48 小时换药一次，直至肉芽增生，伤口愈合。对无临床症状的无菌坏死，严密观察，不要急于穿刺手术，术前可行经内镜逆行性胰胆管造影术（ERCP）检查，明确囊肿与主胰管的关系。

### （三）急性胰腺假性囊肿

急性胰腺炎的渗出物由周围的纤维或肉芽组织包裹形成。囊肿小于 6 厘米，无症状，不做处理，随访观察；若出现症状或体积增大，可先行经皮穿刺引流术；若继发感染则需要行外引流术；囊肿大于 6 厘米，B 超、CT、MRI 检查证实确实无感染坏死组织块者，可做经皮穿刺引流术。囊肿经过 3 个月仍不吸收者，做内引流，术前可行 ERCP 检查，明确假性囊肿与主胰管的关系。

## 九、个体化治疗方案

所谓“个体化治疗方案”就是指胰腺炎致死的原因并不是坏死本身，而是坏死感染的后果。在此基础上，对临床的手术指征进行修订，即：重型胰腺炎病例，若坏死未感染，暂不行手术治疗，而进行非手术治疗；相反，若坏死已感染，则行手术治疗。这使重型急性胰腺炎的治疗由单一的手术治疗转变为手术及非手术治疗方案并存的双轨治疗。手术疗效的提高特别表现在非手术治疗的病例，存活率可高达 85% ~ 95%，这是一方面；但另一方面，手术疗法患者疗效提高不很显著，这是由于感染早期诊断困难。所以，理论上能接受而具体实行有一定困难。因此，要真正实行个体化治疗还得有进一步具体的实施步骤与方法。深入研究实施过程中，将不同类型的胰腺炎的治疗规范化综合应用于个体化的治疗，并使个体化治疗增加“量化”指标，既能指导治疗方案的确立，又能监察治疗过程的进行。

## 十、中医治疗

### （一）证候特点

急性胰腺炎以腹痛为主证，是邪气蕴结中焦所致。早期正盛邪轻，多见瘀结相兼；后期正虚邪实，多见瘀热或瘀结之邪内陷，并有耗阴伤阳之候。

### （二）治疗要点

本病的治疗应重点掌握理气疏肝、清热解毒、通里攻下三个方面，根据“六腑以通为用”的原则，通腑尤为治疗之关键。腹痛是本病最重要的症状，腹痛能否缓解，首先与大便能否及时畅通有关。同时本病必须针药并施，采用针刺疗法，以达到迅速消除腹痛的目的。另外，本病起病急骤，部分病例来势凶猛，迅速恶化而危及生命，若经内科治疗无效者应即转外科手术治疗。

### （三）分型治疗

1. 肝郁气滞

证候：胃脘阵痛或窜痛，心下痞满，两胁胀满不舒，恶心、呕吐频繁，大便秘结，舌质淡红苔薄白，脉弦细或紧。

治法：疏肝理气，清热通便。方剂：大柴胡汤或清胰汤。

常用药：柴胡、黄芩、白芍、半夏、枳实、生大黄、大枣、生姜、延胡索。

应急措施：针刺内关，中脘、足三里、阳陵泉穴，留针 30 分钟。穴位注射：选用丹皮酚注射液或丹参注射液双侧，足三里穴注射，每穴 0.5 毫升。

2. 脾胃湿热

证候：脘腹满痛拒按，呕吐频作，大便秘结，口干尿赤，舌质红，舌苔黄厚腻，脉滑数。

治法：清热攻下，调气行滞。

方剂：大承气汤合清胰汤。

常用药：柴胡、黄芩，胡黄连、白芍、木香，延胡索、生大黄、芒硝、黄柏，连翘。

应急措施：针刺选内关、足三里、上巨虚穴，留针 30 分钟。点刺选舌下金津、玉液穴点刺放血。生大黄 30 ~ 40g，煎液 100 毫升，保留灌肠。

3. 肝经湿热

证候：两胁胀痛，胸胁满痛，恶心欲吐，身黄倦怠，口苦咽干，小便短赤，大便秘结，舌苔黄腻，脉弦滑数。

治法：泻肝胆实火，清三焦湿热。

方剂：清胰汤合龙胆泻肝汤。

常用药：龙胆草、茵陈、柴胡、泽泻、车前子、木通、当归、栀子、黄芩、胡黄连、木香、延胡索、大黄、甘草、生地黄。

应急措施：针刺选中脘、内关、阳陵泉、足三里穴，间歇重刺激手法。

4. 气血暴脱

证候：面色苍白，口唇无华，汗出肢冷，呼吸微弱，舌苔薄白，脉沉细微。

治法：回阳救逆，益气固脱。

方剂：参附龙牡汤加味。

常用药：人参、制附子、生龙牡、白芍、五味子、炙甘草。

应急措施：参附注射液每日 40 ~ 100 毫升分次静脉注射或静脉滴注。参脉注射液 60 毫升加入 5%葡萄糖液中静脉滴注。生脉注射液 60 毫升加入 5%葡萄糖液中静脉滴注。

5. 热深厥深

证候：面色晦暗，身热夜甚，口干烦躁，神志昏沉，时有谵语，心烦不眠，脘腹胀满，形寒肢冷，或斑疹隐隐，舌绛而干，脉沉细数。

治法：清营解毒，透热养阴。

方剂：清营汤。

常用药：水牛角（先下）、生地黄、玄参、竹叶心、麦冬、丹参、黄连、银花、连翘。

应急措施：醒脑静注射液 20 ~ 60 毫升加入 5%葡萄糖液中静脉滴注，清开灵注射液 40 毫升加入 5%葡萄糖液中静脉注射。

# 第五节 急性上消化道出血

消化道出血部位以屈氏韧带为界，可分为上消化道出血和下消化道出血。上消化道出血是指食管、胃、十二指肠的出血，主要表现为呕血或黑便，常伴有周围循环障碍，出现低血压或休克症状，一般将数小时内的失血量超过 1000 毫升或者超过循环血量的 20% 的出血称之为大出血。急性上消化道大出血，是临床较常见的急腹症之一，需紧急处理，如延误诊疗，常导致死亡。

## 一、病因

上消化道大出血的原因很多，常见的有消化性溃疡、急性胃黏膜损害、食管胃底静脉曲张破裂和胃癌等。

### （一）炎症

溃疡、食管炎、炎性息肉、憩室炎、结核、寄生虫感染均可导致出血，其中消化性溃疡占上消化道出血的 10% ~ 25%。

### （二）机械或理化因素

如食管裂孔疝嵌顿、绞窄、梗阻时，可因急性缺血、坏疽、穿孔而发生大量出血。食管贲门黏膜撕裂症（mallory-Weiss 综合征）是在食管下端和胃连接处的黏膜纵向裂伤，并发上消化道出血，一般可自行止血，如果累及动脉可引起严重出血。物理和化学损伤等（异物、放射线、强酸、强碱损伤）。

### （三）血管疾患

门静脉高压引起的食管胃底静脉曲张破裂出血占上消化道大出血的 1/3。其他还有血管瘤、血管发育不良（如胃或肠道 Dieulafoy 病）、动脉粥样硬化、过敏性紫癜、遗传性毛细血管扩张症、感染性毛细血管病变（如流行性出血热）等也可引起出血。

### （四）肿瘤

消化道和邻近器官的肿瘤侵蚀血管造成大出血。

### （五）邻近器官或组织的疾病

多见于胆管出血、胰管出血、胰腺疾病侵及十二指肠、主动脉瘤、肝或脾动脉瘤破裂、纵隔肿瘤或脓肿破入食管等。

### （六）全身性疾病

血液病，如血友病、再生障碍性贫血、白血病、血小板减少性紫癜；DIC及其他凝血机制障碍；急性感染，如重型肝炎、败血症；尿毒症；结缔组织疾病，如系统性红斑狼疮、结节性多动脉炎等；应激性溃疡。

### （七）医源性术后出血

术后急性胃黏膜糜烂；吻合口，如食管空肠吻合口、胃空肠吻合口、胆管空肠吻合口、胰空肠吻合口出血，或吻合口瘘如胆瘘、肠瘘、胰瘘引起的上消化道出血等；十二指肠溃疡术后残端出血；残胃缺血坏死；胆管引流T形管或U形管出血；术后肝功能衰竭出血。

### （八）其他医源性因素

由于用药、输血、内镜下检查与治疗等造成的上消化道出血临床上也时有发生。

## 二、临床表现

### （一）呕血、黑便或便血

根据病变的性质、部位、出血量与出血速度的不同，患者可表现出隐性出血或显性出血。显性出血即有呕血、黑便或便血的表现。一般幽门以上部位的大出血易引起呕血，如出血量多且血液在胃内滞留时间短，则呈暗红色血块，甚至为鲜血；反之，经胃酸充分作用后，则呈咖啡样或黑褐色。但如出血量大，幽门以下的出血可反流到胃内引起呕血；如果出血量多，肠蠕动过快，也可排出暗红色血便。上消化道缓慢出血，常表现为黑便。

### （二）周围循环衰竭

消化道出血所表现的急性周围循环衰竭，其程度轻重随出血量大小和失血速度快慢而异。出血量较大、失血较快者，由于有效循环血容量锐减，可引起急性周围循环衰竭的一系列临床表现。患者常感到乏力、头昏、心悸、出汗、恶心、口渴、脉搏细速、血压下降，收缩压在 10.6kPa（80 mmHg）以下。在出血性休克早期，血压可因代偿而基本正常，甚至一时偏高，此时应注意血压的波动，脉压在变小，如不及时抢救，血压将迅速下降甚至测不出。由于外周血管收缩和血液灌注不足，可导致皮肤湿冷，呈灰白色或紫灰花斑，施压后褪色，经久不见恢复，体表静脉塌陷，尿量减少等。

### （三）氮质血症

通常一次消化道大出血后数小时，血液中尿素氮浓度开始升高，24 ~ 48 小时达高峰，一般不超过 15 mmol/L，3 ~ 4 天后降至正常。氮质血症主要来自两个原因：

第一，肠源性：是由于大量血液进入肠道，其蛋白质产物被消化吸收所致。

第二，肾源性：是由于消化道出血休克，周围循环衰竭而使肾灌注量减少，肾小球滤过率降低，影响肾排泄功能引起的氮质血症，但要注意与并发急性肾衰竭相鉴别。

### （四）血细胞变化

大出血后早期因周围血管收缩与红细胞重新分布等生理调节，血红蛋白、红细胞计数与红细胞比容均可无变化。随后大量组织间液（如水分、电解质等）渗入血管内以补充丢失的血浆，因而使血液被稀释，出现低血红蛋白和低红细胞、低红细胞比容现象。这一过程一般在出血后数小时至数天内完成。

### （五）发热

多数患者在休克被控制后出现低热，一般不超过 38.5℃，可持续 3 ~ 5 天。发热机制尚不能确定，有人认为是因循环血量减少，周围循环衰竭，导致体温调节中枢的功能障碍，再加上贫血的影响所致。

### （六）腹痛

可见于胃或十二指肠溃疡、癌性溃疡等病变，或出血时伴穿孔性腹膜炎。

## 三、诊断

### （一）病史、临床表现与体征

一般上消化道大出血在短期即可出现急性周围循环衰竭征象，如同时有呕血或便血发生，则诊断并不难。但部分急性消化道大出血患者早期并无呕血或便血，仅表现为周围循环衰竭的休克症状，须与其他原因造成的休克相鉴别。同时，系统全面地收集病史和体检是临床诊断的基础，应当充分重视。

第一，以往有规律性的、与饮食有关的上腹部疼痛者的消化道出血，应考虑出血原因可能来自消化性溃疡。

第二，有长期饮酒史、过度紧张和劳累史、近期有严重创伤或经历大手术后，或者处于严重感染状态和长期应用激素或消炎止痛剂的患者，消化道出血的原因最可能的是急性胃黏膜病变。

第三，过去有慢性肝炎、血吸虫病、慢性乙醇中毒病史，或伴有肝硬化或肝癌并有肝、脾大者，消化道出血最可能的原因是食管胃底静脉曲张破裂。

第四，较长时间的隐匿性消化道出血伴有失血性贫血，胃肠道出血伴有食欲缺乏和体重减轻，或体检发现左颈淋巴结肿大者，应考虑胃肠道肿瘤。

第五，周期性的消化道出血伴腹痛、发热、黄疸，右上腹有时可触及痛性肿块患者，应考虑消化道出血是否来自胆管。

### （二）辅助检查及特殊检查

1. 胃管抽吸检查

插胃管抽吸内容物检查，对于诊断有意义。小心操作，轻柔地将胃管插入食管、胃，可注入小量生理盐水，低压吸取食管内液体，观察有无血性液体吸出。如果在门牙下 30 ~ 40 厘米处无血性液体吸出，则将胃管继续送入胃腔，若仍无血性液体吸出，提示出血可能停止；也可能是十二指肠或其远端出血。若胃管吸出液为血性，则留置胃管以观察出血情况，同时可用低温生理盐水洗胃，也可灌入止血药止血。

2. 吞线定位法

吞线定位是一种简易、适合于基层、安全的上消化道出血的检查方法，适应于活动性出血，而又不能耐受 X 线、内镜或动脉造影检查的患者。要求在空腹时进行，患者取侧卧位，剪下医用手套指尖，内装 6 只钢珠，棉线绳头绑住指套指尖，顺口腔放入食管、胃、十二指肠。根据棉线染色及隐血检测来判断出血病变部位。一般留置 6 ~ 8 小时后将棉线缓慢抽出，观察线上是否有血迹，测量血迹到门牙距离可大致判定出血部位。判断该试验是否有效，应检查在 55 ~ 60 厘米处是否染有胆汁，这说明棉线到达十二指肠的依据。

3. 急诊胃镜检查

目前是上消化道出血定位、定性诊断的首选检查方法。对上消化道出血的患者，在纠正休克循环稳定的条件下，应在出血24小时之内进行急诊胃镜检查。但呕血不止、心肺功能不全或严重心律失常的患者应禁忌急诊胃镜检查。急诊胃镜检查对上消化道出血部位与病因的诊断准确率高达90%～95%。而出血48小时以后再进行检查大大降低了阳性率与准确率。

4. 选择性腹腔动脉或肠系膜上动脉造影

该项检查是发现血管病变的有创性检查，对上消化道血管畸形、血管发育异常血管瘤、动静脉瘘、多血管性肿瘤所致的出血诊断率高；活动性出血时进行动脉造影，只要每分钟出血量在0.5毫升以上，即可发现造影剂自破裂血管处溢出，从而明确出血部位并可同时估计出血量。其诊断的正确率可达70%～95%。动脉造影适应证如下：

第一，急诊内镜检查未发现出血病变。

第二，胃镜可能达不到病变部位。

第三，胃镜发现有出血，但确定不了出血部位者。

第四，不能接受急诊内镜检查，而又急需明确诊断者。注意以下情况应慎重考虑或禁忌该项检查：严重的心、肺、肾功能不全，凝血功能明显异常，两侧股动脉栓塞等。

5. 胃肠X线钡餐检查

该检查方便、简单、无痛苦；但缺点是不能发现胃肠黏膜急性微小或表浅性病变，如糜烂性出血性胃炎、应激性溃疡、浅表性溃疡和食管贲门黏膜撕裂症等；但对胃黏膜脱垂、食管裂孔疝等的诊断价值高于胃镜检查。由于检查时要站立位，因此急性大出血休克患者，不便立即进行此检查。活动性出血时，患者胃内有大量积血或血块，影响检查的诊断能力，故一般主张于出血停止和病情稳定数天后进行钡餐检查。

6. 超声内镜

该检查既可定位又可定性，对胃、十二指肠壁能准确分层，因此，根据隆起物与胃、十二指肠壁的关系就可很容易做出鉴别诊断。内镜一般很难判断胃、十二指肠壁外和黏膜下病灶；造影X线片也难以做定性诊断。国外报道造影X线片漏误诊率达20%～40%，我国报道为43%。CT检查对小于1厘米的病灶不敏感。因此，目前认为超声内镜是诊断胃、十二指肠隆起性病变的最佳方法，如平滑肌瘤出血等。

7. 手术探查

对少数不能定位又出血不止的患者，在征得家属同意的情况下，可进行手术探查。结合术中内镜检查对发现血管扩张、小息肉特别是胃底贲门部位径横动脉、远离胃肠吻合口的溃疡出血等病症，均有重要诊断价值。

### （三）出血量的估计

一般认为出血量不超过 400 毫升者，多无明显症状。中等量出血，约 800 毫升，占全身血容量的 15%左右，患者即出现头昏、乏力、口渴、肢体发冷、心悸、心动过速和血压偏低。大量出血 1500 ~ 2500 毫升，占全身血容量的 30% ~ 50%时，即引起周围循环衰竭、失血性贫血和氮质血症等，临床表现为烦躁不安或神志不清、面色苍白、四肢湿冷、口唇发绀、呼吸困难、血压下降，收缩压 <10.6kPa（80 mmHg），脉压 <3.3 ~ 4.0kPa（25 ~ 30 mmHg）及脉搏快弱（脉率 >120 次 / 分钟），尿量减少，直至无尿等。通过计算休克指数可反映出血程度，休克指数 = 脉率 / 血压。正常为 0.45 ~ 0.5，大于 1 则失血量约大于 1000 毫升，大于 2 提示出血量大于 2000 毫升。

Shoe maker 提出的大出血诊断标准：①循环血量减少 30% ~ 40%（失血量 1500 ~ 2000 毫升 / 天）。②血压（收缩压）<9.33kPa（<70 mmHg）。③全身情况不稳定，皮肤苍白，有虚脱及缺氧症状。

Nyhks 提出的大出血诊断标准：①临床处于休克状态。②血红细胞比容 <0.28（28%）。③血红蛋白 <85g/L，红细胞 <3×102/L。④循环血量丧失 30%以上。

## 四、监测

### （一）休克患者的基本监护与常规处理

第一，去枕平卧，抬高下肢，保持呼吸道通畅，必要时吸氧。烦躁不安者可给予镇静剂，肝脏患者忌用吗啡及巴比妥类药物。

第二，禁食。

第三，插入胃管，一方面帮助确定出血部位、了解出血性状；另外，可及时吸出胃内容物，预防吸入性肺炎，还可经胃管注入冰盐水或镁铝合剂等药物止血。

第四，留置导尿管，监测尿量与比重，作为调节体液的指标。

第五，记录血压、脉搏、呼吸、尿量及毛细血管渗透压（COP）。

第六，急诊测定血常规、血红细胞比容、血型、PT 和 APTT。

第七，急查血气分析、电解质、肝功能与肾功能检测。

第八，记录呕血及黑便次数与量，记录 24 小时出入量。

第九，观察肢体温度、皮肤与甲床色泽、静脉充盈度和意识状态。

### （二）重要的血流动力学监测

对于大出血休克患者应进行血流动力学监测。

第一，输出量（CO）：正常值 4 ~ 6L/min，该值收回心血量、心率、心肌收缩力、心排阻力及氧需求和氧耗量等影响。若休克患者出现过低的 CO 值，提示病情可能十分危重。

第二，肺动脉气压（PCWP）、右房压（RAP）、中心静脉压（CVP）：肺动脉气压代表左心前负荷，其正常值为 0.67 ~ 1.87kPa（5 ~ 14mmHg）；右房压和中心静脉压代表右心前负荷，其正常值分别为 0.13 ~ 0.93kPa（1 ~ 7mmHg）和 0.49 ~ 1.18kPa（5 ~ 12mmHg）。它们不仅能反映休克患者体内血容量的多少，也反映了患者的心脏和血管功能状态，所以也被认为是容量负荷监测指标。

第三，容量负荷试验：该试验是简易的监测血容量的方法。在 20 ~ 30 分钟内快速输入 500 毫升液体，注意观察，如果血压上升、脉搏下降、心排血量升高，说明休克患者血容量补得不够，提示前负荷不足。否则必须控制输液量。如果不能排除患者有心脏功能受损情况下，要控制好补液的输液量，一般每输入 100 毫升液体，应测相关数据 1 次，一旦发现心脏问题，则立即停止试验。

### （三）大出血休克组织灌注与氧合监测

1. 动脉血乳酸测定

动脉血乳酸正常值为 1 mmol/L，该值反映休克的严重程度。因休克条件下，氧供不足，细胞线粒体呼吸停止，细胞有氧代谢转为无氧代谢，则大量丙酮酸盐转化为乳酸盐，动脉血乳酸水平升高。

2. 胃黏膜 pH 值的监测

休克时，胃肠道的血运状态可反应休克的严重程度，胃肠 PHI 值的变化与胃肠道局部灌注和氧消耗的变化趋势一致。因而测定胃肠 PHI 值可反映内脏灌流和组织有氧代谢，提示休克的预后。如果 PHI>7.32，预后好。pH=6.1+lg[ 动脉 $HCO_3$-/$PCO_2$（SS）×0.03]，$PCO_2$（SS）= 测得的 $PCO_2$ 校正值。

3. 氧供（$DO_2$）和氧耗量（$VO_2$）的监测

$DO_2$ 指每分钟心脏向外周组织输送的氧量。$DO_2=CO\times 1.38\times Hb\times SaO_2$，$DO_2$ 正常值在 400 ~ 550ml/（$m^2\cdot min$），$SaO_2$ 为动脉氧含量。$VO_2$ 指机体实际的氧耗量。$VO_2=CO\times 1.38\times Hb\times(SaO_2-SvO_2)$，$VO_2$ 正常值为 120 ~ 140ml/（$m^2\cdot min$），$SaO_2-SvO_2$ 为动脉混合静脉血氧含量之差。

良好的组织氧合作用依赖于氧供量与耗氧量之间的动态平衡。休克造成这一平衡的破坏，导致组织细胞获氧障碍，引起组织细胞缺氧。因而出血性休克、心源性休克、梗阻性休克等都以氧供量（$DO_2$）和氧耗量（$VO_2$）降低为主要特征。

4. 心脏指数（CI）

CI=CO/BSA，CO 为心排血量，BSA 为体表面积：男 =$1.8m^2$，女 =$1.6m^2$。CI 正常值：2.8 ~ 4.2L/（$min\cdot m^2$），如 CI 为 1.8 ~ 2.2L/（$min\cdot m^2$），提示组织低灌流。如 CI<1.8L/（$min\cdot m^2$），可能出现心源性休克。

## 五、治疗

### （一）补液

迅速建立有效快速的输液通道，补充血容量、纠正水电解质及酸碱失衡。根据失血性休克病理生理特点，补液分三期。第Ⅰ期是活动出血期，从受伤到手术止血。这一期间主要表现为急性失血、失液，补液原则主要以平衡盐液和浓缩红细胞为主，其比例 2.5:1。如输入右旋糖酐，注意 24 小时内不宜超过 1000 毫升，右旋糖酐大量输入对网状内皮系统有抑制，也会加重出血倾向，肾功能损害者应禁用。如要输血，下列情况可参考：血红蛋白低于 70g/L、红细胞比容低于 25%，或收缩压低于 12kPa，或脉搏超过 120 次 / 分钟，大量呕血或血便。第Ⅱ期是血管外液体潴留期，一般该期为受伤后 1 ~ 3 天。此期患者为全身毛细血管大量开放，大量液体渗入组织间隙，患者表现为全身水肿。此时补液原则是维持有效循环血容量，控制补液，防止输液过量诱发心、肺功能衰竭。第Ⅲ期是血管再充盈期，此期机体功能开始恢复，组织间液体大量回吸收入血管内。此时补液原则是减少补液量，适当胶体输入，适当利尿，以利全身消肿。近年研究表明，7.5%高渗氯化钠配合一定比例的右旋糖酐 70 复合液用于失血性休克的治疗，获得良好的效果。高渗液吸收细胞内水分进入循环扩充血容量，从而改善组织灌注，同时刺激肺渗透压感受器，反射性改善心肺功能，扩张微循环。

右旋糖酐不仅抑制血小板黏附，降低血液黏稠度，还可以抑制中性粒细胞黏附，并能清除自由基。在补液过程中应注意水电解质和酸碱平衡，同时要控制感染，注意维护心、脑、肺、肝、肾等脏器功能，及时治疗多器官功能不全，以预防多器官功能衰竭的发生。

### （二）血管活性药物的应用

对于休克的治疗，传统的观念使用血管收缩药物是为了提升血压，解决低血压的问题。但现代休克病理生理观点提示，治疗休克的关键不在于低血压的提升，而是在于血液微循环的疏通。应用血管收缩药物，往往使血压上升了，组织血流灌注却减少了，更加重了组织的缺血、缺氧。因而升压的同时要考虑到扩张血管药物的应用，血管扩张药物能解除小动静脉的痉挛，关闭动脉短路，疏通微循环，增加组织灌流量和回心血量。现较常用的有多巴胺、山莨菪碱等，前者扩张内脏血管，后者可拮抗微血管的收缩。增强心肌收缩力的强心药如毛花苷 C 等，可增加组织灌注，有一定的抗休克作用。

### （三）药物止血

1. 去甲肾上腺素

局部用药对上消化道出血灶有较好的止血效果。可以将去甲肾上腺素 1 ~ 2 毫克加入氢氧化铝凝胶 20 毫升口服，每日 3 ~ 4 次。或去甲肾上腺素 4 ~ 8 毫克加入 100 毫升冰盐水，多次口服或注入胃内，保留 30 分钟后再吸出。注意目前去甲肾上腺素和冰盐水口服止血法已不用于急性胃黏膜病变出血，否则会加重胃黏膜缺血、缺氧，进一步降低胃黏膜上皮细胞的能量代谢，加重胃黏膜坏死、出血。

2. 垂体后叶素

垂体后叶素 20U 溶于 5% 的葡萄糖溶液 250 毫升中，20 ~ 30 分钟内静脉滴注，必要时 4 小时后重复应用。垂体后叶素能使内脏小动脉收缩，减少肝血流，从而降低门静脉压力，可用于食管、胃底静脉曲张破裂出血或其他原因导致的上消化道出血，有效率达 60%，但停药后约有 1/2 患者在短期内再度出血。

3. 奥曲肽

奥曲肽皮下注射 100 微克，每日 3 次。具有选择性减少肝门静脉及肝脏血流，降低门静脉高压及减少食管曲张静脉内血流量，降低食管静脉内压力的作用。该药还可调节食管下端括约肌的收缩，增强食管下端括约肌的张力，从而压迫食管下端的静脉丛，因而对食管静脉曲张破裂出血有较好疗效，不良反应较小。

4. 制酸与胃黏膜保护剂

H2 受体拮抗剂（如西咪替丁、雷尼替丁、法莫替丁）和质子泵阻滞剂（如奥美拉唑）、前列腺素具有制酸与保护胃黏膜细胞的作用，对溃疡病尤其是应激性溃疡出血疗效甚佳。

### （四）内镜下局部止血

内镜检查明确出血部位，直视下进行局部药物或物理治疗，可取得良好的止血效果。

第一，局部喷洒或注射止血剂：用 5%孟氏（monsell）液、去甲肾上腺素、凝血酶喷洒，或注射利多卡因 - 高渗盐水 - 肾上腺素混合液、硬化剂等。

第二，对溃疡出血灶：可用高频电凝止血。

第三，激光：现仍常用钇铝石榴石（YAG）激光。

第四，微波止血：照射出血灶产生热效应，引起凝固而止血。

第五，内镜下套扎法：一般选用对食管静脉曲张破裂出血患者。

第六，内镜下硬化剂治疗：将硬化剂如鱼肝油酸钠直接注入食管和胃底曲张的静脉，以使血管栓塞、闭塞，黏膜下组织硬化，以治疗食管胃底曲张静脉出血。

### （五）栓塞治疗

第一，经皮肝穿刺胃冠状静脉栓塞止血，适用于食管、胃底静脉曲张破裂大出血。

第二，肝动脉栓塞治疗，多用于肝动脉瘤引起的胆管出血，或肝动脉胆管瘘引起的胆管大出血。

### （六）三腔气囊管压迫止血

用于食管、胃底静脉曲张破裂出血的患者。置入三腔气囊管 50 ~ 60 厘米时，抽出有胃液，向胃气囊内注气 150 ~ 200 毫升后，将管向外拉提有一定弹力为止，用 0.5 千克物品重力牵引胃管，压迫胃底部观察止血效果，如仍有出血，则再向食管气囊内注气 100 ~ 150 毫升。压迫过程中应反复用生理盐水洗胃，观察胃内是否还有出血。80%的患者出血可以得到控制。压迫过程中，每 12 小时，应将气囊放空 10 ~ 20 分钟，如有出血立即再压迫。如置三腔气囊管 24 小时，出血停止，可先排空食管气囊，后排空胃气囊，观察 12 ~ 24 小时后，如无再出血，则将管拔出。一般放置该管 3 ～ 5 天，以尽可能避免发生黏膜糜烂、坏死、食管破裂等严重并发症。

### （七）几种常见上消化道出血的手术治疗

1. 胃十二指肠溃疡大出血

（1）手术时机的选择

第一，短时间内出血量多，估计是较大血管破裂或老年患者动脉有硬化，血管难以收缩，考虑非手术治疗效果不佳。

第二，6 ～ 8 小时内输血 600 ～ 800 毫升，血压、脉搏及患者一般情况无明显好转或继续恶化，说明仍存在出血。

第三，过去有过大出血史或内科治疗中发生过大出血。

第四，溃疡出血同时伴有穿孔、幽门梗阻或疑有恶变者。

（2）手术方法的选择

第一，胃大部切除：切除胃十二指肠溃疡出血病灶，切除了胃窦和分泌高酸的壁细胞，切断了迷走神经。

第二，直接缝扎溃疡，同时结扎溃疡部位供应血管止血：适用于一般情况差，难以耐受胃大部切除者，或巨大溃疡难以行胃部分切除者。胃小弯溃疡出血则结扎胃右动脉和胃左动脉，若是十二指肠球部溃疡出血则可结扎胰十二指肠上动脉或胃十二指肠动脉及其分支。

第三，迷走神经切断术加幽门成形术和溃疡缝扎术：该手术用于年老体弱、病情重、不能耐受胃部分切除者。

2. 门静脉高压伴食管静脉曲张破裂出血

（1）手术时机的选择

该类患者往往病情危重、肝功能差，难以耐受大手术。如保守治疗无效，手术也应以采用手术创伤小、止血效果好的方式为主。

（2）手术方式的选择

第一，缝扎止血术：切开胃壁，缝扎胃底静脉破裂的出血处。如患者情况好可行脾脏切除。本手术创伤小、方法简单，但不适用于食管静脉破裂者。

第二，食管贲门周围血管离断术：切除脾脏，结扎切断所有胃大弯侧和胃小弯侧血管分支，胃底、胃后静脉分支以及食管下端周围血管和膈下静脉。注意结扎切断胃冠状静脉及食管支以及高位食管支，使其真正达到门奇断流。本手术创伤小、止血效果好、再出血率低，同时增加肝脏血流灌注。现已广泛使用该术式。

第三，胃底横断吻合术：切除脾脏后，在贲门下方 6 厘米范围内，结扎切断胃小弯、胃大弯、胃底部所有血管分支；贲门下方 5 ～ 6 厘米处横向切断胃底，原位吻合或者胃体大弯侧楔形切除部分胃。该术式也比较简单、止血效果好，但有一定程度的腹腔污染。

第四，经腹食管贲门周围静脉栓塞术：经胃冠状静脉注射 TH 胶（a —氰基丙烯酸正辛酯）栓塞食管贲门周围胃底曲张静脉丛，以达断流目的，该手术方法简单、创伤小、止血效果肯定，尤其适用于高风险患者。

第五，分流术：传统分流术止血，降低门静脉压，预防再出血效果好，但往往操作较费时、手术创伤较大，术后肝功能损害较重，如急诊手术选择应慎重。尽可能选择 Child 分级 B 级以上者为佳，以减少术后并发症。本术式有脾肾分流术、门腔分流术、肠腔分流术等。目前不少学者认为，采用人造血管进行脾肾分流或肠腔分流术，可降低手术难度，大大缩短手术时间。新近进入临床的介入性治疗方法，经颈静脉肝内门静脉内支架分流术（TIPSS）具有损伤小、并发症少、适应证广的优点。TIPSS 适用于肝硬化门脉高压合并食管静脉曲张破裂大出血，而又不能耐受急诊手术治疗者；或外科手术治疗或内镜治疗失败及重度肝硬化反复大出血行肝移植术前准备者。TIPSS 近期疗效明显，出血可立即停止，腹水较快吸收，肝功能得到改善，门静脉压平均下降约 1.22kPa。主要并发症是肝性脑病和支架管狭窄、闭塞等，有人报道 1 年内狭窄和闭塞率高达 50%。

3. 胃癌大出血

（1）手术时机的选择

未明确诊断者，一边积极保守治疗，一边积极行内镜或者 X 线检查等，一旦明确诊断，则及早手术。

（2）手术方式的选择

第一，胃癌根治术：适合于无腹水、无远处转移、无腹腔广泛转移的患者，如一般情况尚好，尽可能淋巴结清扫超过已有淋巴结转移的下一站，或进行肝左叶、横结肠或胰体脾等联合脏器切除，以达到根治目的。

第二，姑息性胃部分切除术：适合于年老体弱、不能耐受根治术的患者；或已有远处转移，简单的胃部分切除术以达止血目的。

第三，姑息性胃肠吻合转流加胃癌缝扎止血术：用于胃癌伴幽门梗阻又不能切除者。胃癌病灶缝扎时，注意应用粗线，避免癌组织被丝线割裂再出血。

第四，胃周血管缝扎术：用于术中情况危重，既不适合胃切除，也不适合胃肠转流者。

4. 急性胃黏膜病变出血

80% ~ 90%的急性胃黏膜病变出血经保守治疗可止血，但约 10%需要外科手术干预来止血。就手术的时机选择和手术方式的采用，不少学者仍有争议，尤其对术后的急性胃黏膜病变出血，选择手术治疗一定要谨慎。

（1）手术时机的选择

第一，内科保守治疗短时间内输血 1000 毫升，仍不能维持血压和中心静脉压，要考虑手术。

第二，内科保守治疗 3 天，每天输血 1000 毫升以上，血液循环系统仍不稳定，要考虑手术。

第三，大量出血伴消化道穿孔或有梗阻。

（2）手术方式的选择

第一，高位选择性迷走神经切除加胃内出血点缝扎术：手术创伤小，止血制酸效果均好。

第二，胃大部切除术：用于胃局灶性糜烂，有一定的手术耐受力者。

第三，全胃切除术：用于全胃黏膜糜烂出血，术中病情较稳定者。

第四，胃周血管缝扎术：用于术中病情凶险、危重，不能耐受进一步手术者。

5. 胆管大出血

（1）手术时机的选择

第一，胆管反复出血，生命体征不稳定，要考虑手术。

第二，胆管出血虽然已止，但患者仍有胆管梗阻，或同时伴有发热、胆绞痛、黄疸等，则要考虑手术。

（2）手术方式的选择

第一，肝部分切除术：用于肝肿瘤、局限于肝段或叶的肝胆管结石、肝脓肿，难以保留的损伤较重的肝外伤引起的出血。

第二，肝动脉结扎术：用于原因明确的肝动脉或其分支出血，患者术中情况危重不能耐受进一步手术的。

第三，胆囊切除术：用于出血性胆囊炎。

第四，出血部位修补术：用于胆管结石压迫，或手术、外伤导致的胆管肝外门静脉瘘引起的胆管大出血。

第五，门静脉左或右干结扎术：用于门静脉胆管瘘出血来自左或右门静脉主干。

## 六、护理措施

### （一）观察病情

1. 全身情况

严密观察患者的体温、脉搏、呼吸、血压、中心静脉压及尿量等。

2. 出血严重程度判断

观察呕血、黑便的次数，量及颜色的变化。

3. 血常规检查

了解血红蛋白含量、红细胞计数及红细胞比容下降程度。

4. 止血疗效观察

在使用止血药物后监测患者的全身情况，呕血及黑便变化情况，及动态观察血红蛋白、红细胞计数、红细胞比容和网积红细胞计数，并注意氮质血症的发展情况，以判断出血是否停止。

### （二）心理和生活护理

通过观察、交流，了解患者的心理状态，针对性地做好解释工作，给予安慰和鼓励，使之增强信心，积极配合。在抢救过程中沉着冷静、操作熟练，以消除患者的紧张和恐惧心理，必要时给予镇静剂。肝病所致的出血，禁用吗啡和巴比妥类药物。在休克、恶心、呕吐时应禁食。非出血期可给予流质或半流质饮食，饮食不宜过烫。早期进食可中和胃酸，维持水、电解质平衡，保证营养，促进肠蠕动。出血期间应绝对卧床休息，做好各项生活护理。

### （三）补液护理

严重失血的患者，早期应加快补液速度，必要时须加压输血。待血容量基本恢复后，根据中心静脉压调整补液速度。对于有心、肾、肺功能不全或老年人，补液速度不宜过快。

### （四）做好抢救和术前准备

对出血量较大的患者，随时做好抢救准备。对止血效果不好，准备手术的患者应做好手术前准备。

# 第五章　泌尿系统急危重症

## 第一节　急性性传播疾病

### 一、急性淋球菌性尿道炎

急性淋菌性尿道炎又称淋病，是由淋病双球菌引起的泌尿生殖系统的化脓性感染。AlbertNeisser 在患者尿道、阴道及新生儿眼内脓液中找到了淋球菌，故将淋球菌命名为淋病奈瑟菌，三年后 Leistikow 和 Lofler 在体外分离培养成功。中医学对淋病的记载，于《黄帝内经·素问》、隋代巢元方所著的《诸病源候论》均有描述。宋代以后，关于淋病的名称更为繁多，但后来常把淋、癃、浊三个不同疾病合在一起，浊指精病，即白浊，与现代描述有相似之处。急性淋菌性尿道炎是最常见的性病之一，主要通过性交感染。其主要表现是淋菌性尿道炎和宫颈炎。淋球菌还可以由尿道或宫颈局部扩散感染，引起附睾炎、盆腔炎，也可以经血行传播引起播散性淋病，此外也可引起眼、咽部、直肠的感染。

#### （一）流行病学

急性淋菌性尿道炎是所有性病中发病率最高的一种，遍布世界各地。由于青霉素酶等耐药菌株出现，给防治和控制本病带来了严重困难。人类是淋菌的唯一宿主。

#### （二）病因与发病机制

在正常情况下尿液应该是无菌的，由于尿液不断地冲洗尿道使侵入的微生物很难在泌尿道定居，而淋球菌容易在尿道上寄生主要是由于淋球菌有菌毛，使得淋球菌对单层柱状上皮细胞和移行上皮细胞，如前尿道、子宫颈、后尿道、膀胱黏膜敏感，极容易黏附在上述细胞之上。淋球菌在酸性尿中（$pH<5.5$）很快被杀死，因而膀胱和肾脏不易被感染；而前列腺液含有精胺及锌，故可受淋

球菌感染。

尿道及阴道内的寄生菌群对淋球菌的生长有一定的抑制作用。这些菌群的存在给体内提供了一些自然抵抗力。黏膜表面存在有乳铁蛋白，铁对淋球菌的生长繁殖是必需的，如环境中铁的浓度处于低水平时，则淋球菌的生长受限。淋球菌对不同细胞敏感性不同，对前尿道黏膜的柱状上皮细胞最敏感，因而前尿道最容易被感染。后尿道及膀胱黏膜由移行上皮组成，淋球菌对其敏感性不及柱状细胞，因而被淋球菌感染的机会比前尿道差。舟状窝黏膜由复层鳞状细胞组成，而多层鳞状上皮细胞不易被淋球菌所感染。淋球菌借助菌毛，蛋白 I 和 IgA 分解酶迅速与尿道、宫颈上皮黏合。淋球菌外膜蛋白 I 转至尿道的上皮细胞膜，淋球菌即被柱状上皮细胞吞噬，然后转移至细胞外黏膜下，通过其内毒素脂多糖、补体及 IgM 的协同作用，在该处引起炎症反应。30 小时左右开始引起黏膜的广泛水肿粘连，并有脓性分泌物出现，当排尿时，受粘连的尿道黏膜扩张，刺激局部神经引起疼痛。由于炎症反应及黏膜糜烂、脱落，形成典型的尿道脓性分泌物。由于炎症刺激尿道括约肌痉挛收缩，发生尿频、尿急，若同时有黏膜小血管破裂则出现终末血尿。

细菌进入尿道腺体及隐窝后亦可由黏膜层侵入黏膜下层，阻塞腺管及窝的开口，造成局部的脓肿。在这个过程中，机体局部及全身产生抗体，机体对淋球菌的免疫表现在各个方面，宿主防御淋球菌的免疫主要依赖于 IgG 和 IgM，而 IgA 也能在黏膜表面起预防感染作用。患淋球菌尿道炎的男性尿道分泌物常对感染的淋球菌产生抗体反应，即为黏膜抗体反应。这些抗体除了 IgA 外还有 IgG 和 IgM，血清抗体反应方面，在淋球菌感染后血清 IgG、IgM 和 IgA 水平升高，IgA 为分泌性抗体，从黏膜表面进入血液，这些抗体对血清的抗体补体介导的杀菌作用相当重要，它们对血清敏感菌株所致的淋球菌菌血症具有作用。一般炎症不会扩散到全身，若用药对症、足量，局部炎症会慢慢消退。炎症消退后，坏死黏膜修复，由鳞状上皮或结缔组织代替。严重或反复的感染，结缔组织纤维化，可引起尿道狭窄。若不及时治疗，淋球菌可进入后尿道或宫颈，向上蔓延引起泌尿生殖道和附近器官的炎症，如尿道旁腺炎、尿道球腺炎、前列腺炎、精囊炎、附睾炎、子宫内膜炎等，严重者可经血行散播至全身。淋球菌还可长时间潜伏在腺组织深部，成为慢性淋病反复发作的原因。这些被感染器官炎症消退后结缔组织纤维化可引起输精管、输卵管的狭窄、梗阻，继发宫外孕和男性不育。

### （三）临床表现

潜伏期为 1 ~ 14 天，常为 2 ~ 5 天。初期，表现为急性前尿道炎，尿道口红肿、发痒及轻微刺痛，继而有稀薄黏液流出，引起排尿不适。约 2 天后，分泌物变得黏稠，尿道口溢脓，脓液呈深黄色或黄绿色，同时尿道不适症状加重，红肿发展到整个阴茎、龟头及部分尿道，出现尿频、尿急、尿痛、排尿困难、行动不便、夜间阴茎常有痛性勃起等症状，可有腹股沟淋巴结肿大、红肿、疼痛，亦可化脓。急性症状第一周最严重，若不治疗，持续 1 个月左右症状逐渐减轻或消失。急性前尿道炎发病 2 周后，有 50% ~ 70%有淋球菌侵犯后尿道，表现为尿意窘迫、尿频、急性尿潴留。尿痛特点是排尿终末时疼痛或疼痛加剧，呈针刺样，有时出现会阴坠痛，可出现终末血尿。病情经过 1 ~ 2 周，症状逐渐消失。症状一般较轻，少数可有发热达 38℃左右，全身不适，食欲缺乏等。

### （四）诊断

必须根据接触史，临床表现及实验室检查综合分析确定诊断。

1. 接触史

患者有婚外性行为或嫖娼史，配偶有感染史，与淋病患者（尤其家中淋病患者）共物史，新生儿母亲有淋病史。

2. 临床表现

淋病的主要症状有尿频、尿急、尿痛、尿道口流脓，或宫颈口、阴道口有脓性分泌物等，或有淋菌性结膜炎、肠炎、咽炎等表现，或有播散性淋病症状。

3. 实验室检查

男性急性淋病性尿道炎涂片检查有初步诊断意义，对女性仅做参考，应进行培养，以证实淋球菌感染。有条件的地方采用基因诊断方法确诊。淋球菌实验室检查包括涂片、培养检查淋球菌，抗原检测，药敏试验及 PPNG 测定，基因诊断。

（1）涂片检查

取患者尿道分泌物或宫颈分泌物，做革兰染色，在多形核白细胞内找到革兰阴性双球菌。涂片对有大量脓性分泌物的单纯淋菌性前尿道炎患者阳性率在 90%左右，可以初步诊断。女性宫颈分泌物中杂菌多，敏感性和特异性较差，阳性率仅为 50% ~ 60%，且有假阳性，因此世界卫生组织推荐用培养法检查女性患者。慢性淋病由于分泌物中淋球菌较少，阳性率低，因此要取前列腺液，以提高检出率。咽部涂片发现革兰阴性双球菌不能诊断淋病，因为其他奈瑟菌属在咽部是正常的菌群。另外，对症状不典型的涂片阳性应做进一步检查。

（2）培养检查

淋球菌培养是诊断的重要佐证，培养法对症状很轻或无症状的男性、女性患者都是较敏感的方法，只要培养阳性就可确诊。在基因诊断问世以前，细菌培养是世界卫生组织推荐的筛选淋病的唯一方法。目前，国外推荐选择培养基有改良的 Thayer- martin（T m）培养基和 NewYorkCity（NYC）培养基。国内采用巧克力琼脂或血琼脂培养基，均含有抗生素，可选择地抑制许多其他细菌生长。在 36℃、70%湿度，含 5% ~ 10% CO（烛缸）环境中培养，24 ~ 48 小时观察结果。培养后还需进行菌落形态，革兰染色，氧化酶试验和糖发酵试验等鉴定。培养阳性率男性 80% ~ 95%，女性 80% ~ 90%。

（3）抗原检测

第一，固相酶免疫试验（EIA）：可用来检测临床标本中的淋球菌抗原，在流行率很高的地区而又不能做培养或标本需长时间运送时使用，可以在妇女人群中用来诊断淋球菌感染。

第二，直接免疫荧光试验：通过检测淋球菌外膜蛋白 I 的单克隆抗体做直接免疫荧光试验。但目前标本的敏感性不高，特异性差，加之实验人员的判断水平有差异，故该实验尚不能推荐用来诊断淋球菌感染。

（4）基因诊断方法

第一，淋球菌的基因探针诊断：淋球菌的基因探针诊断，所用的探针有：质粒 DNA 探针，染色体基因探针和 rRNA 基因探针。

第二，淋球菌的基因扩增检测：上面讲述的探针技术检测淋球菌的方法，虽然比培养方法在灵敏度、特异性和方便性上有了很大的提高，但其仍有一定的局限性，如多数情况下需要标本的淋球菌浓度很高。聚合酶链式反应（PCR）技术和连接酶链反应的出现进一步提高了检测淋球菌的灵敏性，它具有快速、灵敏、特异、简便的优点，可以直接扩增放大几百倍甚至几千倍检测临床标本中极微量的病原体。

（5）药敏试验

在细菌培养阳性后进一步做药敏试验。用纸片扩散法做敏感试验，或用琼脂平皿稀释法测定最小抑菌浓度（MIC），用以指导选用抗生素。

（6）PPNG 检测

β - 内酰胺酶，用纸片酸度定量法，使用 What manI 号滤纸 PP-NG 菌株能使其颜色由蓝变黄，阳性为 PPNG，阴性为 N-PPNG。

## （五）鉴别诊断

1. 急性非淋菌性尿道炎

潜伏期较长，为 7 ～ 21 天，尿道分泌物较少或没有，为浆液性或黏液性分泌物，质稀薄，症状轻微无全身症状，其病原体主要为沙眼衣原体、解脲支原体。

2. 念珠菌性阴道炎

主要临床症状为外阴、阴道瘙痒，白带增多，白带呈白色水样或凝胶样。阴道黏膜充血、水肿、白膜黏附，白膜脱落处有轻度糜烂。白膜镜检可见到孢子和菌丝。

3. 滴虫性阴道炎

主要临床症状为阴道瘙痒，分泌物多呈泡沫状。阴道黏膜及宫颈充血明显，有出血点呈特征性草莓状外观。阴道黏膜常出血，分泌物带血性。分泌物中可查出滴虫。

4. 细菌性阴道炎

白带增多，呈灰色，均匀一致，pH 增高，有鱼腥味。涂片可见乳酸杆菌减少，革兰阴性菌增多。

## （六）治疗

淋病的治疗是一个漫长的历程，早期用药物尿道内灌注，用磺胺，青霉素。美国已报道在临床上出现了有耐青霉素的淋菌性尿道炎，开始检测淋球菌对青霉素的敏感性。美国正式分离出产青霉素酶的淋球菌菌株（PNG），近年来又有耐大观霉素菌株的报道。淋病是一种极容易传染和重复感染的性病，常常并发衣原体等感染。淋球菌容易出现耐药性，易出现并发症及后遗症，在治疗上应引起足够重视。自从应用磺胺药治疗淋病，使用青霉素治疗淋病，均取得了较好的疗效。但随着耐青霉素和耐四环素及其他耐药菌株的出现，给淋病治疗带来了困难。

1. 治疗原则

第一，早期诊断、早期治疗。

第二，及时、足量、规则的用药。

第三，针对不同的病情采用不同的治疗方法。

第四，对性伙伴追踪，同时治疗。

第五，治疗后随诊复查。

第六，注意同时有无衣原体、支原体感染及其他 STDs 感染。

2. 治疗方案

（1）急性淋菌性尿道炎和宫颈炎

第一，普鲁卡因青霉素 C，480 万单位加入 100 毫升生理盐水静滴。

第二，或氨苄西林 4.0g 一次口服，也可用针剂静滴。

第三，或阿莫西林 4.0g 顿服。上述三种药物任选一种。对青霉素过敏者，可用四环素 0.5 克 / 次，每 6 小时一次，共服 7 日；红霉素类如利君沙、阿奇霉素、罗红霉素等按说明服用，共服 7 日。对产生青霉素酶的淋球菌（PPNC），即对青霉素耐药的淋球菌，当耐青霉素淋球菌流行率达到 5% 以上时使用青霉素应加舒巴坦钠。

另外可选用其他药物：

第一，头孢菌素类，头孢曲松钠 3.0g 或头孢噻肟钠 4.0g 静滴。

第二，大观霉素 2g，一次肌内注射，亦有人主张女性用大观霉素 4g 一次肌内注射。

第三，喹诺酮类药物：氧氟沙星 600mg，一次口服；或氧氟沙星 200mg，静滴。

第四，β- 内酰胺酶抑制剂和青霉素类药合剂，舒他西林为青霉素烷砜和氨苄西林合剂，每次 1.5g，一次肌内注射；特灭菌为哌拉西林钠加舒巴坦钠，每次 3.0g，一次肌内注射或静滴。

由于淋病患者中有部分同时合并衣原体感染，在治疗中常用头孢曲松钠 3.0g 静滴；口服阿奇霉素或罗红霉素 250 毫克，每日 2 次。

（2）急性淋菌性咽炎

头孢曲松钠 3.0g 静滴；或氧氟沙星 250 毫克，口服，每日 3 次，或复方新诺明 1 克 / 次，每日 2 次，共 7 日。

（3）急性淋菌性直肠炎

头孢曲松钠 3.0g 静滴，或乐施福定 3.0g 静滴，或治菌必妥 3.0g 静滴。

（4）急性淋菌性眼炎

成人，水剂青霉素 G1000 万单位静脉滴注，每日 1 次，共 5 日。

（5）儿童淋病

体重≥ 45kg 者按成人剂量给药。体重 <45kg 的儿童按以下方法给药：头孢曲松钠 125 毫克，一次肌内注射；或乐施福定 25mg/kg，一次肌内注射；或大观霉素 40mg/kg，一次肌内注射。

3. 治愈标准

治疗结束后 1 ～ 2 周复查，治愈的标准是：

第一，临床症状消失。

第二，尿液清晰，不含淋丝。

第三，前列腺按摩液或宫颈分泌物涂片及培养检查淋球菌连续 2 次阴性。

## 二、急性非淋菌性尿道炎

急性非淋菌性尿道炎是指由淋菌以外的其他病原体，主要是沙眼衣原体、分解尿素支原体所引起的急性尿道炎。本病目前在欧美国家已超过淋病而跃居性传播疾病首位。非淋菌性尿道炎是由性接触传染的一种尿道炎，但在尿道分泌物中查不到淋球菌。女性还有子宫颈炎等生殖道的炎症。病原体多为衣原体、支原体、滴虫、疱疹病毒、白色念珠菌感染，而衣原体、支原体的感染占 80%以上。

### （一）流行病学

非特异性尿道炎与淋病一样，也多发生于青年性旺盛期，25 岁以下占 60%。20 世纪 60 年代以来，非特异性尿道炎发病率骤增，在欧美已超过淋病居性传播疾患发病率的首位。20 世纪 80 年代，美国每年新发生的病例达 300 ～ 1000 万人。我国病例已日益增多，成为最常见的性传播疾病之一。

### （二）病因

1. 衣原体

衣原体是一种寄附于腺上皮细胞胞质内的微生物，呈球形，有特殊的生长周期。40% ～ 50%的非淋菌性尿道炎由沙眼衣原体引起。衣原体为介于细菌与病毒之间的细胞内寄生微生物，直径 250 ～ 500 纳米，用显微免疫荧光测定法已测知衣原体至少有 15 种血清型，其中 8 型（D、E、F、G、H、I、J、K）已证实与尿道炎有关。衣原体不耐热，在室温中迅速丧失传染性，50℃、30 分钟即可将其杀死。

2. 支原体

第一，分解尿素支原体是一种原核微生物。分解尿素支原体呈极微小的球杆状，直径仅为200纳米，常寄生于人的尿道上皮，具有将尿素分解为氨的性能。能在细胞外独立生活，对外界环境抵抗力弱。在45℃时，15分钟即可被杀死。现已从人类泌尿生殖道分离出来7种支原体，其中分离率较高而与泌尿生殖道疾病有关是分解尿素支原体，其次是人形支原体。婴儿或无性交接触的女性生殖道内找不到分解尿素支原体。而性生活越乱，这种支原体阳性率也越高。

第二，人形支原体对外界环境抵抗力弱，45℃、15分钟即可被杀死。对肥皂、乙醇、四环素、红霉素敏感。衣原体除致成人尿道炎、眼结膜炎外，还可致成人其他生殖器官炎症，如附睾炎、前列腺炎、宫颈炎、阴道炎、输卵管炎及盆腔炎等。新生儿通过产道感染的可诱发眼结膜炎、肺炎。男性同性恋者，可患直肠炎及咽炎。

第三，10%～20%非淋菌性尿道炎可由其他病原体所引起，如滴虫、白色念珠菌、疱疹病毒、大肠杆菌、链球菌、金葡菌、人乳头瘤病毒、酵母菌、厌氧革兰阴性杆菌等。

### （三）临床表现

第一，急性非淋菌性尿道炎潜伏期为10～20天。在男性可表现为尿道炎、附睾炎、前列腺炎、Reiter综合征。在女性表现为尿道炎和生殖系统的感染。

第二，起病不如淋病急，症状拖延、时轻时重，但比淋病轻。约50%的患者有尿痛、尿道痒等症状。初诊时很易被漏诊。

①男性非淋菌性尿道炎表现为尿道不适、发痒、烧灼感或刺痛，尿道红肿，尿道分泌物多为浆液状、稀薄，晨起有“糊口”现象。

②女性非淋菌性尿道炎表现为宫颈炎症和糜烂，分泌物增多，宫颈分泌物中有多数分叶性白细胞（高倍镜下每视野超过10个），阴道及外阴瘙痒，下腹不适感。注意：有些患者可无症状或症状不典型，易被漏诊。

第三，尿道分泌物少，稀薄，黏液性或脓性。较长时间不排尿（如晨起）尿道外口可溢出少量稀薄分泌物，有时仅表现为晨起封住尿道口或污染内裤。检查时，需由后向前按挤前尿道才可能有少许分泌物由尿道口溢出。有时患者有症状无分泌物，也可无症状而有分泌物。

第四，常与淋病同时感染。先出现淋病症状，经抗淋病治疗后淋球菌被青霉素杀死；而衣原体、支原体依然存在，在感染 1 ～ 3 周后发病。临床上很易被误认为淋病未治愈或复发。

第五，处理不当或治疗不及时可引起并发症（1%），如急性附睾炎、前列腺炎、结肠炎、咽炎，女性宫颈炎、宫颈糜烂、前庭大腺炎、阴道炎、输卵管炎、盆腔炎、异位妊娠、不孕等。

第六，新生儿通过感染的产道，生后 3 ～ 13 天可发生眼结膜炎，眼部有黏液脓性分泌物，也可无分泌物，但多不侵犯角膜。生后 2 ～ 3 周可发生肺炎，症状不断加重，呼吸急促为其特点，但不发热，其中半数患儿有眼结膜炎。

第七，极少数患者可伴发 Reiter 综合征，尿道炎、关节炎、角膜炎、结合膜炎及皮疹。

### （四）诊断

第一，1 ～ 3 周内有不洁性交史，或配偶有感染史。

第二，尿道分泌物涂片及培养排除淋球菌、念珠菌及其他细菌感染。涂片有大量白细胞，10 ～ 15 个以上 /400 倍，5 个以上 /1000 倍显微镜检。

第三，尿道分泌物或宫颈刮片，单克隆衣原体荧光抗体检查或培养。标本取法：男性 2 小时以上不排尿，棉拭子插入尿道 2 ～ 4 厘米，轻轻旋转 5 秒，放置 2 ～ 3 秒，然后取出培养。女性用窥阴器充分暴露宫颈，第一根棉拭子将宫颈表面分泌物擦掉，第二根棉拭子插入宫颈 1 ～ 2 厘米，旋转 10 秒，停 2 ～ 3 秒，取出棉拭子，不要碰阴道壁。

### （五）鉴别诊断

本病与淋菌性尿道炎相鉴别，后者潜伏期较短，平均 3 ～ 5 天，尿痛比较严重，分泌物多为脓性、量多，淋球菌检查阳性，而非淋菌性尿道炎（NGU）的分泌物多为浆液性或黏液脓性，较稀薄，量少，查不出淋球菌。

在诊断男性非淋菌性尿道炎时，常常需要与淋菌性尿道炎、前列腺炎鉴别。前者在淋病中已有论述。非淋菌性尿道炎的特点是症状较淋病为轻，潜伏期较淋病为长，分泌物较淋病为清稀。而慢性前列腺炎也常常伴有尿道的不适和尿道口出现分泌物，但慢性前列腺炎主要是会阴不适，排尿不畅，尿道口分泌物为前列腺液。

### （六）治疗

第一，目前对四环素、多西环素、红霉素已有不少菌株产生耐药。新一代合成抗菌药喹诺酮类，不但对衣原体、支原体有效，对淋球菌也高度敏感。①诺氟沙星 200 毫克，每天 3 次，治疗 14 天。②氧氟沙星 200 毫克，每天 2 次，治疗 14 天。③环丙沙星 250 毫克，每天 2 次，治疗 14 天。

第二，磺胺、利福平对衣原体有效，对支原体无效。

第三，庆大霉素、新霉素、多黏菌素对衣原体无效。

第四，链霉素、大观霉素对衣原体无效，对支原体有效。

第五，四环素 0.5g，每天 4 次，治疗 7 天；改 0.25g，每天 4 次，治疗 14 天。

第六，多西环素 0.1g，每天 2 次，治疗 7 天。

第七，红霉素硬脂酸盐 0.5g，每天 4 次，治疗 7 天。

第八，红霉素琥珀酸乙酯 0.8g，每天 4 次，治疗 7 天。

第九，米诺环素 0.1g，每天 2 次，治疗 14 天。

### （七）判断治愈标准

治疗结束一周应随访复查。治愈标准：

第一，临床症状消失 1 周以上，尿道无分泌物，或分泌物中白细胞≤ 4 个 /100 倍显微镜。

第二，尿液澄清，尿沉渣镜检阴性。

第三，尿道（宫颈）标本衣原体、支原体检查阴性（有条件时）。

### （八）预防

第一，预防的关键是杜绝不洁性交。此外，公共浴堂的卫生也很重要，不提倡洗盆浴，衣服要单独存放。

第二，淋病加大了本病发病的机会，故患淋病后要积极治疗，彻底治愈。淋病治愈后要化验检查是否患有非淋菌性尿道炎。

第三，配偶一方患病后，另一方要做化验检查，发现患病后要积极治疗。

# 第二节　泌尿系统损伤

## 一、肾脏损伤

肾脏所处的解剖位置较深，受到周围组织结构、器官及脂肪囊的保护，同时它还有一定的活动范围，从而可在一定程度上避开直接暴力伤。闭合性肾损伤在平时较为多见，多为直接暴力对上腹部、腰部的撞击和挤压，高处坠跌等减速运动的间接暴力作用，以及身体突然猛烈转动，搬运重物等肌肉强烈收缩所致。火器伤及其他锐利武器刺戳所致的开放性肾损伤亦为常见，且多并发胸、腹腔脏器及脊椎损伤。随着腔内泌尿外科新技术、新方法的日益广泛应用，因为操作不当造成的医源性肾损伤也越来越受到重视。如经皮肾脏穿刺活检、经皮肾镜手术，或腹腔镜下保留肾单位手术长时间阻断肾蒂等，均可能造成肾脏损伤。

### （一）病理

开放性肾脏损伤若为锐器刺伤，视锐器的大小和刺伤的深度，可发生不同程度的肾实质、肾血管和泌尿系统损伤；若为高速投射物直接致伤，肾脏常呈碎裂性损伤。若伤道从肾旁经过，根据肾脏距伤道的远近，可发生肾破裂、大小不等的血肿和出血点等间接性损伤，甚至能使远离伤道 1 ～ 2 厘米的肾组织的生理功能受到不同程度的损伤。闭合性肾损伤的病理改变亦因暴力的性质和强度而异。肾脏损伤的部位多自外向内，肾实质破裂伤多数情况下起自肾皮质边缘，随损伤程度的增加，可深入到髓质层乃至泌尿系统。突然猛烈的减速伤易造成肾血管损伤，轻则肾动脉内膜被撕裂并导致肾动脉血栓形成，重则使肾动、静脉破裂或断裂，肾盂破裂。持久尿外渗可形成尿性囊肿；血肿和尿外渗引起组织纤维化，压迫肾盂输尿管交界部可导致肾积水；开放性肾损伤偶可发生动静脉瘘或假性动脉瘤；部分肾实质缺血或肾蒂周围纤维化压迫肾动脉，可引起肾血管性高血压。在严重创伤情况下，由于失血性休克、感染的影响，微循环灌注不良，更易发生急性肾衰竭。

## （二）分类

1. 按损伤性质分类

（1）肾挫伤

肾挫伤约占全部肾损伤的85%。肾实质有局限性毛细血管破裂或小的裂伤，肾包膜未破裂，可有包膜下小血肿，肾盂及肾盏正常。这是最轻微也是较常见的一种肾损伤，可有镜下血尿或轻微肉眼血尿，影像学检查常无异常发现，非手术治疗可治愈且无后遗症。

（2）肾挫裂伤

肾挫裂伤分为不完全性挫裂伤和完全性挫裂伤，约占肾损伤的10%。前者指肾实质裂伤累及肾脏包膜或集合系统，有包膜下血肿，无尿外渗，这类损伤亦较轻，常不需手术治疗；后者指裂伤贯穿整个肾实质，可以累及肾脏包膜及集合系统，肾包膜破裂形成肾周血肿，集尿系统破裂则有尿外渗，有明显的肉眼血尿，腰部可触及肿块，常需手术治疗。

（3）肾碎裂伤

肾碎裂伤约占肾损伤的3%。肾实质有多处裂伤，使肾实质破碎成多块，有严重的肾周血肿及尿外渗，需紧急手术治疗。

（4）肾蒂伤

肾蒂伤约占肾损伤的2%，肾蒂穿孔，肾动、静脉主干或分支血管撕裂或断裂，此类损伤最为严重，有严重内出血，需紧急手术治疗。

2. 按损伤程度分类

（1）轻型肾损伤

轻型肾损伤包括肾挫伤，肾轻度挫裂伤，包膜下血肿。此型损伤出血少，无尿外渗，无须手术治疗，愈合后无后遗症，肾功能亦无损害。

（2）中型肾损伤

中型肾损伤为伤及肾实质深层或延及泌尿系统，有肾周围血肿或尿外渗，出血较多。对此型肾损伤是否立即进行手术治疗尚有不同意见。

（3）重型肾损伤

重型肾损伤包括肾碎裂伤及肾蒂伤，损伤可引起致命性出血，需紧急手术治疗。

3. 美国创伤外科协会器官外伤委员会制定的分级方法

第一，Ⅰ级，肾挫伤或包膜下血肿。

第二，Ⅱ级，肾周围血肿局限在腹膜后或肾皮质裂伤小于1.0厘米，无尿外渗。

第三，Ⅲ级，肾皮质裂伤大于1.0厘米，无尿外渗。

第四，Ⅳ级，肾实质裂伤超过皮髓交界处，并进入集合系统，肾段动静脉损伤。

第五，Ⅴ级，肾碎裂伤，肾蒂撕裂，肾动脉血栓形成。

## （三）诊断

肾脏损伤的早期诊断应强调外伤史及临床表现，仔细检查全身及局部伤情，而不应依赖某些特殊检查。肾脏损伤的早期诊断中，应注意常合并严重腹部伤的伤情特点，避免漏诊和误诊，延误救治时机。

1. 症状与体征

（1）血尿

血尿为肾脏损伤的最常见和最重要症状，多为肉眼血尿，少数为镜下血尿。血尿的严重程度不能完全反映肾脏损伤程度。有时虽然血尿轻微却为严重肾损伤，如输尿管离断，血凝块阻塞输尿管、严重的肾盂破裂、肾蒂伤或处于休克无尿状态。要注意询问患者伤后排尿情况，必要时行导尿检查。

（2）疼痛

多数患者有伤侧腰部或上腹部疼痛，多为肾包膜内压力增高或血尿外渗的结果。严重者有腰肌紧张或强直，血尿伴血块可出现肾绞痛，合并腹腔脏器伤可有腹膜刺激征。

（3）腰部肿块

腰部肿块由于肾周血肿和（或）尿外渗引起。出血及尿外渗加重时，肿块可进行性增大。

（4）血压下降甚至休克

血压下降甚至休克为肾损伤及出血的严重表现，可为创伤性休克、出血性休克，合并感染时可为感染性休克引起。其发生及严重程度常取决于受伤程度、出血量及有无其他脏器合并伤。

（5）合并伤

合并伤以腹部脏器多见，以肝、脾损伤最常见，其次为消化道损伤，有时伴有骨骼及脑、胸部损伤。

2. 早期诊断

第一，有腰部外伤史，特别是肾区直接受到打击或撞击，发生腰部疼痛、肌肉紧张的患者，均应考虑肾脏损伤的可能性，应及时观察有无肉眼或显微镜下血尿。伤后有尿潴留者应导尿观察。若出现血尿，一般可确立肾脏损伤的诊断，但无血尿也不能除外肾外伤。

第二，如为开放伤，根据伤道的部位、深度、走行方向和血尿症状，肾脏损伤基本可以确立。肾脏损伤常合并胸腹其他脏器伤，应注意同时予以检出，避免漏诊。

第三，肾脏损伤后发生休克与否，与损伤程度、出血量的多少、患者的体质及是否并发其他内脏损伤有关；创伤后严重疼痛、感染等，也可以造成休克。如伤后立即出现休克或迅速转入严重休克，则表明有大出血和（或）合并其他内脏伤，应迅速处理，决不可盲目等待或观察，以致失去抢救时机。

第四，对于出现腰部肿块的患者，应密切观察肿块的发展情况。伤侧腰部或侧腹部出现肿块，往往肾脏损伤较重，肿块大小视出血量及尿外渗情况而异。若伤后肾区肿块不断增大，早期出现严重休克，血红蛋白值迅速下降，则提示有肾脏大血管损伤或肾碎裂伤，应果断手术处理。

3. 损伤程度和范围

在伤情允许的情况下，应进行必要的特殊检查，确定肾脏损伤的程度和范围，以制定合理的治疗措施。

（1）B 超检查

B 超检查可辨认肾结构的改变及异常体液的积聚，对肾裂伤、碎裂伤、肾周血肿、尿外渗及肾内血肿等均有肯定的诊断价值。肾脏损伤时常出现以下 B 超声像图：

第一，肾脏周围出现液性无回声区。

第二，伤肾影增大。

第三，肾包膜中断。

第四，肾实质回声不均。

第五，泌尿系统移位等。

B 超检查快速、简便、安全、无创伤；可做床旁检查及定期复查，能判明肾脏的损伤程度；器械轻便，操作简易，在野战条件下可作为肾损伤的首选检查。

（2）腹部平片

腹部平片对轻型肾脏损伤常无重要发现。但在中型及重型肾损伤，则可见伤侧肾影模糊不清、膈肌升高，肠襻阴影向对侧移位，腰大肌影不清晰，脊柱向伤侧弯曲及合并下位肋骨或腰椎横突骨折等征象。若为火器伤，还可了解有无金属异物及其部位；如腹部空腔器官有破裂，可见膈下游离气体。

（3）静脉肾盂造影

肾脏损伤时可提供下列诊断依据：

第一，功能及形态均正常，见于轻型肾损伤。

第二，显影浅淡或延迟显影，使肾脏损伤后功能受到暂时性抑制。

第三，造影剂外溢，见于肾深度裂伤，有肾盂或肾盏破裂。

第四，肾盂肾盏、输尿管内充盈缺损，多因肾深度裂伤，集尿系统内有血块积聚。

第五，伤肾不显影，除应考虑伤后肾功能受到严重抑制外，应结合临床表现，考虑有无肾碎裂伤、肾血管损伤、肾动脉栓塞的可能性。此外，静脉尿路造影尚能提供对侧肾脏功能形态及有无病变等情况。

施行静脉肾盂造影的适应证主要为：①腹部或腰部贯通伤。②肾脏闭合性损伤伴肉眼血尿。③肾脏闭合性损伤伴血尿及休克者。④收缩压低于12kPa（90mmHg）。如患者无休克或休克已经纠正，应尽快实施静脉肾盂造影检查。常规造影剂量常受到肾血流量减少及肾功能受损的影响，宜采用大剂量造影剂静脉肾盂造影。

（4）CT 检查

CT 检查是目前最能正确判断肾脏损伤程度的检查方法，准确性达到 98% 以上。CT 能准确地观察到不同程度的肾脏裂伤、肾内及肾周围的血肿，对肾挫伤也能做出准确判断；行增强扫描可显示双侧肾脏功能，并能同时发现腹腔其他脏器损伤，且省时、无创伤，尤适用于伤情严重者。有条件者应行此项检查。

（5）肾动脉造影或选择性肾动脉造影

操作较为复杂，有一定危险性，一般不列为常规检查。但肾动脉造影不仅可以明确肾损伤的范围和程度，还可行选择性肾动脉栓塞以达到治疗目的。

### （四）治疗

闭合性肾脏损伤治疗原则是以非手术治疗为主，最大限度地保留肾脏功能，减少并发症，必要时及时施行手术治疗；开放性肾脏损伤则应及时手术探查，处理肾脏损伤及合并伤。对肾裂伤的治疗虽有争议，但还是以非手术治疗为宜，必要时择期手术，以更好地保留肾脏功能。

1. 急救

急救是肾脏损伤救治的重要环节。若肾蒂伤或肾碎裂伤，特别是肾脏开放伤、火器伤，常合并腹内脏器伤，伤情复杂，休克及感染发生率高，处理不当将直接威胁伤员生命或影响肾脏功能。急救首先是抗休克处理，就诊时无论有无休克，均需迅速建立有效的输液通道，必要时做上腔静脉置管或大隐静脉切开，快速输血、输液，补充有效循环血量。在抗休克过程中，尽快判明肾损伤及其他脏器的情况，以便按轻重缓急正确处理。

2. 非手术治疗

第一，绝对卧床休息 2 周，注意监测生命体征、尿色、腰部肿块的变化，定期复查血红蛋白情况，同时明确是否存在合并伤。

第二，抗休克治疗，补充血容量，保持足够的尿量，维持水、电解质平衡。在感染性休克救治中，应注意血管活性物质的使用。去甲肾上腺素引起血管收缩的同时可降低肾脏和其他内脏的血流量，从而影响脏器功能，这一矛盾限制了去甲肾上腺素的使用。近年来研究表明，要保持足够的动脉压以维持器官灌注压，去甲肾上腺素等血管活性物质的使用是必要的。在感染性休克时，血管床舒张，去甲肾上腺素可以快速增加内脏血流量。临床研究表明，去甲肾上腺素可以增加肾血流量，提高肾小球滤过率，从而增加尿量，保护和促进肾功能恢复。

第三，应用止血药，预防性应用抗生素，可适当给予止痛药物。

第四，伤后血尿严重，动静脉瘘、小动脉瘤所致的持续性、延迟性、复发性血尿，也可用自体血凝块或吸收性明胶海绵行超选择性肾动脉分支栓塞术，达到止血目的。对血尿较重，肾脏损伤范围局限，血流动力学指标平稳，肾脏功能储备低下的患者，还可以行超选择性肾段或肾段以下动脉栓塞治疗。

在非手术治疗过程中，应严密观察血尿及病情变化，注意肾区是否出现肿块，及时发现继发性出血或继发性感染；定期进行 B 超检查及静脉尿路造影，以便确定是否需要外科处理。下床活动后仍应强调 2 ～ 3 个月内不参加剧烈活动。

目前一致认为，对轻型肾脏损伤（挫伤、浅度裂伤及包膜下血肿），均可在非手术治疗下治愈，少有并发症。对于中型肾脏损伤，肾实质深层裂伤但尚未延及泌尿系统者（有肾周围血肿，但肾盂肾盏尚未破裂，无尿外渗），采用非手术治疗或早期手术探查，尚有争论。主张早期手术者认为，这类患者在非手术治疗下常有继发性大出血及继发性感染，愈合后后遗症亦较多，一旦非手术治疗失败再行手术时，肾切除率很高；而早期手术修复破裂更能有效地保存肾脏，缩短治愈期限。主张先行非手术治疗者则认为，这类患者肾脏裂伤的组织血运并未被破坏，肾脏本身有完整的凝血功能，愈合力强，绝大多数均可在非手术治疗下治愈，而手术探查可能增加切肾率。据统计，这类患者采用非手术治疗有 5% ~ 10%的病例无效，故在非手术治疗期间，更应密切观察病情发展，以便对无效者及时改用手术治疗。

3. 手术治疗

闭合性肾脏损伤保守治疗中出现下列情形之一者应考虑手术治疗。

第一，经积极抗休克治疗无法纠正的失血性休克，主要见于肾脏碎裂伤、肾蒂伤等。

第二，腰部肿块增大，提示大量出血和（或）尿外渗，见于严重的肾脏碎裂及肾盂破裂。

第三，患者出现高热、腰痛加重等症状，提示有感染存在。

第四，可疑合并腹腔其他脏器的严重损伤。

第五，由于肾内动脉瘤、动静脉瘘所致肉眼持续性或复发性血尿，可行选择性肾动脉栓塞或手术治疗。

对于开放性肾脏损伤，原则上均应行手术探查，特别是火器伤、贯通伤及经腹前壁锐器刺入发生的肾损伤，均应手术治疗。因为这类损伤多伴有胸或腹部其他脏器伤，且感染的发生率较高。经背部刺伤肾脏者，若戳口较小，创缘整齐，经检查又未发现明显尿外渗及泌尿系统损伤，则可在密切观察下行非手术治疗。

切口的选择，术前确诊无腹腔脏器损伤，对侧肾脏完好，手术目的仅单纯处理伤肾或只切开引流者，可经腰切口，否则以经腹切口为宜。严重肾出血者，取腹正中切口或旁正中切口，首先处理伤肾；反之，则先处理腹腔内其他脏器损伤。处理肾脏时，在未切开肾周筋膜前，应先显露肠系膜根部及后腹膜，沿肠系膜下动脉之上方腹主动脉旁切开后腹膜，控制伤肾的肾动脉。制止出血后，打开肾周筋膜，清除肾周血肿及尿外渗、骨折片及已游离的无生机组织，然后仔细检查伤肾，决定伤肾的手术方式。无论施行何种手术，术毕均应引流肾周及肾窝，使尿外渗及残存积血得以排出，减少感染的机会。一般用烟卷引流，2 ~ 3 天即可达到效果。依据肾脏损伤的程度及范围，可分别选用以下手术方式。

（1）肾脏裂伤修补术

肾脏裂伤修补术适用于肾脏裂伤范围比较局限，整个肾脏血运无障碍者，如创缘整齐可直接对拢缝合，不整齐的创缘应稍行修剪。肾实质的出血点应用细丝线缝扎止血，用可吸收性缝线严密缝合肾盂或肾盏裂口，再缝合肾实质及肾包膜。肾实质对拢缝合有困难者，不可勉强拉拢，以免撕裂肾脏，用可吸收性明胶海绵、带蒂大网膜、肌瓣或肾周脂肪充填后再缝合，其上可用腹膜覆盖固定。根据情况决定是否行暂时性肾或肾盂造瘘引流。

（2）肾脏套包术

肾脏套包术适用于肾脏有多数裂伤，修补有困难，但整个肾脏血运尚正常者，或双侧肾脏同时受伤无法修补而又需保存者，或孤立肾的挫裂伤等。应用自体带蒂大网膜包裹肾脏最好，既有止血作用，又不会产生瘢痕挛缩造成肾缺血。亦可用羊膜或可吸收性缝线编结成网套套包肾脏。

（3）肾脏部分切除术

适用于损伤限于肾的上极或下极又无法修补者。部分切除后，肾断面应用肾包膜或游离腹膜覆盖，以促进其愈合，预防切面继发性出血。

（4）肾血管修补或肾血管重建术

如有肾蒂血管撕裂、断裂、内膜损伤，血栓形成等情况，可酌情修补血管，血管重建，或行肾自体移植术。

（5）肾脏切除术

应严格掌握手术指征，有下列情况者可考虑行伤肾切除术。

第一，肾脏严重碎裂伤，确实无法修补者。

第二，严重肾血管损伤，无法修补或重建者。

第三，肾内血管已有广泛血栓形成，肾血运障碍无法恢复者。

第四，肾脏损伤后感染、坏死及继发性大出血者。

第五，枪伤等高速投射物所致肾损伤，因伤肾失活组织多，后期很容易发生感染、坏死，若对侧肾脏完好，实行肾切除术。

（6）单纯肾周引流术

仅适用于以下 2 类情况。

第一，肾脏广泛裂伤，又处于战时设备及血源不足情况之下，无法施行较复杂手术者，则在肾脏大出血缝扎后，以长纱布条填塞肾脏伤口止血，待出血停止后逐渐松动拔出，具有引流作用，待患者度过危险期后，对伤肾做进一步处理。

第二，肾脏损伤并有尿外渗，伤口污染严重或已并发感染者。手术方法是用一块宽大的凡士林纱布铺在肾脏表面，再于伤口内填塞长纱布条，以达到压迫止血及伤口引流的目的。引流时间至少在 5 ～ 7 天以上，然后逐日松动拔出。

## 二、输尿管损伤

输尿管损伤的发生率较低，但早期诊断也较困难。这是因为：

第一，输尿管细长而柔软，有一定的活动性，且深居腹膜后，受到周围组织和器官的良好保护，外伤暴力一般很难造成输尿管损伤。

第二，输尿管损伤常合并多脏器伤，伤后常缺乏输尿管损伤的特殊临床表现，而被其他严重腹部脏器伤的症状所遮盖。

第三，平时输尿管损伤多见于医源性损伤，如盆腔手术、输尿管镜操作等。输尿管损伤的后果极为严重，诊断治疗不及时，轻者可毁损伤侧肾脏，重者可危及生命。早期诊断，及时治疗，对挽救肾脏、减少并发症和降低死亡率都有重要意义，各级医院均应努力提高输尿管损伤的早期诊断率。

### （一）致伤原因

输尿管损伤多为外暴力致伤，可分为开放性损伤及闭合性损伤两类。前者多见于火器伤或锐器刺戳伤，后者多为输尿管受巨大暴力撞压于脊柱横突所致直接压伤，或腰部突然过度伸展致输尿管撕裂或断裂。两者均多伴有其他腹腔脏器损伤，特别是开放性损伤。据统计，合并伤中以小肠伤最多见，次为结肠伤，亦可合并肝、脾、胰及肾脏损伤和腹部血管伤。平时，输尿管及其邻近脏器手术操作不当造成的医源性输尿管损伤亦不少见，如输尿管腔内手术造成输尿管穿孔，腹部或盆腔手术中误扎、误切输尿管等。

### （二）病理

输尿管损伤约 2/3 发生于腰段，1/3 发生于盆段。依据损伤程度可分为挫伤、破裂、断裂和缺损。输尿管破裂或断裂后，尿外渗于周围组织内，发生蜂窝织炎，继而感染、坏死、化脓。尿液进入腹腔引起弥漫性腹膜炎，严重者可发生脓毒血症。晚期可形成输尿管瘘或输尿管假性囊肿。伤后狭窄或闭锁，引起上段输尿管及肾积水，继发感染后造成脓肿，最终导致肾衰竭。

### （三）诊断依据

1. 症状和体征

（1）尿瘘或尿外渗

可早期出现伤口漏尿、腹腔积尿、阴道漏尿及腰部包块；也可损伤后 2 ~ 3 周出现输尿管阴道瘘等。

（2）感染症状

尿液外渗可继发感染，引起体温升高、腰痛，尿液进入腹腔，可出现急性腹膜炎。

（3）无尿

常常是由于双侧输尿管同时损伤。

（4）梗阻症状

受伤后炎症、水肿、粘连导致输尿管狭窄，引起伤侧输尿管梗阻，表现为患侧腰部胀痛，久则发生肾积水并影响伤侧肾脏功能。

（5）血尿

较为少见，且血尿轻微，多为镜下血尿。

2. 早期诊断

提高早期诊断率：①要提高对输尿管损伤的警惕性。②要及时应用有关影像学检查手段。有以下情况者，应疑有输尿管损伤，并及时进行静脉尿路造影、B 超检查、同位素肾图检查或膀胱镜逆行尿路造影检查，以便确立诊断。

第一，开放伤根据弹道或刺戳伤方向，有可能伤及输尿管者。

第二，伤口漏尿或侧腰腹部、髂腹部有逐渐增大的肿块者。

第三，腹部创伤后有腹膜刺激症状，腹部转移性浊音阳性，腹腔穿刺抽出血性尿液者（注意送检尿素含量）。以上是术前诊断输尿管损伤的关键性方法。

对腹部外伤手术探查时，发现腹腔内有血性尿液积聚于手术野或盆底部，或见有液体不断由某处溢出，或沿输尿管有囊性肿块，应彻底探查尿路。可从静脉注入靛胭脂 40 毫克，数分钟之内若见伤口某处有蓝色尿液溢出，可判断为输尿管创伤及其部位。当疑有输尿管损伤时，亦可切开后腹膜，显露输尿管探查证实。如有必要，可切开膀胱（低位手术切口），或切开肾盂（高位切口），或直接在手术野范围内切开输尿管，插管后注入亚甲蓝寻找输尿管损伤部位，并可注入造影剂做术中造影。

3. 未获早期诊断的患者

如出现下列现象时仍应抓紧时间确诊。

第一，开放性损伤伤口持续漏尿者。

第二，伤后早期出现同侧肾区发胀，疼痛，并逐日加重，可触及同侧肾脏，或髂腰部出现浸润性肿胀或包块，或同时有寒战、高热等感染症状者。

确诊的方法主要依靠泌尿系检查，B 超为首选方法，可见伤侧肾盂扩张，沿扩张的肾盂输尿管向下探查，可确定输尿管损伤的部位；静脉尿路造影可见伤侧尿路积水，肾功能减退或不显影；膀胱镜逆行尿路造影，输尿管插管在损伤部位受阻，造影剂停滞于损伤部位之下或造影剂外溢；放射性同位素肾图检查，显示伤侧尿路急性梗阻。

## （四）治疗

治疗目的为恢复正常排尿通路，保护患侧肾脏功能。

1. 急救

单纯输尿管损伤一般并不构成对生命的威胁。如合并其他脏器损伤的输尿管损伤，则应首先处理其他脏器伤，纠正休克、脱水、失血等，并应用抗生素预防感染。

2. 一期修复

伤后 24 小时内确诊的输尿管损伤，应尽可能完成一期修复，以恢复正常的排尿通路和保护肾脏。但必须是在先处理头、胸、腹腔脏器损伤之后，患者情况允许时处理输尿管损伤，否则，仍以行暂时性肾盂或输尿管造瘘术为安全。一期修复包括清创、恢复输尿管的连续性，输尿管支架的应用和彻底引流尿外渗。

输尿管破裂者，可行破裂修补术。将破裂口稍行修剪，先在输尿管内置入双 J 形导管。双 J 形导管的一端置入肾盂内，另一端置入膀胱内，再用 4-0 或 5-0 可吸收缝线横向缝合破裂口，在其旁放置烟卷引流。双 J 形导管留置 7 ～ 10 天后经膀胱镜取出。

输尿管断裂者，若断裂位于输尿管中上段，在将输尿管两断端挫去部分，修剪后行断端吻合术。两端端应修剪成斜形或半鱼嘴形吻合，以避免吻合口狭窄。注意保持吻合口无张力，必要时可将肾脏向下游离，使吻合口松弛。输尿管内仍应置支架管，需用 4-0 或 5-0 可吸收缝线全层严密吻合，防止吻合口渗水。输尿管下端断裂者，做端—端吻合术有困难，可行输尿管膀胱吻合术。

3. 延期修复

伤后超过 24 小时的输尿管损伤，因局部组织水肿，广泛尿外渗或伤口污染，一期修复有困难，易导致手术失败，应先行暂时性肾盂或肾造瘘术，等待 2 ~ 3 个月，待局部炎症消退，瘢痕软化后再行手术修复。

第一，输尿管中、上段损伤，局部瘢痕切除后，两断端能拉拢，张力不大者，行端—端吻合术。

第二，输尿管下端（段）损伤，缺损范围不长者，行输尿管膀胱吻合术；缺损范围过长，在 10 厘米以内者，可行输尿管膀胱壁瓣吻合术。

第三，输尿管中段或下段外伤缺损范围大，既不能行端—端吻合术，也不能行输尿管膀胱壁瓣吻合术者，可行代输尿管手术（带系膜回肠或阑尾、大隐静脉或人工材料），或上尿路改道，即把患侧输尿管和健侧输尿管行端侧吻合术。上述手术困难者，可行自体肾移植术。

4. 肾切除术

对受伤时间已久，伤侧肾脏已有严重积水、感染，或肾功能已经丧失、无望恢复者，在查明对侧肾功能正常后，可行肾切除术。

# 第三节 泌尿外科手术并发症

## 一、肾脏手术并发症

### （一）大血管损伤

肾脏手术或腹膜后淋巴结清扫时致大血管损伤是一种严重的并发症，除了肾脏的动脉和静脉外，还包括下腔静脉及腹主动脉的损伤，手术中如果不能及时发现或治疗不当可导致生命危险及其他严重后果。

1. 肾脏动脉和静脉损伤的治疗

（1）发病原因：多发生于巨大肾脏肿瘤、脓肾、肾血管手术操作中损伤，也可发生于肾脏部分切除手术中。

（2）治疗措施：需要肾脏切除的肾动脉和静脉的损伤，只要及时压迫止血，用血管钳夹、结扎即可。肾部分切除时，损伤肾动脉和肾静脉，要立即压迫止血，解剖血管破裂的上下两端，用无损伤血管钳钳夹两端，然后尽快用血管缝线修补破裂口，修补后随即开放血管钳，观察肾脏血液循环情况是否正常。如果损伤严重难以修补，可考虑切除肾脏后行自体肾移植，尽量不要采用彻底的肾脏切除术。

2. 下腔静脉损伤

（1）发病原因：常见于肾脏肿瘤、脓肾，行肾切除以及腹膜后淋巴结清扫手术中，由于手术解剖不清楚，没能很好地暴露肾静脉和下腔静脉，过度牵拉肾蒂血管而导致下腔静脉部分缺损或切下一小段下腔静脉。

（2）治疗措施：发现下腔静脉损伤后，要立即压迫止血，保持呼吸道通畅，持续吸氧，如果术中是硬脊膜外麻醉，应立即改为气管插管、全身麻醉，有利于控制呼吸和氧气的补给；保持静脉通道通畅，并建立两条以上较粗的上肢或颈部静脉通道，快速输入液体；立刻配同型血 3000 毫升以上；留置导尿管，观察尿量；严密监测生命体征，及时相应治疗，并立即着手手术治疗。

①在暴露下腔静脉的同时，可经股动脉放置导管暂时控制出血量。方法是于腹股沟做一小切口，显露股动脉，将Fogarty管向主动脉方向插入，直至横膈的主动脉裂孔位置，注入生理盐水充胀气囊，如果不能扪及股动脉搏动即表示动脉远端血流阻断成功。此举能迅速控制肾脏以下动脉损伤的出血，还可使腹腔静脉损伤后的出血量相对减少50%～70%，同时能保证脑和冠状动脉的循环血量。切记阻断时间不要超过20分钟，以免发生急性左心衰竭、肾衰竭、休克，甚至截瘫。

②立即扩大原来的手术切口，以便良好暴露损伤的下腔静脉。将损伤的下腔静脉的近心端及远心端充分游离，确定损伤的情况。下腔静脉破裂伤口较小的，可用Satinky钳夹住裂口即可；严重裂伤或全断裂者，则应在损伤的两端各置一把Satinky钳夹住控制出血。

③治疗损伤血管。结扎血管：下腔静脉损伤后，结扎血管是不得已的方法，只有在出血量太大、休克时间较长而且属于肾下型下腔静脉破裂者，才可以考虑结扎血管。因为下腔静脉可以通过腰静脉、奇静脉、半奇静脉、肋间静脉、肠系膜下静脉、椎静脉、躯干浅表静脉等的侧支循环回流至肾以上水平的下腔静脉，但结扎后仍可导致下肢水肿、瘀滞性皮炎、皮肤溃疡，甚至个别病例可发生死亡，所以下腔静脉损伤后应尽量修复血管。修复血管：下腔静脉破裂伤口较小的，可用Satinky钳夹住裂口，用5-0聚丙烯缝线连续缝合；如果前后壁都有裂口，由于下腔静脉难以游离，翻转下腔静脉需要结扎多个腰静脉，所以应经前壁裂口外翻缝合修复后壁裂口，然后再缝合前壁裂口；横断损伤而且没有缺损的下腔静脉，可先充分游离上下两端，用Satinky钳钳夹两断端，在无张力下用端端吻合方法修复；静脉壁缺损时，可用补片移植修复，补片最好是自体静脉，一般选用大隐静脉或颈外静脉；如果静脉缺损一段，可选用一段自体静脉或人工血管替代。自体静脉是最好的血管替代物，有完整的内皮细胞，可减少血栓形成的机会。

④血管修复后，要应用抗血小板凝集药物如苯基保泰松、双嘧达莫、布洛芬等，通过干扰前列腺素合成，达到抑制血小板凝集的作用；还可以用右旋糖酐、阿司匹林、双香豆素、肝素等减少血小板凝集。肝素要慎用，因其可以导致创面及吻合口的出血。

3. 腹主动脉损伤

（1）发病原因：肾脏手术时发生腹主动脉损伤的概率很小，发病原因和下腔静脉损伤相同，如果不能迅速控制出血，很快发生休克而死亡。腹主动脉损伤多属于线性的裂伤。

（2）治疗措施：发现腹主动脉损伤后，不要盲目钳夹以免加重原有损伤裂口，要立即用手或纱布压迫止血，同时和下腔静脉损伤一样，立刻改麻醉方式为气管插管、全身麻醉，建立两条以上的粗静脉通道，快速输入液体，配足量同型血，留置导尿管，快速着手治疗血管损伤。如果出血轻微，可用无创伤Satinky钳夹住部分动脉壁，即可用聚丙烯缝线缝合修补；如果出血量较大，在压迫止血后，和下腔静脉损伤一样，立刻暴露一侧的股动脉，穿刺插入Fogarty管快速完全控制出血。经股动脉放置导管暂时控制出血的措施对于腹主动脉损伤尤为重要。控制出血后，即刻用3-0到5-0聚丙烯无创伤血管缝线连续缝合修补，如果裂口较大，可用涤纶布片修补。修复完毕后拔出Fogarty管。腹主动脉损伤修复后，不需用抗血小板凝集药物。

### （二）十二指肠损伤

1. 发病原因

十二指肠的降段主要位于腹膜后而且较为固定，后面与右侧肾脏比邻。如果右肾与其粘连紧密，在手术分离过程中，有可能损伤十二指肠。

2. 损伤类型

（1）开放性损伤：术中发生十二指肠裂伤，损伤后即可见有黄绿色液体自破裂口溢出，诊断可以确定。

（2）闭合性损伤：手术中钳夹十二指肠壁而且结扎，术中不易觉察，术后由于被结扎的肠壁缺血坏死而发生穿孔。患者可出现恶心、呕吐、右上腹部或背部疼痛，疼痛逐渐加重。右上腹可有压痛，右侧背部可有叩痛，可出现腹胀、肠鸣音减弱或消失，肾区引流物出现十二指肠液即可明确诊断。高度怀疑十二指肠破裂时，可口服泛影葡胺做X线检查明确诊断。

3. 治疗措施

（1）开放性损伤：一旦发现，立即置入胃管胃肠减压，改气管内插管、全身麻醉，扩大手术切口，切开侧腹膜充分暴露十二指肠。如果破裂口不大，可以单纯修补。修补前将胃管插至十二指肠减压，因为十二指肠为边缘血管供应，缝合后可能发生肠壁坏死，十二指肠充分减压后可减少坏死发生。同时应行空肠造瘘以便术后营养支持，也可经空肠再放置一引流管至十二指肠破裂口处减压。为了保证修补后的愈合，可以提高一段空肠至十二指肠，将其浆膜面覆盖于裂口。

如果十二指肠破裂口较大，可以用带蒂空肠片修补。方法是将近十二指肠处游离一段带血管蒂的空肠，于肠系膜侧剖开后直接缝合于十二指肠裂口。修补成功后十二指肠旁一定要放置引流管。

（2）闭合性损伤：已经确诊也应立即手术治疗，手术方法同上。如果没能及时诊断十二指肠损伤和发生肠瘘，应及时多孔引流，予以胃肠减压、禁食、静脉高营养、纠正水电解质酸碱平衡紊乱、抗感染等治疗。

（3）十二指肠修补后：要持续胃肠减压，保证营养支持，应用抗生素预防或控制感染，注意维持水电解质酸碱平衡。

## 二、肾动脉栓塞术后并发症

肾动脉栓塞术是在肾动脉造影的基础上选择性插管，经导管注入栓塞剂，达到止血，阻止肿瘤供血，缓解疼痛和改善全身症状的目的。肾动脉栓塞术作为治疗肾脏恶性肿瘤的主要辅助措施，临床疗效已经确定。完全的肾动脉栓塞的效果相当于术前结扎肾动静脉，栓塞肾动脉可使术中出血明显减少；肾动脉栓塞后肾肿瘤可明显缩小，肾周围包膜水肿减轻，使得手术操作相对容易，可缩短手术时间，明显提高手术成功率和治愈率。肾动脉栓塞可使术中肿瘤细胞向外扩散的机会减少，化疗药物的灌注可在术前局部杀伤癌细胞。

### （一）肾动脉栓塞并发症

肾动脉栓塞术并发症较少，主要有栓塞后综合征、血管损伤、栓塞物反流、发热、穿刺部位感染等。

第一，栓塞综合征，肾动脉栓塞后患者可出现肾区疼痛、发热、恶心、呕吐、腹胀等，一般不需要特殊治疗，1 周后症状会逐渐消失，症状较重时可给予对症治疗。

第二，血管损伤，穿刺可引起穿刺部位血肿和股动脉、肾动脉等大血管损伤。穿刺部位血肿出现后，可适当延长伤口加压包扎时间；考虑出现血管损伤时，要严密观察患者血压变化及尿量变化，静脉应用止血药物。

第三，栓塞物反流肾动脉，注入栓塞剂后由于操作不当可出现栓塞物反流，主要可能导致下肢栓塞，甚至引起下肢干性坏疽。术后要严密观察足背动脉搏动情况，观察下肢是否有疼痛出现。一旦发现下肢栓塞应及时治疗。

第四，发热，栓塞后由于肿瘤组织坏死吸收以及穿刺部位感染，可引起发热，甚至出现高热，应及时给予物理降温；体温较高时给予抗生素治疗。

### （二）预防措施

肾动脉栓塞后要严密观察患者生命体征，观察患者腹部体征，观察患者尿量和尿色变化。穿刺部位局部加压包扎 24 小时，密切观察肢端血液循环、运动和感觉，及时调节压力，以扪及足动脉搏动为度，防止下肢缺血。栓塞后出现发热，多由于肾组织缺血、坏死物质吸收所致，体温较高者应给予抗生素治疗，并给予物理降温等治疗。经股动脉介入治疗的患者由于术后患肢制动、卧床时间较长，可出现排尿困难，应尽量让患者及早下床活动，自行排尿。

## 三、输尿管术后并发症

输尿管手术常见急症及术后急性并发症主要是医源性输尿管损伤，多见于盆腔手术、腹部手术。其中以妇科手术最多见，可占 78% ~ 82%。泌尿外科的手术操作致输尿管损伤也时有发生。近年来，腔内泌尿外科手术的普及使得输尿管损伤的概率有所增加。

### （一）发病原因和损伤类型

1. 发病原因

开放手术导致输尿管损伤的主要原因是病变与输尿管粘连紧密、多次手术致解剖关系紊乱、术中操作粗暴、术中遇有大出血等意外时治疗不当、术者对输尿管周围的解剖关系不熟悉等。

2. 损伤类型

开放手术致输尿管损伤的类型，部分或全部缝扎输尿管、切断输尿管、输尿管撕裂、输尿管扭曲等。损伤多发生于输尿管下段。

### （二）临床表现

手术中发现输尿管损伤的表现有：手术野有多量液体，有时可以发现扩张的输尿管近端。手术后输尿管损伤的表现有：腰部疼痛、发热、腰部肿块、尿瘘等。尿瘘可以有输尿管腹壁瘘、输尿管子宫瘘、输尿管阴道瘘、输尿管腹膜后间隙瘘、输尿管回肠瘘以及输尿管直肠瘘等。双侧输尿管全部缝扎可出现无尿、腰部疼痛，继而出现急性梗阻性肾衰竭。

### （三）诊断

凡是腹腔、盆腔手术后患者出现无尿、尿瘘、腰部疼痛、腹部疼痛、发热等症状时，都应考虑到输尿管损伤的可能，一定要引起重视并进一步检查。

1. B 超检查

输尿管损伤后可出现肾积水，上段输尿管扩张以及输尿管下段显示不清，盆腔或腹膜后积液等，而且逐渐加重。

2. 静脉尿路造影检查

可发现肾积水及对比剂溢出输尿管外。如果输尿管完全梗阻则患侧肾脏不显影或显影不清。

3. 经尿道膀胱镜逆行输尿管插管术

为了进一步明确诊断，可经尿道膀胱镜输尿管逆行插管造影检查，插管时可有梗阻感或插管受阻，造影剂外溢。

4. 肾穿刺造影检查

如果输尿管插管术失败或显示不清，可行肾穿刺造影检查。肾穿刺造影常能明确输尿管损伤的具体部位，而且肾穿刺引流尿液可以暂时保护肾功能。

5. MRI 检查

患者体质难以耐受输尿管插管造影检查和肾穿刺造影检查时，可行 MRI 肾盂输尿管成像检查，可以提示输尿管梗阻部位及漏尿情况。

6. CT 检查

盆腔 CT 检查可以发现由于尿瘘导致的盆腔或腹膜后积液，或形成的脓肿，或包裹性积液等。

7. 膀胱灌注亚甲蓝试验

出现阴道漏尿，为了明确是输尿管阴道瘘还是膀胱阴道瘘，可以向膀胱灌注亚甲蓝相鉴别。

### （四）治疗

手术中发现输尿管损伤，应根据损伤类型采取相应治疗。部分输尿管缝扎，输尿管裂伤可拆除缝线，用 5-0 可吸收缝线修补输尿管裂口或针孔，注意不要造成输尿管狭窄。完全输尿管缝扎一经发现要立即拆除缝线，如果有输尿管破裂要同上法修补。修补难以完成可以采用输尿管端端吻合方法。由于输尿管完全缝扎后解剖关系紊乱，难以恢复输尿管的完整性，还可以采用输尿管膀胱再植术。

输尿管修复或吻合，或输尿管膀胱再植术后，可以留置双 J 形管以减少术后输尿管狭窄的发生。

手术后发现输尿管损伤，48 小时以内发现的病例，可以立即手术一期修复治疗，具体方法同上。48 小时以后发现的病例，可根据患者的体质、是否出现感染等，决定是否一起手术治疗。输尿管损伤时间较长时，完全输尿管梗阻暂时肾穿刺造瘘引流；不完全输尿管梗阻可以放置双 J 形管引流；已经发生感染的病例可以先行局部引流，然后二期手术治疗。双侧输尿管完全梗阻，出现肾衰竭时，应在积极血液透析的同时争取时间手术治疗。

# 第六章　运动系统急危重症

## 第一节　脊柱与骨盆骨折

### 一、脊柱骨折

#### （一）应用解剖

脊柱由 24 个活动的脊椎骨以及固定的骶骨和尾骨所组成。从第二、第三颈椎间开始，直至第五腰椎与第一骶椎间都有一个椎间盘。脊柱周围有许多大小不一、长短不等的肌肉及韧带。脊柱有保护脊髓及胸、腹腔脏器，减缓震荡的功能，还可做前屈、后伸、左右侧屈及旋转等活动。

不同部位脊椎关节突的方向不同，决定了其活动范围也不相同。正常脊柱在额状面无曲度，在矢状面有生理曲度。胸段脊柱及骶骨凸向后方，出生后即存在，为原发曲度；颈段及腰段凸向前方，在幼儿抬头及直立时逐渐形成，为继发曲度。脊柱周围有很多肌肉，可启动和控制脊柱的运动，增强脊柱的稳定性和承受作用于躯干的外力。除肌肉之外，椎骨之间尚有韧带连接，包括前纵韧带和椎体后纵韧带、黄韧带、棘间韧带及棘上韧带等。脊柱周围各韧带的功能为：

第一，连结椎骨。

第二，作为肌肉的后备力量，维持肌肉静态位置。

第三，控制并防止各方向的过度运动。

胎儿 1 ～ 3 个月脊髓与椎骨长度一致。自胚胎第 4 个月起，脊髓与椎骨的生长不一致，椎骨生长速度快而脊髓生长慢，终使脊髓的节段和椎骨的平面不相符。新生儿脊髓的下端平对第三腰椎；至成人则平对第一腰椎下缘，第二腰椎以下无脊髓，仅有脊髓发出的马尾神经。

### （二）脊柱生物力学

脊柱是一种复杂的机械结构，其中椎体构成杠杆；椎间盘和关节突构成运动轴；韧带构成限制性结构；肌肉构成动力。了解脊柱的生物力学对全面分析和正确处理脊柱问题十分重要。

每两个相邻的椎体及连接于其间的组织构成一个脊柱功能单位，包括椎间盘、椎间关节及韧带，但不包括肌肉，胸椎尚包括两侧的肋骨头和韧带。Holdsworth首先提出脊柱的两柱理论，由椎体和椎间盘形成的承重柱和由后侧附件及韧带结构形成的抗张力柱，即脊柱由前柱和后柱组成。前后柱任何一柱的破坏都可能导致脊柱的不稳定。Denis 的三柱理论在区分脊柱稳定方面取得了明显的进步。Denis 的三柱分类系统包括前柱（前纵韧带和椎体、纤维环的前 1/2），中柱（椎体、纤维环的后 1/2 和后纵韧带），后柱包括骨性结构（棘突、椎板、关节突和椎弓根）以及连接的韧带结构（棘上韧带、棘间韧带、黄韧带和关节囊）。三柱理论强调中柱对维持脊柱稳定性的作用，但也有研究认为，后柱对脊柱的稳定性起关键作用。Denis 提议，当两柱或以上的结构损伤时应当考虑脊柱不稳定的存在。

### （三）病因病机

目前，在我国造成脊椎骨折的主要原因依次为坠落伤、摔伤、挤压砸伤及交通事故伤。脊柱骨折多由间接暴力引起，如果将作用于脊柱的暴力分为垂直暴力和水平暴力，则垂直暴力是引起脊柱骨折的主要因素。分析受伤机制要根据患者的受伤史及 X 线摄片。造成脊柱损伤的力量主要有屈曲、过伸、轴向负荷椎体内部切应力及侧方弯力，其中 80%的病例是屈曲力及轴向挤压力，屈曲及来自轴向压力的瞬间，分别形成压缩骨折和部分的暴力骨折。屈曲压缩、垂直压缩、侧方压缩等力量，易产生单纯的胸腰椎骨折。胸腰椎段遇到旋转屈曲分离、平移等暴力，易引起爆裂骨折及脱位等。

### （四）脊柱骨折的分类

一个很好的分类系统不仅要考虑损伤的自然机制，还要考虑对预后的指导意义。其应该可以清楚地描述损伤，还能对治疗决定做出指导。分类系统应当易于记忆，而且对于以后研究能够提供交流的平台。分类亦应能够告知损伤的严重程度并能够告知预后。

Denis 通过对 412 例胸椎和腰椎骨折的病例进行分析，他将这些骨折分为小骨折和大骨折。小骨折包括单独的关节突骨折、横突骨折、棘突骨折和关节突间骨折。四类大骨折包括压缩骨折、爆裂骨折、旋转屈曲分离骨折和骨折脱位。

目前，最为全面的分类系统是 AO 的分类系统，这是多中心统计分析 1400 例患者的 X 线平片和 CT 总结出来的。根据主要的损伤机制将骨折分为三型，每一类型又分为三个亚型，每一亚型再分为三个次亚型及进一步的分级。在此分类中，损伤的等级是根据损伤的严重程度从上往下排列的，即损伤的严重程度从 A 到 C 逐渐加重，同样在各亚型及次亚型中也是如此。进一步的亚型主要用以区分骨折的位置、形态以及区分骨、韧带损伤和移位的方向。

1. A 型损伤特点

是椎体骨折，后柱基本没有损伤。这类损伤由轴向压缩力引起，伴有或不伴有屈曲外力，仅累及椎体，椎体高度丢失，但后方韧带结构完整，不出现矢状面损伤。

2. B 型损伤特点

是单一或两个柱的横贯伤。屈曲牵张外力导致后方的结构损伤及延伸（B 及 B2 型），过伸伴或不伴有前后的剪切力导致前方结构的破坏及延伸（B3 型）。

在 B 及 B2 型损伤，前方的损害可能是颈椎间盘或 A 型椎体骨折。因此，A 型骨折存在于这两个亚型的骨折中。为了准确定义不同类型的损伤，必须对这些骨折的描述有所区别。更严重的 B 及 B2 型损伤，可以累及骶棘肌或者肌肉及其筋膜，因此，后方的损伤可以扩大到软组织。

矢状面方向的横向脱位也可能发生，即使在影像学上没有被发现，也应警惕横向脱位的潜在可能性。不稳定的程度可以从不完全到完全，神经损伤的发生率明显高于 A 型损伤。

3. C 型损伤的特点

在多种损伤形式以外，有三种具有相同损伤形式的骨折。

第一，A 型骨折伴有旋转。

第二，B 型骨折伴有旋转。

第三，旋转剪切伤。除少许病例外，旋转损伤表示有严重的胸椎和腰椎损伤，并且神经损伤的发生率最高。神经损伤是由于椎管的骨块或椎体间脱位造成。

### （五）脊柱骨折的诊断步骤

详细了解受伤过程，仔细全面的体格检查是确定脊柱损伤部位和脊髓损伤程度的基础，辅以必要的影像检查可以明确诊断并为治疗提供参考依据。

1. 体格检查

首先观察气道有无阻塞，呼吸、循环功能是否正常，有异常表现时优先处理。由于患者常处于神志不清状态或精神高度紧张状态，不能很好配合，因此查体要按一定程序全面进行，包括颅脑、颌面部、颈部、胸腹部、会阴区、脊柱和四肢。发现危及生命的脏器和血管损伤要优先处理。脊柱检查要按望、触、动、量的顺序进行，神经学检查要按感觉、运动、反射和病理反射的顺序进行，详细记录并反复检查对比。对于脊柱损伤患者的检查，要观察整个脊柱有无畸形、皮下瘀血及皮肤擦伤，观察呼吸周期中胸腹部活动情况，吸气时胸廓活动正常提示肋间肌神经支配未受损，观察头部受伤部位可提示颈椎外伤情况。触摸棘突有无台阶或分离。对四肢的感觉运动及反射功能检查，特别要注意骶段脊髓的功能检查，包括肛门周围皮肤感觉、肛门括约肌自主收缩功能、肛门反射和球海绵体反射。

2. 相关科室会诊

通过上述一系列检查，一般可以对脊柱损伤做出诊断。但合并其他部位的损伤时，还要通过相关科室会诊，进行必要的检查，最后对患者做出全面诊断。

### （六）治疗原则

治疗原则包括急救和脊柱损伤部位的处理。

1. 急救处理

急救处理遵循 ABC 抢救原则，即维持呼吸道通畅，恢复通气，确保有效的气体交换，维持血液循环稳定。要区别神经源性休克和失血引起的低血容量性休克而出现的低血压；低血压合并脉速慢时，多由脊髓损伤引起的迷走神经兴奋所诱发脊髓进一步缺血。怀疑脊柱损伤患者移动时，用硬板搬运，颈椎用支具固定，要用滚板或设法使躯干各部位保持在同一平面，避免扭曲和头尾端牵拉。

2. 脊柱损伤部位的处理原则

脊柱损伤程度轻，不存在临床不稳定，不合并脊髓和神经根损伤患者，可采取保守治疗的方法，包括卧床休息、体位矫正和使用支具。脊柱损伤程度重，存在临床不稳定，合并脊髓和马尾神经和神经根损伤，一般要采取手术治疗。

3. 中医中药治疗

（1）早期

治宜活血行气导滞。局部肿胀、剧烈疼痛、胃纳不佳、大便秘结、舌苔薄白、脉弦紧，证属气滞血瘀，治宜行气活血，消肿止痛。多用复元活血汤、膈下逐瘀汤，外敷消瘀膏或消肿散。兼有少腹胀满、小便不利者，证属瘀血阻滞、膀胱气化失调，治宜活血祛瘀，行气利水，用膈下逐瘀汤合五苓散。若局部持续疼痛、腹满胀痛、大便秘结、苔黄厚腻、脉弦有力，证属血瘀气滞，腑气不通，治宜攻下逐瘀，方用桃核承气汤或大成汤加减。

（2）中期

治宜续筋接骨。肿痛虽消而未尽，仍活动受限，舌暗红、苔薄白、脉弦缓，证属瘀血未尽、筋骨未复，治宜活血和营，接骨续筋，方用接骨紫金丹。

（3）后期

补益肝肾，强筋壮骨。腰酸腿软、四肢无力、活动后局部隐隐作痛、舌淡苔白、脉虚细，证属肝肾不足、气血两虚，治宜补益肝肾、调养气血，方用六味地黄汤、八珍汤或壮腰健肾汤加减，外贴万应宝珍膏或狗皮膏。

## 二、骨盆骨折

### （一）病因病机

骨盆骨折多由强大外力直接暴力作用所致，如高处坠落伤，重物土石压砸伤和交通事故，地震土方塌方，矿井塌陷，枪弹、弹片火器伤等。根据致伤暴力作用方向和部位不同可分为 5 种类型。

1. 侧方挤压暴力或内旋暴力损伤

侧方压缩型外力作用于骨盆侧面，使伤侧骨盆向中线旋转，造成单侧或双侧耻骨支骨折，或耻骨联合交错重叠，髂骨翼骨折内旋移位，或骶髂后韧带断裂、而骶髂前韧带保持完整，出现骶髂关节旋转性半脱位。也可发生骶髂后韧带附着处的髂骨后半部骨折，该骨折块留在原位，称为半月形骨折。侧方压缩型损伤的特点是骶髂后韧带断裂，而骶髂前韧带完整，在内旋位是不稳定的，而在垂直平面上是稳定的。

2. 前后暴力或外旋暴力损伤

前后压缩型前后方向暴力挤压骨盆，使骨盆以骶髂关节为轴向两侧分离，故又称“开书本”样损伤。外力造成耻骨联合分离或耻骨支骨折，骶髂前韧带断裂，而骶髂后韧带保持完整，骶髂关节向外旋转性半脱位，或髂骨翼骨折向外旋转移位。该型损伤的特点是骶髂前韧带断裂，而骶髂后韧带完整，在外旋位是不稳定的，但在垂直平面上是稳定的。当持续的外旋暴力超过了骶髂后韧带的屈曲强度，可导致完全地半骨盆分离，此时就不再是开书本样损伤，而是最不稳定的骨盆骨折。前后暴力造成骨盆外旋，使骨盆内软组织、动静脉及神经受到牵拉撕裂，而出现内脏损伤、盆腔内大出血和腰骶神经丛损伤。

3. 纵向剪切暴力损伤

垂直压缩型由高处跌落双下肢着地后，骨盆受到上下方的剪切暴力致伤。表现为耻骨联合分离，耻骨支骨折，骶髂关节纵向分离脱位，或骶骨孔处的纵向骨折，骶髂关节髂骨侧的纵向骨折，其特征是半侧骨盆向头侧的纵向移位。

4. 复合暴力复合型损伤

复合暴力复合型损伤由多种不同方向的暴力混合造成骨盆的多发性骨折和多方向移位。

5. 撕脱性骨折

由于肌肉急骤收缩所致，多发生于青少年剧烈运动过程中，如快跑、跳跃时，尤以髂前上、下棘和坐骨结节撕脱骨折常见。该损伤不影响骨盆环的完整和稳定，但骨折块往往移位较大，局部软组织撕裂较明显。

### （二）临床分型

1. 从解剖结构的稳定性及治疗观点分型

从解剖结构的稳定性及治疗观点出发，将骨盆骨折分为以下 3 大类。

（1）稳定性骨盆骨折

骨盆环的一处或几处发生骨折，但骨盆环的稳定性未遭受破坏。

（2）不稳定性骨盆骨折

骨盆的前后环联合损伤并发生移位，使骨盆稳定性遭受破坏，常伴有盆壁软组织损伤，如尿道、直肠、膀胱、阴道、神经等损伤。

（3）骶骨骨折

为直接打击所致，骶骨发生裂隙骨折，未发生变位者不影响骨盆的稳定性。由挤压砸击所致的骶骨骨折，严重者亦发生变位及前环骨折，就成为不稳定骨盆骨折。由于骶骨管中有马尾神经存在，移位骨折可致马尾神经损伤。Denis 将骶骨骨折分为 3 区：I 区为骶骨翼骨折，Ls 神经根从其前方经过，可受该骨折的损伤；Ⅱ区为骶管孔区，骶 2、骶 3 孔型骨折，可损伤坐骨神经，但一般无膀胱功能障碍；Ⅲ区为骶管区，骶管骨折移位可损伤马尾神经，其表现为骶区、肛门会阴区麻木及括约肌功能障碍。

2. 按暴力作用方向分型

根据这种分型方法，可以推测暴力的大小、损伤机制和可能存在的合并损伤等，从而为临床治疗提供指导。

（1）侧方挤压型（LC 骨折）

LC-I 型：耻骨支横向骨折，同侧骶骨翼部压缩骨折。

LC-II 型：耻骨支横向骨折，同侧骶骨翼部压缩骨折及髂骨骨折。

LC-II 型：耻骨支横向骨折，同侧骶骨翼部压缩骨折及髂骨骨折；对侧耻骨支骨折，骶髂关节轻度分离。

（2）前后挤压型（APC 骨折）

APC-I 型：耻骨联合分离。

APC-II 型：耻骨联合分离，骶髂关节轻度分离。

APC-II 型：耻骨联合分离，骶髂关节完全分离。

（3）垂直分离型（VS 骨折）

耻骨联合分离或耻骨支垂直性骨折，骶髂关节完全脱位，半骨盆上移。

### （三）临床表现及诊断

骨盆骨折出血较多，易并发出血性休克。如并发盆腔内大血管损伤，休克更为严重，在腰部及髂窝部可触及膨满增大的血肿。骨盆骨折可合并尿道或膀胱损伤，表现有血尿、排尿障碍或尿外渗等症状，检查见疼痛、肿胀、功能障碍、骨盆挤压和分离试验阳性。X 线摄片可明确骨折类型及移位情况。

### （四）西医治疗

1. 防治休克

多属出血性休克，常因骨折片移位刺破髂内动脉分支或盆腔静脉丛引起大量出血所致。应大量输血以补充血容量为主，若经短期输血观察，休克不见好转，则应手术。开腹后如内脏损伤，即可及时处理，如为腹膜后血肿，可切开后腹膜止血，如难以找到出血处可应用大块凡士林纱布压迫、填塞，2 ~ 3 天后再逐步取出。必要时，可行结扎伤侧髂内动脉或两侧髂内动脉以及同时结扎伤侧髂内静脉，一般结扎后无不良反应。

2. 处理合并损伤

对尿道、膀胱、直肠或阴道合并伤应手术治疗，合并腹腔脏器损伤也应紧急手术，但应与腹膜后血肿引起之腹胀、腹痛进行鉴别诊断。

### （五）中医治疗

1. 药物治疗

早期宜活血祛瘀、消肿止痛，内服活血汤或复元活血汤加减，亦可用接骨丹冲服，外用消瘀膏、消肿散或双柏散。《正体类要》说：“或元气内脱，不能摄血，用独参汤加炮姜以回阳；如不应，急加附子。”若合并大出血发生血脱者，应急投独参汤加炮姜、附子；中、后期应强筋壮骨，舒筋通络，内服选用舒筋汤、生血补髓汤或健步虎潜丸，外用海桐皮汤或骨科外洗一方煎水熏洗。

2. 常用方剂

（1）二陈汤

半夏 15g，陈皮 15g，茯苓 9g，炙甘草 5g，乌梅 1 个，生姜 7 片。研为粗末，每服 12g，水煎服。燥湿化瘀，理气和中。适用于痰浊内阻，中脘不适或痰窜经络，气滞痹阻等。

（2）二味参苏饮

人参 30g，苏木 60g。水煎服。益气补血，主治出血过多，瘀血入肺，面黑喘促。

（3）七三丹

熟石膏 7 份，升丹 3 份。共研细末，撒于创面，或制成药条，插入瘘管中。提脓拔毒去腐。用于流痰、附骨疽、瘰疬、有头疽，溃后腐肉难脱、脓水不净者。

（4）七厘散

血竭 30g，麝香 0.36g，冰片 0.36g，乳香 4.5g，没药 4.5g，红花 4.5g，朱砂 3.6g，儿茶 7.2g。研细末。每服 0.2 ～ 0.3g，每日 1 ～ 2 次。活血祛瘀，定痛止血。治跌打损伤，瘀滞肿痛，筋断骨折，创伤出血。

（5）八正散

车前子、木通、瞿麦、萹蓄、滑石、栀子仁、大黄、甘草。上药各等份，共研细末，用灯芯草汤送服，每服 6 ～ 10g，每日服 4 次。亦可根据临床需要拟定药量作汤剂，水煎服，每日服 1 ～ 3 次。清热泻火，利水通淋。用于腰部、骨盆损伤后并发小腹急满、尿频、尿急、尿痛、淋漓不畅或癃闭，渴欲冷饮，脉数实等症。

# 第二节　上肢骨折

## 一、锁骨骨折

### （一）解剖特点

锁骨骨折约占全身骨折的 6%，好发于青少年。锁骨外 1/3 截面呈扁平状，内 1/3 呈棱柱状，中 1/3 是内、外两端的移行交接部位，直径最小，是锁骨的薄弱点容易造成骨折。

### （二）损伤原因及机制

常见的受伤机制是侧方摔倒，手掌或肩部着地，暴力传导致锁骨发生斜形骨折。常由胸上方撞击锁骨，可导致粉碎性骨折，但较少见。骨折移位明显，有压迫或刺伤锁骨下血管或神经可能。

### （三）骨折分类

按骨折部位可分为锁骨外 1/3 骨折、中 1/3 骨折和内 1/3 骨折。锁骨中 1/3 锁骨骨折最为多见，外 1/3 骨折次之，内 1/3 骨折最少见。锁骨外端骨折常因肩部的重力作用，使骨折远端向下移位，近端则向上移位，移位较大者，应怀疑合并喙锁韧带损伤。

### （四）临床表现及诊断

根据病史及相关影像学资料可以明确诊断。常见症状有疼痛、局部肿胀畸形、压痛及传导痛、功能受限及可能合并神经、血管等的损伤。

### （五）治疗

以非手术治疗为主。对移位明显或伴有血管、神经损伤者可手术治疗。

1. 婴幼儿及儿童锁骨骨折

对青枝骨折和无移位的骨折，只需用颈腕吊带保护，限制患肢活动。6 岁以下儿童移位的锁骨骨折，一般不需特别复位，可用 8 字绷带固定 3 周即可。年龄较大的儿童锁骨骨折时，由于患儿活动量较大，需严格制动。一般骨折复位后以 8 字绷带固定，必要时需以石膏加固制动 4 ～ 6 周，伤后 3 ～ 4 个月内避免剧烈运动。

2. 成人锁骨骨折

对于无移位骨折可用三角巾悬吊患肢固定 3 ～ 6 周。对于移位锁骨骨折，一般应首选闭合复位 8 字绷带固定 6 ～ 8 周。去除 8 字绷带后再用吊带保护 3 ～ 4 周。

3. 手术治疗

手术指征：

第一，合并有神经血管损伤。

第二，开放性锁骨骨折。

第三，锁骨骨折合并同侧肩胛颈骨折，形成浮动肩。

第四，锁骨外端骨折，合并喙锁韧带断裂。

第五，锁骨粉碎骨折，骨块间夹有软组织影响骨愈合，或有潜在刺破皮肤的危险不能闭合复位时。

第六，多发损伤，肢体需早期开始功能锻炼。

第七，陈旧骨折不愈合或晚期畸形影响功能者。

锁骨骨折手术治疗在开放复位后可酌情选择钢丝捆扎术（斜形骨折），克氏针加张力带钢丝固定术或钢板螺钉固定方式。选用克氏针固定时，针尾必须折弯，以免克氏针移位。可用小型动力加压钢板或小型重建钢板，钢板至少应有 6 ～ 7 孔，以保证固定效果，钢板最好置于锁骨上方。术后患肩以三角巾或外展架制动，并加强功能锻炼。

## 二、肱骨近端骨折

肱骨近端骨折是指包括肱骨外科颈在内以上部位的肱骨骨折，约占全身骨折的 5%。骨折的发生率与骨质疏松有明显关系，女性患者发病率约为男性患者的 2 倍。

### （一）骨折分类

国际上广泛采用的分类方法有 Neer 分类和 AO 分类，本书主要介绍 Neer 分型。

1. Neer Ⅰ型骨折

Neer 分类的主要依据是骨折移位的程度，即以移位大于 1 厘米或成角畸形大于 45° 为标准进行分类。只要未超过上述的明显移位的骨折为轻度移位骨折，属 Neer Ⅰ型骨折。

2. Neer Ⅱ型骨折

Neer Ⅱ型骨折是指某一主要骨折块与其他 3 个部分有明显的移位。

3. Neer Ⅲ型骨折

Neer Ⅲ型骨折是指有 2 个主要骨折块彼此之间以及与另 2 个部分之间均有明显的移位。

4. Neer Ⅳ型骨折

Neer Ⅳ型骨折是肱骨上端 4 个主要骨折块之间均有明显移位，形成 4 个分离的骨块。此时肱骨头呈游离状态并失去血液供应。

5. 骨折脱位

Neer 对肱骨近端骨折脱位的诊断有明确、严格的定义。真正的骨折脱位是骨折伴有肱骨头脱出于肱骨关节，而不能将肱骨近端骨折伴有的肱骨头向下半脱位或肱骨头的旋转移位混为一谈。

### （二）临床表现及诊断

有明显的外伤史，伤后患肩疼痛、肿胀、活动受限。外伤的 24 小时以后肩部可出现皮下瘀血斑，范围可延及胸背部。由于肩部肿胀，局部畸形可不明显。诊断骨折的同时必须除外有无神经、血管的损伤。肱骨近端骨折的分型诊断必须依赖 X 线片。但是详细的病史和体检对分析判断损伤的性质、合并损伤的诊断是非常重要的。

### （三）治疗

治疗原则是争取理想的复位，尽可能保留肱骨头的血液循环供应，保持骨折端的稳定，并能早期开始功能锻炼。由于肩关节是全身活动范围最大的关节，存在一定畸形活动范围的代偿，一般不会造成明显的功能障碍。肱骨近端骨折中，80% ~ 85%轻度移位骨折可采用非手术方法治疗，大多数 Neer Ⅱ型骨折也可用非手术方法治疗，如手法复位后予以三角巾或外展架制动。而明显移位的肱骨骨折常需行切开复位内固定术或人工肩关节置换。

## 三、肱骨干骨折

肱骨干骨折一般指肱骨外科颈以下 2 厘米至肱骨髁上 2 厘米之间的骨折，好发于骨干中部。多见于青壮年患者，发生率占全身骨折的 1%。肱骨干中下 1/3

骨折易合并桡神经损伤，下 1/3 骨折易致骨不连。

### （一）损伤原因及机制

主要由以下 3 种暴力所致。

1. 直接暴力

暴力直接作用于肱骨干局部，包括重物撞击、压砸等，以致在受力处常可见一个底部在受力侧、尖部在对应处的三角形骨块。

2. 间接暴力

因跌倒时手掌或肘部着地所致，骨折线多呈螺旋形或斜形走行。

3. 旋转暴力

主要因肌肉收缩所致，好发于肱骨干的中下 1/3 处，主要由于肌肉突然收缩，引起肱骨轴向受力，因而其骨折线多呈螺旋形，并伴有程度不同的移位。以掰手腕所引起的骨折最为典型。

### （二）骨折分类

按骨折部位一般分为肱骨干上 1/3 骨折、中上 1/3 骨折、中 1/3 骨折、中下 1/3 骨折及下 1/3 骨折 5 种。临床主要表现为局部疼痛、肿胀、上臂出现成角及短缩畸形、功能受限、异常活动等，有时可合并桡神经损伤。根据患者外伤史、症状、体征及相关影像学资料可得出诊断。

### （三）治疗

视骨折部位、类型及患者全身具体情况等不同，可酌情灵活掌握。

1. 非手术治疗

手法复位后予以石膏或小夹板固定，有时可应用牵引固定。在石膏固定期间即开始做肩及手部的功能活动，拆除石膏后应加强肩肘部的功能锻炼，以防僵硬。

2. 手术治疗

（1）手术适应证

非手术治疗无法达到或维持功能复位的；合并其他部位损伤，如同侧前臂骨折、肘关节骨折、肩关节骨折等，伤肢需早期活动的；合并有其他系统特殊疾病无法坚持非手术治疗的，如严重的帕金森病；合并有肱动脉、桡神经损伤需行探查手术的；多段骨折或粉碎性骨折；骨折不愈合；经过 2 ~ 3 个月保守治疗已出现骨折延迟愈合现象开始有骨质疏松；病理性骨折等。

（2）手术治疗的方法

手术治疗的方法，包括拉力螺丝钉固定、接骨钢板固定、带锁髓内针固定、Ender 针固定及外固定架固定等多种方法。

## 四、尺骨鹰嘴骨折

尺骨鹰嘴骨折常见于成人。绝大部分骨折波及半月状关节面，属关节内骨折。治疗上要求解剖复位、牢固固定及早期功能锻炼。

### （一）损伤原因及机制

直接暴力与间接暴力均可导致鹰嘴骨折。直接暴力引起的骨折见于跌倒，肘部直接着地，或肘后部的直接打击，碰撞。间接暴力引起的骨折常见于跌倒手撑地致伤，肱三头肌强烈收缩使鹰嘴骨折，骨折多为横向骨折或斜形骨折。

### （二）骨折分型

Delee，JC 将移位骨折分为四型。

Ⅰ型：A—关节内撕脱骨折，B—关节外撕脱骨折。

Ⅱ型：横向或斜形骨折。

Ⅲ型：粉碎性骨折。

Ⅳ型：靠近冠状突水平的骨折，常造成前脱位。

### （三）临床表现及诊断

伤后肘后肿胀、疼痛，皮下瘀血，局部压痛显著，有时可触及骨擦音，可扪及骨折线，肘后三角关系破坏。活动肘关节时有疼痛，注意检查能否主动抗重力伸肘，注意检查尺神经有否损伤。正侧位 X 线片可以明确诊断，并帮助决定治疗方案。

### （四）治疗

治疗的目标为恢复关节面平整和关节的稳定性，恢复肘的力量，保持关节的活动度，避免治疗的并发症。手法复位，对无移位骨折用石膏外固定肘关节于功能位 3 ~ 4 周；对轻度移位者则置肘关节伸直位，将骨折片按压复位，复位后伸直位固定 2 ~ 3 周，再改为屈肘位固定 3 周。切开复位，移位性骨折采取非手术治疗，结果并不理想，骨折的对位不良不仅削弱了肱三头肌的肌力，也将造成创伤性关节炎。此外，伸肘位固定的结果必将造成肘屈曲功能障碍。

## 五、桡骨小头骨折

桡骨小头骨折多见于青壮年，发病率较高，治疗不及时可造成前臂旋转功能障碍。

### （一）损伤机制及类型

跌倒时肩关节外展，肘关节伸直并外翻，桡骨小头撞击肱骨小头，引起桡骨头颈部骨折，这种骨折常合并肱骨小头骨折或肘内侧损伤。由于桡骨头与其颈干不在一条直线上，而是偏向桡侧，故外伤时桡骨头外 1/3 易骨折。按 mason 和 Johnston 分类法可分为三型。

Ⅰ型：骨折无移位。

Ⅱ型：骨折有分离移位。

Ⅲ型：粉碎性骨折。

### （二）临床表现及诊断

肘关节外侧疼痛、肿胀，压痛明显，肘关节屈伸及旋转活动受限，尤以旋后功能受限明显。X 线检查可明确损伤的类型和移位程度，必要时可拍摄对侧肘关节 X 线片对比。

### （三）治疗

非手术治疗，对Ⅰ型、Ⅱ型骨折无移位者，用石膏固定肘关节于功能位；对Ⅲ型骨折则采用手法复位，牵引后前臂旋前内翻，挤压桡骨头骨折复位，复位后石膏外固定 3 ~ 4 周。

手术治疗包括以下 3 种术式：

第一，开放复位，适用于关节面损伤较轻，估计复位后仍可保持良好功能者。

第二，桡骨小头切除，适用于Ⅱ型骨折超过关节面 1/3、对合不良，Ⅱ型骨折分离移位合并肱骨小头关节面损伤及陈旧性骨折影响功能者。切除范围为桡骨头颈 1 ~ 1.5 厘米 。但对儿童则不宜行桡骨小头切除。

第三，人工桡骨头颈置换术，适用于合并有肘内侧损伤，或尺骨上端骨折者，因为人工桡骨头颈置换可保证肘关节的稳定性，有利于关节功能恢复。

## 六、桡骨干骨折

桡骨干单纯骨折者较为少见，约为尺桡骨骨干双骨折患者的 1/6，且以青少年为多见。

### （一）损伤原因及机制

无论是直接暴力或间接暴力，均可引起桡骨干单纯骨折。以横向、短斜形及青枝骨折为多见，其中约半数伴有移位。由于桡骨干有 3 组旋转肌群附着，因而以旋转移位为多见。

### （二）诊断

一般均无困难，但应注意判定上、下尺桡关节有无同时受累，包括脱位等，故应常规摄包括上下尺桡关节的 X 线片。

### （三）治疗

依据骨折端移位情况分以下 2 种：

第一，无移位者，予以石膏管形固定，注意按前臂肢体的外形进行塑形，并将骨间膜撑开，消肿后应及时更换石膏，并再次塑形。

第二，有移位者，按骨折近端的移位方向施以手法复位，以便远端对近端将其复位，要求与方法同前，应注意在石膏塑形时，将骨间膜分开。闭合复位失败的成年患者，多是斜形、螺旋形及粉碎性等不稳定骨折，可行开放复位内固定或外固定架固定术。

## 七、尺骨干骨折

尺骨干骨折较前者为少见，在诊治方面一般多无难题。单独尺骨干骨折，多为直接打击所引起。

### （一）损伤原因及机制

多见于遭受突然袭击，患者举手遮挡头面部时被棍棒直接打击所致。此骨折线多呈横向或带有三角形骨块。因有桡骨支撑，加之附着肌群较少，因而移位程度多轻微。

### （二）诊断

方法与桡骨干单纯骨折，但应排除上、下尺桡关节损伤。

### （三）治疗

其基本要求与前者相似，以非手术疗法为主。闭合复位失败的成年人，可行开放复位三角钉髓内固定术，钉尾留置于鹰嘴处的皮下或皮外，4 ~ 8 周后拔除，再以外固定保护。

# 第三节　下肢骨折

## 一、髋臼骨折

### （一）应用解剖

髋臼为骨盆的侧壁，分为前柱、后柱与穹顶 3 个部分。前柱包括髂前下棘以下的全部耻骨及髋臼的前下 1/3（前壁）。后柱包括整个坐骨及髋臼的后下 1/3（后壁）。后柱的内侧面为四边形，称作方形区。髋臼的上 1/3 为穹顶，臼底称为内壁。髋臼骨折可发生在上述任一部位或联合发生，其中以后柱或后壁骨折合并股骨头后脱位，以及髋臼内壁或前后柱横断骨折合并股骨头中心性脱位较为常见。闭孔动脉紧贴骨盆侧壁而行，坐骨神经出骨盆后距髋臼后壁非常近，髋臼骨折脱位有时可伤及神经、血管。

### （二）分类

髋臼骨折目前有多种分类，其中以 Letournel 和 Judet 的分类最为常用。

1. 简单骨折

第一，后壁骨折：多见于髋关节后脱位髋臼后缘关节面发生骨折，后柱主要部分未受累及。

第二，后柱骨折：多见于髋关节中心性脱位，少数见于髋关节后脱位。骨折线从髋臼顶后方进入髋臼关节面，但并不累及髋臼顶。

第三，前壁骨折：见于髋关节前脱位。髋臼前缘骨折。

第四，前柱骨折：见于髋关节前脱位。髋臼前壁与髋臼顶前部分离。

第五，横向骨折：骨折线横向离断髋臼，将髋骨分为上方的髂骨与下方的坐骨和耻骨。

2. 复杂骨折

复杂骨折指同时存在至少 2 种简单骨折。

第一，T 形骨折：在横向骨折基础上又并发下方坐骨、耻骨的纵向骨折，这一纵向骨折可垂直向下劈开闭孔或斜向前方或后方，当纵向骨折线通过坐骨时闭孔可保持完整。与横向骨折相似的是，发生 T 形骨折时髋臼顶部多数不受累及。

第二，后柱并发后壁骨折：后柱骨折片可以是一块或数块，而后壁骨折常为不完全性，明显移位。

第三，横向骨折并发后壁骨折：较为常见。多由后脱位所致，也可见于髋关节中心性脱位。

第四，前壁或前柱骨折并发后半横向骨折：指前壁或前柱骨折并发与横向骨折后半部分相一致的后柱劈裂骨折。

第五，两柱骨折：较为常见，骨折同时累及前柱和后柱，为髋臼骨折中最为严重的类型。

### （三）症状与体征

症状主要表现为髋关节局部疼痛及活动受限，如并发股骨头脱位则表现为相应的下肢畸形与弹性固定。当发生髋关节中心性脱位时，其疼痛及功能障碍程度均不如髋关节前、后脱位，体征也不明显，脱位严重者可表现为患肢缩短。髋臼骨折时，可能并发有盆腔内大出血、尿道或坐骨神经损伤，以及骨盆环的断裂和同侧下肢骨折，应仔细检查，以防遗漏。应仔细检查患侧肢体的感觉和运动，必要时行肌电图检查，确诊坐骨神经是否有损伤；如确定有不能复位的股骨头或碎骨片卡压，则有早期手术的指征。

X 线检查：对怀疑有髋臼骨折的病例应摄 X 线骨盆前后位片、患侧髋关节的前后位片及斜位片。骨盆后前位片有助于诊断双侧髋臼骨折，并鉴别有无合并骨盆骨折。髋关节斜位片包括闭孔斜位片与髂骨斜位片。前者患者仰卧位，骨盆向健侧旋转 45°，摄患侧髋关节前后位片，可显示前柱和髋臼后缘的骨折，但髂骨翼前后重叠。后者患者仰卧位，骨盆向患侧旋转 45°，摄患侧髋关节前后位片，可显示后柱和髋臼前缘的骨折，但无法显示闭孔。

CT 扫描：对髋臼骨折更直观，可信性更高。近年来，CT 扫描图像的三维重建技术已被用于髋臼骨折的诊断，这对于 X 线平片和轴位 CT 扫描的发现无疑是一种补充，有助于对髋臼骨折进行全面评价。

### （四）治疗

髋臼骨折多为高能损伤，并发胸腔、腹腔脏器损伤以及其他部位骨折比例较高，并常因大出血而导致出血性休克。因此，髋臼骨折的治疗应特别强调优先处理那些对于生命威胁更大的损伤及并发症。

1. 非手术治疗

无移位的髋臼骨折，其治疗主要是卧床休息 6 ～ 8 周，同时行伤侧下肢牵引。对有移位的髋臼骨折，应进行整复与固定。

2. 手术适应证

牵引难以整复、髋臼骨折移位明显、骨折累及髋臼顶负重区或股骨头与髋臼对合不佳者，应行手术复位及内固定治疗。而多发性骨折的病例为便于治疗和护理也可考虑进行手术治疗。目前多数学者认为，当骨折片移位超过 3 毫米时一般应行手术治疗。手术入路：包括 Kocher—Langenbeck 入路（髋后入路）髂腹股沟入路、延长的髂股入路等方法。

3. 手术后处理

手术后伤口常规负压引流 24 ～ 72 小时，尽早开始髋关节功能锻炼，有条件者应使用关节恢复器（CPM）器械进行锻炼。开始负重视骨折严重程度及内固定质量而定，但完全负重时间不应早于 2 ～ 3 个月。

## 二、股骨颈骨折

股骨颈骨折常发生于老年人。骨折后易引起骨折不愈合及股骨头缺血、坏死，其发生率在 10% ~ 15%。早期解剖复位和内固定有利于血液供应的恢复及骨折的愈合。

### （一）应用解剖

股骨头、颈与髋臼共同构成髋关节，是躯干与下肢的重要连接装置及承重结构。股骨颈的长轴线与股骨干纵轴线之间形成颈干角，为 110° ～ 140°，平均 127°，儿童股骨颈干角稍大于成年人。在重力传导时，力线并不沿股骨颈中心线传导，而是沿股骨小转子、股骨颈下缘传导，并形成骨皮质增厚的股骨矩部分。从矢状面观察，股骨颈的长轴线与股骨干的纵轴线不在同一平面上，股骨颈有向前的 12° ～ 15°，称为前倾角，儿童的前倾角较成人稍大。在股骨颈骨折复位及人工关节置换时应注意此角的存在。成人股骨头的血液供应主要由上、下支持带血管提供。

### （二）病因与分类

老年人由于骨质疏松，很小的暴力如平地跌倒或坠床即可发生股骨颈骨折。青壮年人一般需要较大暴力才能引起骨折，如交通事故伤、高处坠落等。因此青壮年骨折多为粉碎性，移位明显，血供破坏较重，预后较差。

1. 按骨折线部位分类

按骨折线部位分类有股骨头下骨折，经股骨颈骨折，股骨颈基底骨折 3 种。

2.Garden 分类法

根据正侧位 X 线片上骨折的移位程度将股骨颈骨折分为 Ⅰ ～ Ⅳ型。

Ⅰ型：骨折线未穿过整个股骨颈，股骨颈上面骨皮质骨折，而下面骨皮质保持完好。此骨折无移位，相对稳定，近端保留一定血运，易于愈合。

Ⅱ型：是通过股骨颈的完全骨折，骨折本身无移位。此型骨折有时在最初 X 线片上诊断比较困难，一般需受伤 10 天以后断端骨质吸收，出现明显的骨折线后复查 X 线片才能确定诊断。

Ⅲ型：通过股骨颈的完全骨折，骨折端有部分移位，骨折远端向上移位。

Ⅳ型：完全移位骨折，股骨头与股骨颈之间无连续性，近端发生旋转。此型对股骨头的供血血管损伤较重，易发生股骨头缺血坏死。

### （三）临床表现

老年人有摔倒受伤历史，伤后感髋部疼痛、下肢活动受限、不能站立和行走，应怀疑患者有股骨颈骨折。检查时可发现患肢出现短缩和外旋畸形，一般在 45° ～ 60° 。伤后少有出现髋部肿胀及瘀斑，可出现局部压痛及轴向叩击痛，肢体测量可发现患肢短缩。在平卧位，由髂前上棘向水平面画垂直线，再由大转子与髂前上棘的垂线画水平线，构成 Bryant 三角，股骨颈骨折时此三角底边较健侧缩短。在平卧位，由髂前上棘与坐骨结节之间画线，为 Nelaton 线，正常情况下，大转子在此线上，若大转子超过此线之上，表明大转子有向上移位。

髋部正、侧位 X 线片检查，可明确骨折的部位、类型、移位情况，是选择治疗方法的重要依据。当临床高度怀疑股骨颈骨折而 X 线片上骨折显示不明显或未发现骨折线时，仍应按股骨颈骨折来处理。嘱患者卧床，避免负重及行走，待 10 天后骨折处部分骨质发生吸收后，再摄 X 线片或 48 小时后扫描以便明确诊断。

## （四）治疗

1. 非手术疗法

无明显移位的骨折，外展型或嵌插型等稳定性骨折，年龄过大，全身情况差，或合并有严重心、肺、肾、肝等功能衰竭者，选择非手术方法治疗。可采用穿防旋鞋，下肢皮肤牵引或骨牵引，卧床 6 ～ 8 周，同时进行股四头肌等长收缩训练和踝、足趾的屈伸活动，避免静脉回流障碍或静脉血栓形成。卧床期间不可侧卧，不可使患肢内收，避免发生骨折移位。一般在 8 周后可逐渐在床上起坐，但不能盘腿而坐。3 个月后，骨折已基本愈合，可逐渐扶双拐下地，患肢不负重行走。6 个月后，骨已牢固愈合，可逐渐弃拐行走。

2. 手术疗法

（1）手术指征

内收型骨折和有移位的骨折；股骨头下型骨折；青少年的股骨颈骨折（应尽量达到解剖复位，采用手术方法治疗）；股骨颈陈旧性骨折不愈合或畸形愈合。

（2）手术时机

股骨颈骨折早期复位内固定，可使骨折引起的血管扭曲、受压及痉挛得到迅速恢复，也能使血管的连续性得到尽快重建。因此，手术时间应是越早越好。有人认为，伤后 12 小时内行骨折复位及内固定，其股骨头坏死及骨不连的发生率明显低于延迟手术者；而超过 2 周后手术者，其并发症的发生率明显增高。原则上手术时间不应超过伤后 2 周。

（3）手术方法

可选择闭合复位内固定、切开复位内固定及人工关节置换术。

3. 术后处理

术后常规摄髋关节正侧位 X 线片，检查骨折复位情况及内固定物位置。常规应用抗生素。

术后 24 小时患者即可坐起，同时做患肢屈伸活动及股四头肌功能锻炼。一般术后 6 周即可允许扶拐下床活动，如患肢负重时不感到疼痛，则可逐步扶拐练习行走，直到半年后骨愈合才能弃拐。负重行走后 1 周，应摄 X 线片检查内固定物是否有松动。以后每 2 ～ 3 个月复查一次 X 线片，骨折愈合后仍需每 6 个月复查一次 X 线片，宜至术后 5 年，以便早期发现股骨头缺血、坏死和塌陷。

应用带蒂骨移植后应常规行患肢牵引 3 ～ 4 周，以后逐渐恢复活动。对于人工关节置换术者可在术后 1 周开始下地活动。

## 三、股骨转子间骨折

股骨转子间骨折是指从股骨颈基底部至小转子下缘之间区域的骨折，是老年人常见的损伤，其发病年龄常比股骨颈骨折高 5 ~ 6 岁。股骨转子部血运丰富，骨折后极少不愈合，但转子部骨折易发生髋内翻畸形。

### （一）病因与分类

老年人骨质疏松，肢体活动欠灵活，突然跌倒，肢体过度外展、内收扭转或大转子不着地，均可引起转子间骨折。直接的肌肉牵拉，亦可引起骨折。附着在小转子的髂腰肌和附着在大转子部的外展肌及外旋肌的突然收缩，可引起这些部位的撕脱骨折。

骨折后股骨矩的完整性未受到破坏，为稳定性骨折；股骨矩不完整，为不稳定性骨折。转子间骨折有多种分类方法。参照 Tronzo 和 Evans 的分类方法，可将转子间骨折分为五型。

Ⅰ型：为单纯转子间骨折，骨折线由外上斜向下内，无移位。

Ⅱ型：在Ⅰ型的基础上发生移位，合并小转子撕脱骨折，但股骨矩完整。

Ⅲ型：合并小转子骨折，骨折累及股骨矩，有移位，常伴有转子间后部骨折。

Ⅳ型：伴有大、小转子粉碎骨折，可出现股骨颈和大转子冠状面的爆裂骨折。

Ⅴ型：为反转子间骨折，骨折线由内上斜向下外，可伴有小转子骨折，股骨矩破坏。

### （二）临床表现与诊断

股骨转子间骨折多为老年人，女性多于男性，其比率约为 2:1。主诉有外伤史，摔倒坠落或车祸。伤后髋部疼痛，不能站立或行走，患肢呈外旋短缩和外旋畸形，大转子升高，外旋可达 90°。局部肿胀，可见皮下瘀斑，转子间压痛明显，活动受限，搬动肢体引起剧痛，叩击足跟部常引起患处剧烈疼痛。局部肿胀、疼痛和畸形的程度均较股骨颈骨折明显，而压痛点多在大转子部，股骨颈骨折压痛点多在腹股沟韧带中点外下方。无移位的外展嵌插型骨折或稳定型骨折，患者有时可以继续行走，甚至骑自行车，应仔细检查，以免漏诊。

患髋正位及侧位 X 线片能够确定诊断，同时了解转子间骨折内、后壁粉碎情况，确定骨折类型，指导治疗方法及固定物的选择。

### （三）治疗

一般把非手术治疗作为首选治疗，但非手术疗法卧床时间长，容易引起全身并发症，国外文献报道的死亡率为 30.7%，故一些学者强调手术治疗，以便患者尽早离床活动。

1. 非手术治疗

适用于所有类型的转子间骨折，用皮牵引或胫骨结节牵引，患肢尽量外展并防止外旋。早期重量稍偏大可为体重的 1/7 ～ 1/10。X 线片认为对位满意后，以 4 ～ 5 千克维持牵引 8 ～ 10 周。牵引过程中，注意检查牵引效果，定期复查 X 线片，观察骨折复位的情况。

2. 手术治疗

对移位较多的不稳定性骨折，若患者不能耐受牵引治疗，可考虑手术治疗。方法包括闭合复位多根斯针内固定、钉板类内固定、Gamma 钉固定及人工关节置换术。

# 第四节 关节脱位与骨关节化脓感染

## 一、关节脱位

### （一）肩锁关节脱位

肩锁关节很少发生脱位，如发生脱位多为间接外力所引起。

1. 临床表现及诊断

伤后肩外侧立即疼痛，外展功能受限，锁骨外侧肿胀比健侧明显隆起，用力向下按压可复位，但松手后又隆起。可摄 X 线双侧肩锁关节正位片，伤侧可见到锁骨外端明显上移。

2. 治疗

对脱位不重或老年患者，可不需特殊治疗，应用颈腕吊带相对制动 2 周。如患者明显脱位，手法复位后应用胶布固定，但效果不肯定，必要时可切开复位，钢针内固定。

### （二）肩关节脱位

肱骨头大而关节盂小，肱骨头约为关节盂的 3 倍。关节囊较松弛单薄，周围韧带和肌肉也较薄弱，因而肩关节易于发生脱位。肩关节脱位多为间接外力所致，以前方喙突下脱位为最多见，锁骨下脱位及盂下脱位较少，后方冈下脱位最少。

1. 临床表现及诊断

除了疼痛、肿胀及功能障碍外，患者常以健侧手扶伤侧腕部，伤侧臂部紧贴胸壁，身体向伤侧倾斜，以避免肩部活动而增加疼痛。伤侧肩峰明显突出，形成典型的方肩畸形。触诊关节盂空虚，而于异常位置可触及肱骨头（多位于喙突下方）。检查时屈肘搭建试验呈阳性，即伤侧肘部贴于胸前，手掌不能搭在对侧肩上，有时可合并神经损伤。X 线检查除确定脱位诊断外，可判定有无合并肱骨头大结节骨折等。

2. 治疗

以手法复位为主，常采用足蹬复位法。伤员仰卧，术者用足抵住患侧腋窝，双手握住伤肢腕部，逐渐用力向下牵拉，同时以足为支点，边牵拉边内收伤肢，使肱骨头外移，即可复位。复位后以三角巾悬吊或将肘关节屈曲，上臂用绷带固定于胸壁 3 ～ 4 周后逐渐练习肩关节活动。如脱位合并肱骨外科颈骨折可采用手术治疗。

### （三）肘关节脱位

肘关节脱位多为间接外力引起，以后脱位最多见。

1. 临床表现及诊断

除肿胀、疼痛及功能丧失外，可见肘关节畸形、半屈位弹性固定及后三角发生改变，有时可合并骨折或神经、血管等损伤。X 线检查可明确脱位诊断及有无骨折。

2. 治疗

后脱位可采用牵引与屈肘复位，在屈肘时应切记保持持续牵引力量，复位后可应用颈腕吊带或石膏托固定肘关节于功能位 3 周。除去吊带或石膏托外固定后，逐渐练习伸屈活动，经过 3 ～ 6 个月后肘关节的功能可完全恢复。

### （四）桡骨小头半脱位

好发于 4 岁以内的幼儿。由于桡骨小头发育不全，环状韧带松弛，过度牵拉前臂，使环状韧带被拉出，导致桡骨小头回缩而嵌入漏斗环状韧带的狭窄部，造成桡骨小头半脱位。

1. 临床表现及诊断

外伤后伤肢不敢活动，伤肘拒按，X 线摄片无明显异常可见。

2. 治疗

一手握住肘部按压桡骨小头，另一手握住腕部屈肘关节，并同时行旋后位牵引，复位时可闻及弹响声，伤肢立即疼痛消失活动自如。

### （五）月骨脱位

凡外力能引起腕部过度背伸，均可能发生月状骨向掌侧脱位。月骨脱位后，如月骨仍与桡骨前韧带相连，则月骨尚有血运；如脱位后前后韧带均撕裂，即使月骨复位，也将发生坏死。

1. 临床表现及诊断

月骨向掌侧脱位进入腕管内，造成了对屈指肌腱及正中神经的压迫，因而手指不能完全伸直，正中神经所支配的手部感觉区麻木。X 线可证实向掌侧脱位。

2. 治疗

臂丛麻醉后，肘关节屈曲 90°，将腕关节高度背屈。助手固定前臂，另一助手向背侧牵引食指及中指，使桡骨与头状骨间隙裂开，持续 4 ~ 5 分钟后，术者以左手拇指向背侧挤压月骨，如听到“咯噔”声，月骨即已复位。使用石膏托在腕背侧将腕关节固定在屈曲位，1 周后改为腕部功能位固定 2 周。

### （六）髋关节脱位

股骨头呈半球形，大部被容纳在深大的髋臼内，周围有坚强的韧带和雄厚的肌肉保护，因而非强大外力难以造成脱位。多为间接外力所造成，以后脱位最多见，前脱位及中心脱位均较少见。

1. 发病机制

（1）后脱位

髋关节处于屈曲、内收及内旋位时（股骨头上外侧部分露出于髋臼后下缘），外力来自前方作用于膝部，使股骨头向后冲击，或外力来自后方作用于腰部，使髋臼向前冲击，且有时可合并髋臼后缘骨折。

（2）前脱位

髋关节外展，外旋位自高处坠落跌伤髋部，或重物自后方直接打击到髋部。

（3）中心脱位

是外力直接作用于股骨大转子，股骨头向内撞击髋臼，造成髋臼底骨折所致。

2. 临床表现及诊断

有明显外伤史，疼痛显著伴功能丧失。后脱位伤肢呈内收、内旋、屈曲短缩畸形及弹性固定。髋部明显隆起，臀部可触及脱出的股骨头，测量时可证明股骨大粗隆上移，有时可并发坐骨神经损伤及髋臼后缘骨折。前脱位，伤肢呈外展、外旋、屈曲、延长畸形，于大腿根部可触及脱出的股骨头。X 线片可见到脱位情况及有无合并骨折。

3. 治疗

麻醉后，患者如为后脱位，则采取俯卧位，髋关节屈曲于手术台边缘，术者一手按于伤肢股骨头处，另一手握住患肢踝部，使膝关节屈曲 90°，术者用力向下压膝，复位时可闻及弹响声。如为前脱位，患者取仰卧位，使伤肢屈髋、内收、内旋、伸直下肢。复位后伤肢应用皮牵引 3 周，3 个月内避免伤肢持重。

### （七）膝关节脱位

膝关节脱位少见，直接外力与间接外力均可引起，经常伴有十字韧带的损伤，如不及时处理，往往要影响膝关节的功能。

1. 临床表现及诊断

伤后局部畸形显著，疼痛、肿胀、功能受限，可伴有神经血管的损伤，X 线可明确诊断。

2. 治疗

麻醉后复位较易，可采用手法复位，石膏管型膝关节伸直位外固定，6 周后去除石膏，但可残留有膝关节不稳定，故条件许可时，应尽早切开复位，取阔筋膜修复十字韧带，以保证膝关节的稳定。

### （八）关节脱位的护理

1. 妥善复位与固定

（1）复位

第一，做好复位前的身体及心理准备，明确诊断后协助医师尽早复位。

第二，向患者说明复位的目的与方法，以取得患者的合作。

第三，复位前，应给予适当的麻醉，以减轻疼痛，同时使肌肉松弛，利于复位。

第四，复位以手法复位为主，时间越早，复位越容易，效果也越好。超过 3 周，关节腔被肉芽和瘢痕组织填充，关节周围组织挛缩，血肿机化，手法复位难以成功。髋关节脱位，最好在 24 小时内复位，超过 24 小时后再复位，十分困难。当脱位合并有关节内骨折，手法复位失败，有软组织嵌入或陈旧性脱位手法复位无效时，应采用切开复位。

第五，复位成功的标志是被动活动恢复正常，骨性标志恢复，X 线检查提示已复位。

（2）固定

复位后应将关节固定于稳定位置 2 ~ 3 周，使损伤的关节囊、韧带、肌肉等组织得以修复愈合。陈旧性脱位应适当延长固定时间。

2. 缓解疼痛

第一，移动患者时，应帮助患者托扶固定患肢，动作轻柔，避免因活动患肢引起疼痛加重。

第二，指导患者及其家属，在患者疼痛时应用心理暗示，转移注意力等方法，或用松弛疗法缓解疼痛。

第三，遵医嘱适当的应用镇痛剂，有利于患者的舒适与睡眠。

第四，早期正确复位固定，可使疼痛缓解或消失。

3. 局部病情观察

移位的关节可压迫邻近的血管和神经，引起患肢缺血和感觉运动障碍。定时检查患肢末端的血液循环状况，若发现患肢苍白、冰冷，大动脉搏动消失，提示有大动脉损伤的可能，应及时通知医师处理。对皮肤感觉功能障碍的肢体要防止烫伤。注意随时观察患肢的感觉和运动，以了解神经损伤的程度和恢复情况。髋关节脱位合并坐骨神经损伤者，多因挫伤或牵拉所致，可自行恢复。

4. 功能锻炼

第一，向患者及其家属讲述功能锻炼的重要性和必要性，指导正确功能锻炼的方法，使患者能自觉地按计划进行功能锻炼，以减少盲目性。

第二，在固定期间，应进行关节周围肌肉的收缩运动，除患肢外其他无固定的肢体应主动活动。

第三，解除固定后，逐渐加大关节活动范围，同时配合理疗、中医疗法等，促进关节功能的恢复。

第四，进行功能锻炼时，应注意以患者主动锻炼为主，切忌用被动手法，强力拉伸关节，以防加重关节损伤。

## 二、骨关节化脓性感染

### （一）血源性骨髓炎

由于身体某一部位化脓性病灶致病菌经血循环传播至骨内，使骨组织（骨髓、骨和骨膜）发生化脓性感染，称为血源性骨髓炎。

急性血源性骨髓炎，最常发生于小儿，其好发部位是长管状骨的干骺端。最常见的致病菌是金黄色葡萄球菌。病理改变早期以破坏、坏死为主，随后出现增生，晚期以增生为主。治疗的目的是尽早控制炎症，越早越好，防止炎症扩散，防止死骨形成，应尽最大努力在急性期治愈。

1. 临床表现及诊断

往往有不典型的外伤史，最常见于儿童，好发部位为胫骨、股骨，其次为肱骨、髂骨，亦可发生于四肢其他骨和椎骨。发病的特点是起病急，高热、头痛、烦躁不安、全身不适、食欲减退等全身中毒症状。局部表现，患肢可因持续性剧痛而引起肢体假性瘫痪，早期局部皮温增高而不红，无肿胀而有深压痛，只有在形成骨膜下脓肿时，局部皮肤才出现水肿、发红。脓肿一旦穿破骨膜，进入软组织后，由于压力减轻，疼痛反而有所缓解，此时局部可能出现波动。如炎症未得到控制，患儿病情可发生急剧变化进入昏迷，同时可并发中毒性心肌炎、化脓性心包炎或休克，危及生命。化验检查，白细胞总数明显增多，可高达 2 万 ~ 4 万，中性白细胞增多，可出现中毒性颗粒或核左移。早期局部分层既可对脓液穿刺进行细菌培养与药物敏感试验，也可有助于明确诊断。X 线片在起病 2 周内无明显异常。同位素（99 m）锝 - 磷酸盐骨扫描可有助于早期诊断。

2. 治疗

（1）全身治疗

第一，全身支持疗法，高热时物理降温、输液、纠正酸中毒、补充营养。必要时少量多次输血，以增强患儿抵抗力。

第二，大剂量抗生素早期联合使用，尽早控制病情的发展。其使用可根据致病菌药物敏感试验的结果给予调整。体温下降后仍需继续使用抗生素 2 周。

（2）开窗引流

诊断明确后应用大剂量抗生素治疗 2 ~ 3 天症状未能控制，或经诊断性穿刺在骨膜下或骨髓内有脓液时，即应在干骺端压痛最明显处进行“开窗”引流，窗口大小约 2 厘米 ×2 厘米，开窗后脓腔局部不搔刮，防止感染扩散。在骨窗内放置两根引流管做连续冲洗吸引用，其中近端放细管连接输液瓶滴入液体（液体可为生理盐水，也可在生理盐水中加入抗生素）。远端放粗管，近侧管端开数个侧孔，远端连接负压引流，24 小时持续滴注，每日约 2000 毫升，持续应用至体温平稳，流出液体清亮为止。伤肢同时给予持续皮牵引或石膏托固定于功能位，防止发生病理性骨折，并有利于休息。

## （二）急性化脓性关节炎

急性化脓性关节炎也多见于血源性，常见于儿童。多发生于髋关节和膝关节，致病菌也多为金黄色葡萄球菌。直接感染，关节外伤或手术时污染导致发生。

病变早期为关节滑膜充血、水肿，有白细胞浸润，渗出液为浆液黏稠混浊、细胞增多、内有脓细胞及致病菌，关节软骨已有破坏，治愈后关节功能亦有障碍。后期关节内完全为脓性，骨膜与关节内软骨均有破坏，治愈后关节功能严重障碍甚至完全强直。

1. 临床表现及诊断

有外伤或其他部位感染史。患者起病急，畏寒、高热、全身不适、食欲缺乏。关节局部疼痛、红肿，皮肤温度增高，关节活动时剧痛且不能负重，往往处于轻度屈曲位。如为髋关节化脓性关节炎，因关节位置较深，周围软组织较厚，早期则皮肤无明显发红，但局部软组织肿胀，关节处于屈曲、外展、外旋，以使关节囊松弛减少疼痛。浅表关节炎症时，则局部红肿显著。检查时由于关节内有积液，浮髌试验可呈阳性。关节液穿刺则有助于诊断，穿刺液可培养致病菌及药物敏感试验。化验检查，白细胞总数明显增高，中性粒细胞增多。X 线片早期可见到关节周围软组织阴影扩大，关节间隙增宽，后期可见关节周围骨质疏松，晚期则可见关节间隙消失，有时可见骨小梁通过关节面。

2. 治疗

全身支持疗法，高热降温，输液，纠正酸中毒和水、电解质代谢紊乱，补充营养，必要时少量多次输血。早期使用大量广谱抗生素，并可根据细菌培养和药物敏感试验结果进行适当调整，体温平稳后应持续应用抗生素维持量 2 ～ 3 周。在抗生素应用下，为保持关节功能，可允许患肢关节适当活动，如体温不增高，则可逐渐加大活动范围。关节局部早期可穿刺抽液，亦可进行关节内冲洗，如关节内已积脓，则应及早切开排脓，缝合后持续冲洗。伤肢应给予固定功能位或行皮牵引以减轻疼痛，使患肢得到休息，防止畸形。

# 第七章　口腔科急危重症

## 第一节　牙科急症

### 一、急性牙髓炎

#### （一）病因与发病机制

第一，临床上绝大多数属于慢性牙髓炎急性发作的表现；无慢性过程的急性牙髓炎多为牙髓受到急性的物理损伤、化学刺激以及感染等所致。

第二，感染途径多是深龋，其他如牙折、楔状缺损、牙齿严重磨损、微裂等。

#### （二）诊断要点

1. 症状

剧烈疼痛是急性牙髓炎的主要症状，疼痛的性质具有 4 个特点。

第一，自发性阵发性痛：早期为锐痛，晚期为跳痛。在炎症的中期，疼痛持续的时间较短，缓解的时间较长；到炎症晚期，则疼痛的持续时间延长，而缓解时间缩短或根本就没有疼痛间歇期。牙髓化脓时，患者多有局部搏动性跳痛。

第二，夜间痛：疼痛往往在夜间发作，或夜间疼痛加剧。

第三，骤然的温度变化可诱发或加剧疼痛：冷、热刺激可激发患牙的剧烈疼痛。若患牙正处于疼痛发作期内，温度刺激可使疼痛更为加剧。如果牙髓已处于化脓阶段，患牙可表现为“热痛冷缓解”。这可能是因为牙髓的病变产物中有气体出现，受热膨胀后使髓腔内压力进一步增高，产生剧痛。反之，冷刺激可使气体体积收缩，髓腔内压力减小而疼痛缓解。

第四，放射痛、疼痛不能自行定位：疼痛发作时，患者大多不能明确指出患牙所在，且疼痛呈放射性，常常是沿三叉神经第二支或第三支分布区域放射至患牙同侧的上、下颌牙或同侧头面部。

2. 体征

第一，患牙患深龋或其他牙体硬组织疾患，牙冠有充填体存在，或可查到患牙有深牙周袋。

第二，深龋探痛明显，有时可探及微小穿髓孔，可见有少许脓血自穿髓孔流出。

第三，温度测验时，患牙的反应极其敏感或表现为激发痛。刺激去除后，疼痛症状要持续一段时间。化脓期可表现为热测激发痛，冷测则缓解。

第四，牙髓电活力测验，患牙的牙髓若处于早期炎症阶段，其反应可为敏感；若处于晚期炎症，则表现为迟钝。

第五，牙髓炎早期，患牙叩痛不明显；晚期可出现垂直方向的轻度叩痛。

3. 病情判断

此类牙髓炎症自然发展的最终结局均为全部牙髓坏死，基本不可能再恢复正常。

发生牙髓炎后，髓腔内压力多增高，感染易较快扩散到全部牙髓，根尖孔狭窄严重影响牙髓的修复，故发生牙髓坏死的概率大。应急处理措施得当，疼痛多可迅速缓解，一般保存活髓治疗的患牙，根髓保持正常活力，行使咀嚼功能好。若出现疼痛症状，说明牙髓炎症未得到控制，应改做根管治疗，经根管治疗或牙髓塑化治疗的患牙，应无临床症状，行使咀嚼功能好，根尖 X 线片表现无异常，远期不发生残髓炎和根尖周病。若治疗不当或不及时，急性牙髓炎可转为慢性牙髓炎，或炎症穿破根尖孔引起根尖周炎致邻近间隙感染，此时患者可出现明显的全身中毒症状。

4. 治疗措施

第一，应急处理：①开髓引流，髓腔压力降低，疼痛缓解。②局部麻醉封闭治疗，常用 2% 利多卡因行同区神经阻滞麻醉或浸润麻醉（麻醉方法与拔牙术相同）。也可用 2% 利多卡因或复方盐酸阿替卡因注射液行髓腔内或牙周膜腔内注射，进针时疼痛剧烈，注射药物时压力大，较少使用。③药物止痛，患牙洞内可放入樟脑酚丁香油或甲醛甲酚等止痛；全身用药可给予复方对乙酰氨基酚等。

第二，全身可适量给予抗生素，常用抗生素有琥乙红霉素，甲硝唑等。

第三，年轻恒牙感染局限者可做活髓切断术。

第四，发育完成的恒牙，牙髓炎症不能得到有效控制致牙髓全部坏死感染者，可做根管治疗。

第五，成人后牙根尖孔未破坏且牙根严重弯曲者可做牙髓塑化治疗。

## 二、急性根尖周炎

根据炎症的发展过程分为急性浆液性根尖周炎和急性化脓性根尖周炎。

### （一）急性浆液性根尖周炎

1. 病因与发病机制

第一，年轻恒牙及乳牙的根尖孔较粗大，牙髓组织血运丰富，牙髓炎症的早期便可合并急性根尖周炎发生。

第二，慢性根尖周炎急性发作。

第三，根管治疗时，器械将感染物质推出根尖孔。

第四，根管治疗时，化学药物刺激所致根尖炎。

第五，根尖周组织受到咬合创伤或外伤所致。

2. 诊断要点

（1）病史

患牙有牙髓病史、外伤史或不完善的牙髓治疗史。

（2）症状

第一，主要为患牙咬合痛。这是因为根尖周膜充血、水肿所致。

第二，患牙初期一般无自发痛或只有轻微钝痛，有浮起发胀感，咬合时患牙与对颌牙早接触。有时患者还可诉有咬紧患牙反而稍感舒服的症状，这是因为咬合的压力可暂时缓解局部血管的充血状态，使根尖周膜因组织水肿所形成的压力得到减轻。但是，当病变继续发展，根尖周膜内渗出物瘀积，牙周间隙内压力升高，患牙浮起感逐渐加重，并出现自发性、持续性的钝痛，咬合时不仅不能缓解症状，反而因咬合压力增加了根尖部组织的负担，刺激了神经，引起更为剧烈的疼痛，患者因而不愿咀嚼，影响进食。

第三，患牙易定位。

3. 检查

第一，患牙可见龋坏、充填体，或其他牙体硬组织疾患，或可查到深牙周袋。

第二，牙冠变色。牙髓活力测验无反应，乳牙或年轻恒牙对活力测验可有反应，甚至出现疼痛。

第三，患牙叩痛（+）~（++），根尖区牙槽黏膜有压痛，牙龈尚无明显异常。

第四，X线牙片没有明显改变。

4. 病情判断

急性浆液性根尖周炎是根尖周炎的初期。此刻的根尖部牙骨质及其周围的牙槽骨尚无明显变化。急性浆液性根尖周炎的临床过程往往很短，若在此阶段接受适当治疗，急性炎症会迅速恢复，如果细菌毒力强，机体抵抗力弱，局部引流不畅，则很快发展为化脓性炎症。反之，如果细菌毒力弱，机体抵抗力较强，炎症渗出又得到了引流，则可转为慢性根尖周炎。

5. 治疗措施

（1）应急处理

根尖部急性炎症的处置，主要是缓解疼痛及消除肿胀，待转为慢性炎症后再常规治疗。

开髓引流缓解疼痛：即人工开通髓腔引流通道，打通根尖孔，使渗出物及毒素通过根管得以引流，缓解根尖部压力，解除疼痛。开始时为了避免牙齿震动加剧疼痛，宜用锋利的牙钻用涡轮机钻磨。开髓后可以用过氧化氢液及生理盐水轻轻冲洗，然后髓室内置碘酊棉球，以免食物堵塞根管，口内开放数日，待急性症状消退后再常规治疗。严重时可每日或隔日清理根管通道，反复冲洗，加速引流。

一般来说，上颌牙开髓引流效果优于下颌牙，这是解剖位置所决定的。要注意：根管器械不能穿出根尖，把根管内容物推出根尖孔，或机械刺伤根尖周围组织，易使炎症扩散，加重病情。

安抚治疗：对于化学药物刺激所致根尖炎，应取出刺激物，反复冲洗根管，重新封药，避免外界污染或再感染。如系根管充填引起，应检查根管充填情况，超出根尖孔者，可去除根充材料，封药安抚，以后再行充填。如果根管充填良好，可先进行对症处理，封闭或理疗。

调拾磨改：急性根尖周炎浆液期活髓多由外伤所引起，应调拾磨改使其减少负担，得以休息，必要时局部封闭或理疗。通过磨改，根尖周症状大都可以消除。死髓牙治疗也应常规调拾磨改，除缓解症状外，还可以减少纵折的机会。

消炎止痛：全身治疗较为重要。一般炎症早期可采用口服抗生素，局部化脓肿胀严重、全身中毒症状明显者，采用注射的途径给予抗生素类药物或止痛药物，也可以局部封闭、理疗及针灸止痛。可口服琥乙红霉素、甲硝唑等抗生素，止痛药可用复方对乙酰氨基酚片（散利痛）等。

急性期拔牙：无保留价值的急性根尖周炎患牙，立即进行急性炎症期拔牙，经牙槽窝引流，以迅速缓解患者疼痛。为了防止炎症扩散，必须同时给予抗生素。

（2）根管治疗术

根管治疗术是治疗牙髓坏死及根尖周病的一种方法，通过清除根管内的坏死物质，进行适当消毒，充填根管，以去除根管内容物对根尖周围组织的不良刺激，防止发生根尖周病变及促进根尖周病变的愈合。

### （二）急性化脓性根尖周炎

急性浆液性根尖周炎继续发展，局部白细胞渗出增多，同时牙周膜中的细胞被细菌毒素损害而坏死。这些坏死的细胞溶解、液化后，形成脓肿而致急性根尖周围脓肿，又称急性牙槽脓肿。

1. 病因与发病机制

急性化脓性根尖周炎多由急性浆液期发展而来的，也可由慢性根尖周炎转化而来。此阶段通常称作急性牙槽脓肿或急性根尖周脓肿，根尖周组织的浆液性炎症继续发展，则发生化脓性炎症。此阶段白细胞浸润增多，根尖周膜中的组织细胞被细菌及其产生的毒素破坏，坏死的细胞溶解、液化后就形成了脓液。脓液最初只局限在根尖孔附近的牙周膜内，炎症细胞浸润主要在根尖孔附近的牙槽骨骨髓腔中。此阶段称为根尖脓肿阶段，若根尖部的脓液得不到通畅的引流，必向根尖周围更广泛的区域扩散，并从组织结构较薄弱之处突破。积聚在根尖附近的脓液可通过以下三种方式排出。

（1）通过骨髓腔突破骨膜、黏膜或皮肤向外排脓

经历骨膜下脓肿、黏膜下脓肿或皮下脓肿阶段后，脓肿破溃，脓液排出，急性炎症缓解，转为慢性炎症。上述排脓方式是急性根尖周炎最常见的典型的自然发展过程。这种排脓途径较为复杂，并常伴发颌面部蜂窝织炎。脓液突破的方向及破出的位置与根尖周组织解剖学的关系十分密切。

（2）通过根尖孔径根管从冠部缺损处排脓

根尖毛孔粗大、根管通畅、冠部缺损（如龋洞）呈开放状态，多通过这种排脓途径排脓，这种方式对根尖周组织的破坏最小。患有急性根尖周炎的成人患牙很难同时具备这三个条件，因此，在临床上应尽早将髓腔开放并保持通畅的引流，在根尖部脓液尚未广泛扩散到牙槽骨骨松质时，促使其由此通路排放，尽量减轻炎症对根尖周围组织的损伤。

（3）通过牙周膜从龈沟或牙周袋排脓

成人患牙经此方式排脓多发生于同时患有牙周病的情况下，通常预后很差。

2. 诊断要点

多伴有急性牙髓炎或慢性根尖周炎病史。主要依据患牙所表现出来的典型的临床症状及体征，由疼痛及红肿程度来判断患牙所处的炎症阶段。

（1）根尖脓肿：症状，患牙出现自发性剧烈、持续的跳痛，伸长感加重以至咬合时首先接触患牙并引起剧痛，患者因而不敢咬合；检查，患牙叩痛（++）~（+），不同程度的松动；根尖部牙龈充血，但尚无明显肿胀；根尖部黏膜轻微压痛；相应的颌下淋巴结或颏下淋巴结可有肿大及压痛。

（2）骨膜下脓肿：发病后 3 ~ 5 天发展为骨膜下脓肿阶段。症状，患牙持续性、搏动性跳痛更加剧烈，因骨膜坚韧、致密，脓液积聚于骨膜下所产生的压力很大，病程至此阶段疼痛达到最高峰。患牙更觉浮起、松动，即使是不经意地轻触患牙，如说话时舌、颊部碰触患牙，亦感觉疼痛难忍。患者常诉因疼痛逐日加剧而影响睡眠和进食，还可伴有体温升高、身体乏力等全身症状。检查，患者痛苦面容，精神疲惫，多有发热，38℃左右，白细胞计数增高，患牙所流注区域的淋巴结可出现肿大和压痛。患牙叩痛、松动，牙龈红肿，移行沟变平，有明显的压痛，扪诊深部有波动感。严重的病例可在相应的颌面部出现蜂窝织炎，表现为软组织肿胀、压痛。如上切牙可引起上唇肿胀，上颌前磨牙及磨牙可引起眶下面部肿胀，下牙可引起颜面部、下颌部肿胀，有时下颌第三磨牙的根尖周化脓性炎症可出现张口受限，还可能引起口底蜂窝织炎。

骨膜下脓肿阶段局部症状极为明显，但全身症状仍较轻。若全身症状明显，则应注意观察，防止发展为颌骨骨髓炎和败血症等并发症。

（3）黏膜下脓肿：症状，由于黏膜下组织较疏松，脓液到达黏膜下时，压力已大为降低，自发性胀痛及咬合痛也随之减轻，全身症状缓解。检查，患牙叩痛减轻，松动度变小，根尖区黏膜的肿胀已局限，呈半球形隆起，扪诊时，波动感明显，脓肿较表浅而易破溃。

急性根尖周炎时，X 线片上看不出根尖部有明显改变，而慢性根尖周炎急性发作时，则从 X 线片上可见根尖部有不同程度的牙槽骨破坏所形成的透影区。

3. 病情判断

急性根尖周炎化脓期的三个阶段是一个移行过渡的连续发展的过程，在根尖化脓的早期进行开髓引流及有效的全身治疗，则可能在本阶段控制急性炎症的发展，在骨膜下脓肿阶段及时切开引流可避免发展到黏膜下脓肿阶段。治疗不当或切开引流不及时，则不仅要经历脓肿的三个阶段，而且炎症极易向邻近组织扩散，导致颌面部间隙感染。成人患牙通过龈沟及牙周袋排脓者，提示患较严重的牙周病，此类患牙多松动脱落。

4. 治疗措施

目的在于控制炎症，消除病灶，保留患牙。关键在于准确判定炎症的发展阶段（根尖部、骨膜下、黏膜下），以便采取针对性的应急措施。

（1）早期

第一，髓腔开放引流：急性根尖周炎化脓期的根尖脓肿阶段，主要矛盾集中在根尖部渗出物或脓液的聚集与扩散，理想的引流方式是人工开通髓腔引流通道，根管扩大针打通根尖孔，使渗出物及脓液通过根管得以引流，缓解根尖部压力，解除疼痛。开髓时为了避免牙齿震动而增加疼痛，宜用锋利的牙钻用涡轮机钻磨。开髓后，可以用过氧化氢液及生理盐水轻轻冲洗，然后髓室内置一碘酊棉球，以免食物堵塞根管，口内开放数日，待急性症状消退后再常规治疗。每日或隔日清理根管通道，反复冲洗，加速引流。

第二，急性期拔牙引流：无保留价值的根尖脓肿阶段的患牙可立即在全身应用有效抗生素的前提下拔除，以经牙槽窝引流。

第三，加强全身支持及抗感染治疗：根据病情可选择口服或静脉用药，并适当补充营养。

（2）中期（骨膜下脓肿）

第一，切开排脓：应及时在局麻下切开根尖部脓肿，深达骨膜下，并扩开脓腔，放置橡皮引流条 24 ～ 48 小时。

第二，全身治疗：静脉滴注抗生素，如青霉素 400 万 U 静脉滴注，2 次 / 日。进食量不足者，注意补充水分及能量药物。

（3）晚期

第一，切开引流：脓肿到黏膜下时是切开引流的有利时机。黏膜下脓肿如果比较表浅，也可用表面麻醉剂。时机的掌握应该是在急性炎症的第 5 天左右，局部有较为明确的波动感。不易判断时，可行穿刺检查，如果回抽有脓，即刻切开。脓肿位置较深，可适当加大切口，放置橡皮引流条，1 日更换 1 次，直至基本无脓时撤出。通常髓腔开放与切开排脓可以同时进行，也可以先髓腔开放，待脓肿成熟后再切开。

第二，加强全身支持及抗感染治疗：静脉给予抗生素及能量药物。

第三，确定患牙去留：急性期过后根据临床检查及根尖 X 线片情况综合判断，确定患牙的去留（行根管治疗或拔除患牙）。

# 第二节　口腔颌面部损伤与感染

## 一、口腔颌面部损伤

### （一）口腔颌面部损伤的特点

第一，颌面部与颅脑相连，往往是颅脑颌面复合损伤，应首先查明有无颅脑损伤。在全身情况良好，生命体征比较平稳的情况下，再进行局部处理。

第二，颌面部血运丰富，抗感染力强，损伤愈合快，伤后 6 ~ 8 小时是清创术的最好时期。在伤后 24 小时内，细菌繁殖尚未开始，也是清创术的良好时期，甚至在伤后数日内清创仍能一期愈合。口腔颌面部损伤容易引起大量出血，因皮下组织疏松，存有潜在的筋膜间隙，闭合性损伤常形成血肿，继发感染或纤维化后形成瘢痕畸形。

第三，骨折移位、软组织水肿、血肿、血凝块、分泌物及各种异物存留或舌后坠等，可阻塞呼吸道引起窒息。

第四，自然腔窦多，内存细菌侵入创口而感染，应尽早清创，关闭创口与腔窦的通道。

第五，严重功能障碍与颜面畸形，由于骨折片移位，使咬合关系紊乱；损伤面神经与三叉神经后，使面部表情与感觉障碍，语言困难；涎腺或导管破裂，造成涎瘘；组织器官错位或组织缺损，导致颜面畸形和进食困难。

### （二）口腔颌面部损伤的急救

1. 保持呼吸道通畅

窒息常是颌面部损伤后致死的主要原因之一，对此抢救应分秒必争。根据窒息的原因分为以下两类。

（1）吸入性窒息

外伤后昏迷或休克时，吞咽和咳嗽反射减弱或消失，如其体位不当，使口咽分泌物、呕吐物、血液或其他异物随呼吸被吸入呼吸道引起窒息，出现烦躁不安、出汗、鼻翼翕动、口唇发绀、喉鸣音、三凹征等，继之呼吸快而浅、脉弱、血压下降、瞳孔散大等，如不及时抢救可致死亡。对此应立即施行气管切开术，建立通气道，通过气管导管将各种异物吸出。

（2）阻塞性窒息

因各种异物或组织移位，如两侧颏孔区骨折后使舌后坠，或上颌骨折使软腭与上颌骨向后下方移位，或因口底、咽旁、舌根等处的水肿和血肿压迫，均可阻塞上呼吸道造成窒息。对此，应将患者头偏向一侧，用手指或吸引器迅速清除口、咽部异物。舌后坠者，应速将舌头拉出口外；若由于上颌骨及软腭下坠者，应在清除口腔异物的同时，用竹筷或细木棒等通过两侧上颌磨牙下方将下坠的上颌骨托起，并固定于头部缠绕的绷带上，然后安置口咽通气管，如窒息尚不能缓解，应立即施行气管切开术。

2. 制止活动性出血

颌面部由于血运丰富，损伤容易引起较多的出血，若伤及颈部附近大血管，可有生命危险。应根据受伤部位，损伤性质和出血情况而采取相应的急救措施。常用方法有以下几种。

（1）加压包扎法

加压包扎法适用于颜面和头皮部毛细血管、小静脉或小动脉出血的急救止血。

（2）手指压迫法

在紧急情况下，用手指将出血区域主要供血动脉的近心端压于深层骨面上，以达暂时止血目的。颜面出血，可在下颌骨下缘于嚼肌前缘压迫颌外动脉；颌面部严重而广泛出血时，可在胸锁乳突肌前缘触到跳动的颈总动脉，迅速将其压迫在第六颈椎横突上，每次压迫不能超过 5 分钟。

（3）结扎法

对血管破裂出血，应尽量在直视下用血管钳夹住损伤血管，再行结扎止血。若破裂血管的位置深，难于寻找时，可结扎颈外动脉以达止血目的。

（4）填塞包扎法

对深而窄小的伤口或较大静脉出血，无法用结扎法止血，可用无菌纱布或纱条加压填塞于伤口内止血，对腔窦出血者，此法止血效果最好。但在填塞颈部、颌下与口底时，切勿因压迫止血而导致窒息。

（5）药物止血

局部止血药如止血粉、云南白药、三七粉、马勃粉和可吸收性明胶海绵等，用于表浅渗血效果良好。但严重出血者，应用酚磺乙胺、氨甲苯酸、卡巴克洛等，加强全身凝血功能。

3. 颅脑损伤的判断

由于颅脑与颌面部紧密相连，颌面部受到的损伤常常伴发颅脑损伤，在急症处理颌面部损伤时，应优先处理严重的脑损伤。如果伤后无颅脑损伤症状，也应严密观察有无迟发性颅内血肿、脑水肿、颅内高压等，判断颅脑损伤类型及程度。

（1）意识障碍程度，生命体征及神经系统症状及体征

意识障碍程度对判断颅脑损伤的轻重最有意义。昏迷深浅、时间长短，与颅脑损伤程度相一致，意识障碍的不同表现可以指示损伤的类型。外伤后立即昏迷，多有原发性脑损伤。再次昏迷多为颅内压增高，脑受压后出现的继发性脑损伤，如颅内血肿。生命体征是判断伤势轻重的一项重要指标，典型的两慢一高，即呼吸深、慢，脉搏缓慢有力，血压增高，是颅内血肿或脑组织水肿后继发颅内高压的代偿性反应。瞳孔变化及眼球活动，可提示脑损伤的轻重及病情变化，并可粗略定位。

（2）确定有无颅内血肿等紧急手术指征

手术是颅脑损伤救治与预后的关键，急性颅内血肿因血肿部位不同，症状上有所差异，但都有一个共同特征——脑受压综合征。如一旦怀疑有颅内血肿应立即请脑外科会诊手术。

4. 涎腺损伤

根据致伤原因，可有腺体、导管与面神经损伤或断裂，应仔细检查。若仅为腺体损伤，可在局部清创将撕裂的腺体摘除后分层严密缝合，加压包扎，并配合口服阿托品以防发生涎瘘。如发现导管与面神经断裂，应立即在手术显微镜下寻找出断端，用无创缝合线进行导管或面神经吻合，否则会使二期修复更加困难。

### （三）颌面部软组织损伤的应急处理

1. 颌面部软组织擦伤、挫伤、切割伤

一般颌面部软组织擦伤、挫伤、切割伤仅做对症处理即可。但缝合时要注意尽可能按解剖位置，精确对位，若伴有软组织缺损或移位者，应严格遵守恢复功

能和颜面整形的原则处理。

2. 咬伤

咬伤多是由狗、猫等动物或人咬致伤。其特点是颌面部软组织呈不规则损伤或缺损，容易感染破伤风或化脓性感染。如鼻、唇、舌、耳等被咬掉后，应尽可能寻找已脱掉的组织，在彻底清创伤口和脱掉的组织后，做组织复位缝合，固定，然后注射破伤风抗毒素 1500U，大剂量应用抗生素，配合高压氧治疗，多数可成活。若被狂犬咬伤者，除全身应用狂犬疫苗及抗病毒制剂外，局部在彻底清创后，用 2%碘酊浸涂创口 3 分钟，再将破裂组织稀疏缝合复位，然后再做局部组织内注射适量抗毒血清隔日一次，共用 10 天左右。创口缝合后应予以暴露，每天用 2%碘酊擦洗 3 次，多数能取得较满意效果。

3. 火器伤

火器伤由于致伤火器不同，所造成的创伤各具特点，常累及颌面部多个器官，呈多区域的广泛性损伤，常伴牙、骨组织损伤。应针对不同情况给予先急后缓的治疗，进行生命抢救和尽量保留软组织的原则下彻底清创。开放性粉碎骨折时，不宜采用骨间固定，应把有成活可能的骨折片复位后，用周围的软组织缝合包绕，等待二期手术矫治。尽快在放射科协助下，确定存留金属异物的数量与位置，如条件许可，异物能取出者应及时取出，若异物滞留于颅内、颅底、翼腭窝等处，取出困难或可能造成严重并发症时，应在大剂量抗生素控制感染后再进行处理。

4. 烧伤

颌面皮下组织疏松，神经血管及淋巴组织丰富，在烧伤后出现组织反应快而明显，水肿和渗出常在 24 小时内逐渐加重，48 小时达高峰。如浅Ⅱ度烧伤无继发感染，多在 7 天左右愈合，不留瘢痕。深Ⅱ度以上烧伤时，肿胀向深部扩张，可压迫呼吸道引起呼吸道梗阻；小儿深度烧伤后早期可引起脑水肿，脑水肿严重的应警惕引起脑疝，常因中枢性呼吸、循环衰竭而死亡。

颜面部烧伤时，常常累及呼吸道，引起呼吸道黏膜水肿、分泌物增多导致呼吸道梗阻；颜面部神经丰富，伤后疼痛剧烈，应给予镇静、止痛药物。颜面部烧伤可引起组织器官的坏死、缺损或瘢痕挛缩等，造成不同程度的功能障碍和畸形。常用的处理方法主要有早期清创术，暴露疗法，包扎疗法，切痂疗法和植皮术。其他应急处理同烧伤外科。

### （四）颌骨骨折

颌面部是人体暴露部分，不论在平时或战时都可受损伤。据统计，在平时颌面骨折约占全身骨折的3.2%。在颌面部骨折中，下颌骨骨折占70.3%；上颌骨骨折占3.3%；颧骨骨折占9.8%；颧弓骨折占8%；牙外伤占3.2%；颌面多发性骨折占4.7%。

1. 骨折的发生机制

骨折是指骨的连续性部分或完全中断。多因骨受到某种暴力，完整性遭到破坏；只有少数是因骨组织本身的疾病，如巨大囊肿、恶性肿瘤等，造成骨质破坏、吸收而引起的病理性骨折。造成颌面部骨折的力量，主要有以下两类。

（1）直接外力

直接外力常造成着力点部位的骨折。力量越大骨折越严重，且多伴着力点的软组织挫裂伤，以开放性骨折居多。上颌骨、颧骨，颧弓及下颌体骨折多因直接暴力所致。

（2）间接外力

间接外力常见于下颌髁突颈骨折。颏部的创伤常使薄弱的下颌升支颈部折断，导致两侧髁突颈骨折。一侧下颌体颏孔遭受暴力打击时，外力向对侧下颌传递引起对侧髁突颈骨折。该类骨折多远离着力部位，故局部浅表软组织多无损伤，容易被漏诊而延误治疗。

2. 临床表现

（1）下颌骨骨折

下颌骨位于颜面下1/3，位置突出，易于受伤，是颌面部损伤最常见的骨损伤。下颌骨各部位骨折有一个共同点是下颌骨骨折常为多发性骨折，特别是下颌颏部和下颌体部受到暴力打击时，常伴发对侧或双侧髁状突颈骨折。该处骨折多是外力经下颌骨传导后间接损伤，伤处隐蔽，容易漏诊。

（2）上颌骨骨折

上颌骨结构比较复杂，有众多的突起和骨缝，上端与颅骨紧密相连，可因暴力的大小、方向、致伤物的形状和力量的不同而造成多种骨折。上颌骨骨折多为直接暴力所致，常累及多个骨块和多个解剖部位。骨折线多不规则，且多伴有邻近窦腔骨壁破坏，给骨块的复位和固定造成了很大的困难，骨折后常常有不同程度的错位愈合，是颌面部骨折治疗中的一大难点。传统的治疗方法多采用较为保守的方法，进行颅颌牵引复位和颌间牵引复位、固定，比较注重咬合关系的恢复，忽视了面骨的解剖形态的复位，未能恢复面中份骨骼结构的完整性和较精确的位置，常常给患者遗留一些形态和功能方面的后遗症，常需进行二期手术，给患者造成了很大的痛苦。近年来，随着对颌面部解剖结构和功能的重新认识，骨折移位造成的面部畸形问题受到了更多的重视。

3. 诊断

第一，有外伤史，首先应了解外伤原因、直接受伤部位、伤后当时的情况及主要症状。

第二，望诊可观察面部是否有创口、肿胀、皮下瘀斑、面部畸形，这些地方通常即为骨折部位。

第三，骨折时，特别是伴有骨折片移位时可触及骨台阶，出现功能障碍，局部明显触压痛，牙列咬合错乱及颌骨有异常活动。

第四，上颌骨骨折多伴有不同程度的软组织损伤，眼及眼周特殊瘀血表现和脑脊液漏等。

第五，X 线或 CT 扫描等可明确诊断。

4. 治疗原则与措施

上颌骨严重骨折大多伴发颅脑损伤，对颅脑损伤伤情的判断和及时处理，应作为上颌骨骨折治疗的常规和重要内容之一。在急救时，应先处理休克、脑损伤、出血和防止窒息。重症患者的咽部及上呼吸道防御反射减弱或消失，发生窒息的可能性大，对这类患者首先要仔细检查咽喉部，清除可能存在的异物、血凝块、分泌物等，使呼吸道畅通，然后再进行清创、骨折片复位固定及软组织缝合。但有颅脑损伤者，不应急于处理骨折。

## 二、口腔颌面部感染

口腔颌面部感染是指口腔、颌骨和面部软组织的感染性疾病。其致病微生物是能引起组织化脓性炎症的需氧菌及厌氧菌。感染途径主要是继发于牙源性疾患，也可以是腺源性，临近区域炎症的直接播散，或身体其他部位感染的血行播散。致病菌可为一种，但多数是由几种病原菌混合感染。根据病原体的不同，分为化脓性感染和腐败性感染，其中金黄色葡萄球菌感染最多见。临床上除有一般炎症的共同症状外，又具有不同的特点。

发生口腔颌面部蜂窝织炎时，病情的轻重取决于机体的耐受状态以及侵入病原菌的数量和毒力。但都具有急性化脓性炎症的特点，如起病急剧，病情进展快，局部有红、肿、热、痛，功能受限，并伴有发热，外周血白细胞计数增高等症状。

口腔颌面部血液循环丰富，与颅内血管有直接交通，缺乏完善的静脉瓣膜，咀嚼、吞咽、张闭口运动频繁，故颌面部间隙感染进展、炎症扩散时，易伴发颅内并发症、毒血症、败血症、脓毒败血症。因此，要求临床医师能综合临床症状、体征、血象检查及微生物学检查等，迅速就感染的解剖部位、感染途径、全身状况、致病菌种类等做出正确诊断。

治疗原则包括全身抗感染治疗及支持疗法。局部首先保守治疗，一旦脓肿形成时，及时切开引流等。

# 第三节　急性化脓性颌骨骨髓炎与急性腮腺炎

## 一、急性化脓性颌骨骨髓炎

急性化脓性颌骨骨髓炎是指上、下颌骨的急性化脓性感染，是颌面部常见疾病。颌骨骨髓炎的含义并不单纯限于骨髓腔内的炎症，还包括骨膜、骨密质和骨髓，以及骨髓腔内的血管、神经等整个骨组织成分发生的炎症过程。分为中心性颌骨骨髓炎和边缘性颌骨骨髓炎。下颌骨骨髓炎较上颌骨骨髓炎为多见。

### （一）病因与发病机制

1. 病原菌

病原菌主要为金黄色葡萄球菌，其次是溶血性链球菌，以及肺炎双球菌、大肠杆菌、变形杆菌等，其他化脓菌也可引起颌骨骨髓炎。在临床上经常看到的多是混合性细菌感染。

2. 感染途径

中心性颌骨骨髓炎多为牙源性感染或血源性感染引起；边缘性颌骨骨髓炎多继发于冠周炎或嚼肌间隙蜂窝织炎。

第一，牙源性感染，临床上最为多见，约占化脓性颌骨骨髓炎的90%左右。一般常见于机体抵抗力下降和细菌毒力强时，由急性根尖周炎、牙周炎、智齿冠周炎等牙源性感染直接扩散引起。下颌骨骨髓炎多由牙源性感染引起。

第二，损伤性感染，口腔和面部皮肤和黏膜的损伤，拔牙后创口感染及与口内相通的开放性颌骨粉碎性骨折，有利于细菌直接侵入颌骨内，引起损伤性颌骨骨髓炎。

第三，血源性感染，临床上多见于儿童，感染经血行扩散至颌骨，发生颌骨骨髓炎，一般都有颌面部或全身其他部位化脓性病变或败血症史，但有时也可无明显全身病灶，上颌骨骨髓炎多数由血源性感染所致，且常见于婴幼儿。

第四，颌周间隙感染扩散。

第五，局部麻醉或手术时消毒不严所致医源性感染。

### （二）诊断要点

第一，急性颌骨骨髓炎常有牙痛病史，并常伴口腔颌面部急性蜂窝织炎。

第二，发病早期就出现高热、寒战、疲倦无力、食欲缺乏等全身症状，体温可达 39℃ ~ 40℃。炎症进入化脓期后，全身抵抗力下降出现中毒症状，如经血行播散可引起败血症。

第三，骨髓炎发病的初期，炎症常局限于牙槽骨或颌骨体部的骨髓腔内。因为炎症被致密骨板包围，不易向外扩散，患者自觉病牙有剧烈疼痛，疼痛可向半侧颌骨或三叉神经分支区放射。口腔黏膜及面颊部软组织肿痛，可继发颌周急性蜂窝织炎，张口困难，因下颌磨牙附近的骨髓炎侵及周围肌肉引起痉挛所致。病源牙可有明显咬合痛及伸长感。多半由于炎症侵入下颌管损伤下牙槽神经而引起下唇麻木，患侧下唇麻木是诊断下颌骨骨髓炎的有力证据。上颌骨骨髓炎波及上颌窦时，可有上颌窦炎的症状，有时从患侧的鼻腔溢脓。

第四，患区多个牙明显松动，牙龈红肿，牙龈缘溢脓。

第五，炎症早期骨质破坏不明显，炎症 2 周后，多有不同程度的骨质破坏。上颌骨中央性颌骨骨髓炎罕见，很少形成广泛的骨质破坏。在炎症波及整个上颌骨体时，常伴有化脓性上颌窦炎。

第六，实验室检查，白细胞计数升高，有时高达 $20 \times 10^3/L$ 以上。

### （三）病情进展

如经血行播散，可引起败血症。少数下颌中心性颌骨骨髓炎炎症可能向颅底或中耳蔓延。上颌骨中央性颌骨骨髓炎炎症突破骨外板，可向眶下颊、颞部、翼腭窝或颌下等部位扩散，或直接侵入眼眶，引起眶周及球后脓肿。

炎症在急性期内未能得到控制，可因颌骨内的血管栓塞，导致营养障碍与坏死，形成死骨，造成颌骨骨质缺损并进入慢性期。

### （四）治疗措施

急性颌骨骨髓炎的治疗原则与一般急性炎症相同。但急性化脓性颅骨骨髓炎病情进展迅猛，病情重，并常引起血行感染。在治疗过程中，应首先注意全身支持疗法及抗感染治疗，同时应配合必要的外科手术治疗。

1. 药物治疗

颌骨骨髓炎的急性期，尤其是中央性颌骨骨髓炎，应根据临床反应，炎症范围，细菌培养及药物敏感试验的结果，给予足量、有效的抗生素，以控制炎症的发展，同时注意全身必要的支持疗法，可给予白蛋白静脉滴注、少量多次血浆输注。物理疗法对急性炎症初期可收到一定效果，如用超短波能缓解疼痛，达到消肿、止痛、控制炎症进展的目的。

2. 局部治疗

急性中央性颌骨骨髓炎，一旦确定骨髓腔内有化脓性病灶时，即应及早拔除病灶牙，使脓液从拔牙窝内排出，其余的松动牙可以暂时观察不予拔除，这样既可防止脓液向骨髓腔内扩散加重病情，又能通过减压而减轻剧烈的疼痛。如经拔牙疼痛症状未减轻，未达到引流目的，则可凿去部分骨外板，以敞开髓腔充分排脓，迅速缓解疼痛症状。如果颌骨内炎症自行穿破骨板，形成骨膜下脓肿或颌周间隙蜂窝组织炎时，单纯拔牙引流已无效。此时，可根据脓肿的部位从低位切开引流。

上颌骨骨髓炎一般采用口内切开，从瘘管周围做切口，然后用刮匙及血管钳探查并清除死骨。若牙胚已破坏，应同时清除。

下颌骨骨髓炎口内肿胀明显时，可做唇颊沟切口。引流不畅时做颌下切口，即在下颌骨下缘 1.5 ~ 2 厘米处，做与下颌骨下缘平行的切口，切口长度能充分暴露病变区即可。切开皮肤、皮下组织和颈阔肌，暴露骨面，摘除死骨，骨腔凿成蝶形，消除炎症性肉芽组织，切除瘘管，放置引流条缝合。引流条放置时间视脓液的多少而定，以抗生素液体冲洗脓腔。

## 二、急性腮腺炎

急性腮腺炎分为急性化脓性腮腺炎和流行性腮腺炎两种。

### （一）病因与发病机制

急性化脓性腮腺炎病原菌主要是金黄色葡萄球菌，少数是链球菌及肺炎双球菌，流行性腮腺炎为流行性腮腺病毒所致。急性化脓性腮腺炎多发于患有严重的全身性疾病、糖尿病、腹部大手术后及腮腺区损伤邻近组织急性炎症扩散的老年人。

## （二）诊断要点

1. 急性化脓性腮腺炎

第一，多发于中老年体弱者，常累及一侧腮腺，双侧同时发生者少见。

第二，患侧腮腺区弥漫性红肿、疼痛。

第三，患侧耳垂被抬高，张口受限。患侧腮腺导管口红肿，挤压腮腺部位有脓性分泌物自导管口溢出。

第四，一般有体温升高、头痛等全身症状。

第五，诊断有无脓肿形成，须做穿刺。

第六，白细胞计数升高，中性粒细胞比例明显上升，核左移，可出现中毒颗粒。

2. 流行性腮腺炎

第一，儿童多见，好发于冬春季，多有当地流行史、传染病接触史。

第二，全身症状，高热（可达 39℃以上）、厌食、头痛。

第三，局部症状，先后或同时出现以耳垂为中心的双侧弥漫性腮腺肿大，表皮增高，但不红，轻压痛，导管口无脓性分泌物。

第四，实验室检查，白细胞总数及中性粒细胞计数不增高，但淋巴细胞可增高、血清淀粉酶或尿淀粉酶升高。

## （三）病情进展

急性化脓性腮腺炎形成的脓肿多为散在的多发性脓肿，分散在小叶内。腮腺前面的腮腺咬肌筋膜非常致密，脓肿未穿破以前不易扪及波动感，若切开排脓不及时，脓肿可经外耳道的软骨与骨交界处进入外耳道，经翼上颌裂可进入翼腭窝。腮腺深面的筋膜薄弱，脓肿穿破后可进入咽旁或咽后间隙，或沿着颈部间隙往下扩散到纵隔，向上可通过颅底扩散到颅内，引起严重颅内感染。脓肿穿破皮肤或切开引流后，可形成涎瘘，短期内可自愈，也可能形成慢性涎瘘。

流行性腮腺炎 70%双侧受侵，典型发作者一侧腺体先肿痛，然后才扩散到多个腺体，如对侧腮腺、颌下腺，2 ~ 3 天内肿胀达高峰，皮肤紧但不红，1 周后减轻，病程 10 ~ 14 天，可并发脑膜炎、脑膜脑炎、睾丸炎、卵巢炎等。儿童期腮腺炎如并发生殖腺炎症可造成日后不育，应重视。

## （四）治疗措施

1. 急性化脓性腮腺炎

第一，针对发病原因积极治疗诱发疾病，改善全身状况，尤其是继发于消耗性疾病者。纠正机体水及电解质紊乱，维持体液平衡，补充氨基酸等以提高机体抵抗力。

第二，选用敏感抗生素，急性化脓性腮腺炎的致病菌主要为金黄色葡萄球菌，因而可及早应用大剂量青霉素或适量头孢菌素等抗革兰阳性球菌的抗生素。并从腮腺导管中取脓性分泌物做细菌培养及药敏试验，选择针对性强的抗生素治疗。

第三，其他保守治疗，炎症早期可用热敷、理疗。饮用酸性饮料或口含维生素C片，每日2～3次，可增加唾液分泌。要注意保持口腔卫生，应用温热的硼酸、碳酸氢钠溶液等消毒漱口液漱口，有助于炎症的控制。

第四，急性化脓性腮腺炎已发展至脓肿时，必须切开引流。腮腺的被膜致密，脓肿形成后不易扪及波动感，因此不能以波动感作为脓肿切开引流的指征。切开引流指征：①局部有明显的凹陷性水肿。②局部有跳痛并有局限性压痛点，穿刺抽出脓液。③腮腺导管口有脓液排出，全身感染中毒症状明显。临床上病情多半已经及时处理，需要切开引流者很少。

2. 流行性腮腺炎

第一，卧床休息，保持口腔卫生，给予流质或半流质饮食。

第二，抗病毒药物的应用，中草药板蓝根煎服或口服板蓝根冲剂；利巴韦林、干扰素肌内注射。

第三，服用抗生素预防感染，如红霉素等。

第四，对症处理，高热不退者给予物理降温，口服解热止痛药物如萘普生等。严重者可给予地塞米松5～10毫克/天，3～5天后停用。

# 参考文献

[1] 侯金荣 . 老年病护理管理学 [M]. 长春：吉林科学技术出版社，2019.03.

[2] 生加云 . 老年护理 [M]. 北京：人民军医出版社，2015.05.

[3] 徐真蕊 . 临床实用护理研究 [M]. 长春：吉林科学技术出版社，2015.07.

[4] 黎广强 . 实用临床诊疗与护理 [M]. 长春：吉林科学技术出版社，2006.03.

[5] 邱海波，周韶霞 . 多器官功能障碍综合征现代治疗 [M]. 北京：人民军医出版社，2001.10.

[6] 大伟 . 现代肠内和肠外营养的临床实践 [M]. 上海：第二军医大学出版社，1998.08.

[7] 朱翠英 . 现代临床外科护理路径 [M]. 长春：吉林科学技术出版社，2019.03.

[8] 王春林 . 精编临床普通外科诊疗新进展 [M]. 西安：西安交通大学出版社，2015.08.

[9] 尹爱菊 . 临床常见急危重症护理实践 [M]. 长春：吉林科学技术出版社，2019.05.

[10] 全竹富，黎介寿 . 多系统器官衰竭的代谢支持治疗（文献综述）[J]. 国外医学 . 外科学分册，1988（04）：197-200.

[11] 刘业惠，肖凌凤 . 新编实习护士工作指南 [M]. 北京：科学出版社，2009.08.

[12] 刘业惠，肖凌凤 . 实习护士工作指南 [M]. 北京：科学出版社，2007.09.

[13] 高雪伟，王妙珍，林伟茹 . 急诊科抢救护理配合流程的探讨 [J]. 甘肃中医，2009，22（05）：55-56.

[14] 孙海霞，郭圣兰，郝香敏，等 . 实用护理基础与临床 [M]. 长春：吉林科学技术出版社，2017.06.

[15] 刘丽琴 . 现代内科护理精粹 [M]. 西安：西安交通大学出版社，2018.06.

[16] 姚景鹏 . 老年护理学 [M]. 北京：北京医科大学、中国协和医科大学联合出版社，2002.09.

[17] 姚景鹏 . 老年护理学学习指导 [M]. 北京：北京大学医学出版社，2002.11.

[18] 成守珍 . 呼吸内科临床护理思维与实践 [M]. 北京：人民卫生出版社，2012.12.

[19] 陈晓莉，张青 . 护理学基础 [M]. 武汉：武汉大学出版社，2018.11.

[20] 刘国玲 . 基础护理学 [M]. 长春：吉林科学技术出版社，2017.06.

[21] 石兰萍 . 临床外科护理基础与实践 [M]. 北京：军事医学科学出版社，2013.06.

[22] 张松峰 . 急危重症护理学 [M]. 南京：江苏科学技术出版社，2013.12.

[23] 刘玉云，杨美功，杜黎明，等 . 临床急危重症护理学 [M]. 赤峰：内蒙古科学技术出版社，2008.06.

[24] 李艳丽 . 实用护理操作与规范 [M]. 长春：吉林科学技术出版社，2019.03.

[25] 周娅 . 老年疾病防治与护理 [M]. 北京：军事医学科学出版社，2003.09.

[26] 张俊彩，刘晓霞，王秀霞，等 . 老年疾病护理手册 [M]. 北京：中国工人出版社，2008.09.

[27] 周立平，杨雪琴，冷育清．老年护理 [M]. 武汉：华中科技大学出版社，2015.01.

[28] 王桂兰，刘远秀，张芳，等．现代老年常见内科疾病护理学 [M]. 天津：天津科学技术出版社，2011.05.

[29] 贾军红．新编全科护理学理论与实践上 [M]. 长春：吉林科学技术出版社，2017.09.

[30] 刘均娥，范旻．临床营养护理学 [M]. 北京：北京大学医学出版社，2009.08.

[31] 王爱平．现代临床护理学 [M]. 北京：人民卫生出版社，2015.07.

[32] 席淑华，卢根娣．急危重症护理 [M]. 上海：复旦大学出版社，2015.06.

[33] 胡玉红．现代临床护理整体规范 [M]. 北京：科学技术文献出版社，2018.09.

[34] 石翠玲．精编护理操作技术 [M]. 上海：上海交通大学出版社，2018.06.

[35] 王秋玲，王先宝，周广华，等．危重病人的抢救程序及操作技巧 [M]. 天津：天津科学技术出版社，2009.05.

[36] 金琳．内科护理学实践 [M]. 天津：天津科学技术出版社，2017.02.

[37] 覃颖鲜，杜姗菱，吕文萍．门诊发热原因待查患者的临床特征与护理管理 [J]. 海南医学，2015，26（17）：2644−2646.